レッドコード ニューラック マニュアル

スリング・エクササイズ・セラピーからの進化

編集　日本ニューラック研究会

著者一覧

【代表編集】

宮下　智

【著　者】

宮下　智
Redcord Neurac 1 国際インストラクター
Redcord Neurac 2 国際インストラクター
Redcord Active Core 国際インストラクター
日本ニューラック研究会 Information Course 認定インストラクター
日本ニューラック研究会 Group Exercise 認定インストラクター

沖田幸治
Redcord Neurac 1 国際インストラクター
Redcord Active Core 国際インストラクター
日本ニューラック研究会 Information Course 認定インストラクター
日本ニューラック研究会 Group Exercise 認定インストラクター

津野弘美
Redcord Neurac 1 国際インストラクター
日本ニューラック研究会 Information Course 認定インストラクター
日本ニューラック研究会 Group Exercise 認定インストラクター

原　清和
Redcord Neurac 1 国際インストラクター
Redcord Active Core 国際インストラクター
日本ニューラック研究会 Information Course 認定インストラクター
日本ニューラック研究会 Group Exercise 認定インストラクター

和田良広
Redcord Neurac 1 国際インストラクター
Redcord Active Core 国際インストラクター
日本ニューラック研究会 Information Course 認定インストラクター
日本ニューラック研究会 Group Exercise 認定インストラクター

小杢武陛
Redcord Neurac 1 国際インストラクター
Redcord Active Core 国際インストラクター
日本ニューラック研究会 Information Course 認定インストラクター
日本ニューラック研究会 Group Exercise 認定インストラクター

大森　圭
Redcord Neurac 1 国際インストラクター
Redcord Active Core 国際インストラクター
日本ニューラック研究会 Information Course 認定インストラクター
日本ニューラック研究会 Group Exercise 認定インストラクター

南本浩之
Redcord Neurac 1 国際インストラクター
Redcord Active Core 国際インストラクター
日本ニューラック研究会 Information Course 認定インストラクター
日本ニューラック研究会 Group Exercise 認定インストラクター

大塚智文
Redcord Neurac 1 国際インストラクター
日本ニューラック研究会 Information Course 認定インストラクター
日本ニューラック研究会 Group Exercise 認定インストラクター

橋本真一
Redcord Neurac 1 国際インストラクター
日本ニューラック研究会 Information Course 認定インストラクター
日本ニューラック研究会 Group Exercise 認定インストラクター

小林徳久
Redcord Neurac 1 国際インストラクター
Redcord Active Core 国際インストラクター
日本ニューラック研究会 Information Course 認定インストラクター
日本ニューラック研究会 Group Exercise 認定インストラクター

浅井友詞
Redcord Active Core 国際インストラクター
日本ニューラック研究会 Information Course 認定インストラクター

宮下智恵美
Redcord Neurac 1 国際インストラクター
日本ニューラック研究会 Information Course 認定インストラクター
日本ニューラック研究会 Group Exercise 認定インストラクター

有賀　潤
Redcord Active Core 国際インストラクター
日本ニューラック研究会 Information Course 認定インストラクター

中田　実
Redcord Neurac 1 国際インストラクター
日本ニューラック研究会 Information Course 認定インストラクター
日本ニューラック研究会 Group Exercise 認定インストラクター

（執筆順）

推薦のことば

　最初，日本にレッドコード・ニューラック・トリートメントが導入されたのは1997年です．当時はスリング・セラピーといわれており，その後発展し，スリング・エクササイズ・セラピー（SET）になり，現在，レッドコード・ニューラック・トリートメントに変遷してきました．われわれは1996年，某薬品会社の海外派遣研究の研究費で「北欧における医療・福祉機器に関する調査研究」でノルウェーに行き，はじめて実際の医療現場を見学しました．当時の日本の理学療法においてスリングという概念はオーバーヘッド・フレームに滑車とロープの組み合わせで，筋力増強訓練をすることが一般的でした．ノルウェーの理学療法クリニックにて，慢性腰痛症患者や脳血管障害による片麻痺患者に対して，スリング概念に基づく新しい治療法をみた時は，目を見張る思いでした．

　1年後，ノルウェーにてスリング・セラピーの研修に参加する機会を得て，日本から私を含めて6人でベーシックコースを受講したのが最初の接点です．帰国後，受講した6人で「日本スリング・セラピー研究会」を発足させ，2008年4月に10周年記念学術大会後，セラピーマスターがレッドコード・トレーナーに，スリング・エクササイズ・セラピーがレッドコード・ニューラック・トリートメントに改変されました．それに伴い，研究会も「日本ニューラック研究会」に名称変更を行い，現在に至っています．

　研究会では「入門コース」「グループ・エクササイズ（介護予防）・コース」「ニューラック1・コース」「ニューラック2・コース」「疾患別コース」などの研修講習が企画，実施されていますが，講習に必要な教科書がなく，受講者から教科書の出版を切望されていました．今回，研究会企画の「レッドコード・ニューラック・マニュアル」は，理学療法士，柔道整復師，スポーツトレーナーなどレッドコード・ニューラック・トリートメントを学ぶ人には，待望の教科書であります．レッドコードの基本治療理論，レッドコードによる理学療法診断法からレッドコードを用いた最新の治療技術が紹介されており，実践しているケーススタディを数多く掲載した有益なテキストであるといえます．

　「レッドコード・ニューラック・マニュアル」の発刊が契機になり，レッドコードが全国のリハビリテーション医療施設，介護老人保健施設に導入され，科学的根拠に基づいた治療が普及することを切に望むものであります．

2010年2月吉日

日本ニューラック研究会　名誉会長
青木主税

序

　1996年に理学療法士6名とノルウェー研修に向かいました．そこで，セラピーマスターという機器と出会い，スリングセラピーという新しい技術に触れ，理学療法の新たな可能性を感じてから14年が経ちました．帰国後，ノルウェーで一緒に学んだ理学療法士とともに「スリングセラピー研究会」を発足し，ノルウェーと密な連絡をとることにより，治療技術向上のためのトレーニングや学術大会を開催し，治療技術と学術研究の両面での努力を続けてまいりました．機器を利用し，四肢・体幹を吊ることで自重を調整し，適切な負荷量の設定や再現性ある運動を提供できる治療方法は，病院の理学療法室のみならず，介護老人保健施設などでも使用されるようになりました．特に病院では個別アプローチを，介護老人保健施設ではグループ・エクササイズの実践を重ね，対象者の機能維持・向上に寄与してきました．

　2007年にノルウェーで開催された国際会議で，スリング・エクササイズ・セラピーの今後について大きな転換がみられました．機器である「セラピーマスター」の名称を「レッドコード・トレーナー」に，治療技術を「スリング・エクササイズ・セラピー」から「レッドコード・ニューラック」もしくは「レッドコード・エクササイズ」として名称変更が行われました．教育内容（コース内容）も従来行われていた「ベーシック・コース」「アドバンス・コース」をリニューアルし，「ニューラック1・コース」に集約・発展し，振動刺激装置を利用したニューラック・アプローチを「ニューラック2・コース」と位置づけました．このことにより，2つのコースとも充実した新しいものに進化することになりました．

　このような世界的な教育制度の変化に伴い，日本の研究会もノルウェーに合わせて，「日本スリング・エクササイズ・セラピー研究会（JSET）」から「日本ニューラック研究会（J-Neurac）」に名称を変更し，新たなメンバーを加え活動を開始しました．2009年5月には，国際インストラクターを中心に「レッドコード・グループ・エクササイズ」を発刊し，介護老人保健施設やデイケア，デイサービスで働かれている介護職の方にもわかりやすい内容としております．

　そして，このたび「レッドコード・ニューラックマニュアル」を発刊することになりました．これには，ノルウェーで使用されているコーステキストを翻訳したものに加え，インストラクターのケーススタディが掲載されており，ニューラック・トリートメントを進めるうえで有用な参考書籍に仕上がっています．

　現在，日本ニューラック研究会所属の国際インストラクターは，ニューラック1・コースに15名，ニューラック2・コースに1名がいます．全員，ノルウェーからインストラクター認定コースを直接受け，実技テストを合格してインストラクターになりました．われわれは，このすばらしい技術を多くの人に広めようと，講習会（コース）開催と学術大会開催を軸に活動しています．このノルウェー発祥のすばらしいテクニックに触れていただき，一人でも多くの方々に，その効果を提供していただけると幸いです．

2010年2月吉日

日本ニューラック研究会　会長
宮下　智

CONTENTS

第1章 レッドコード・ニューラック・トリートメントとは

1. 日本におけるレッドコード・ニューラック……………………宮下　智　2
2. レッドコード・セオリー………………………………………宮下　智　5
3. レッドコード・ニューラック１………………………………宮下　智　35
4. レッドコード・ニューラック２………………………………宮下　智　185
5. 機器の進化と変遷………………………………………………沖田幸治　220
6. ウィーク・リンク・テストの標準化…………………………宮下　智　224
7. 段階的負荷法……………………………………………………津野弘美　237
8. ローカル・マッスルとグローバル・マッスル………………原　清和　241
9. 超音波エコーによるローカル・マッスル・チェック………和田良広　245
10. OKCとCKCの特徴と違い……………………………………小枩武陛　248
11. 感覚運動システム………………………………………………大森　圭　252
12. フィードバックとフィードフォワード………………………大森　圭　255
13. グランド・リアクション・フォース…………………………南本浩之　256
14. ファンクショナル・トレーニング……………………………宮下　智　259
15. セラピーマスター・プラクティス……………………………大塚智文　264
16. 第3の手の原則…………………………………………………橋本真一　267

第2章 ケーススタディー

1. 脳血管障害………………………………………………………小林徳久　274
2. 頸部障害…………………………………………………………南本浩之　277
3. 肩関節障害………………………………………………………津野弘美　281
4. 腰部障害…………………………………………………………和田良広　284
5. 股関節障害………………………………………………………原　清和　286
6. 膝関節障害………………………………………………………小枩武陛　289
7. アスリートに対するアプローチ①……………………………浅井友詞　292
8. アスリートに対するアプローチ②……………………………大森　圭　298
9. 介護老人保健施設におけるグループ・アプローチ…………宮下智恵美　302
10. 通所サービスにおけるアプローチ……………………………橋本真一　304
11. 健康増進施設におけるアプローチ……………………………有賀　潤　306
12. 集団トレーニングの有効性……………………………………中田　実　309

【付録】病院・施設におけるレッドコード・レイアウト例

口絵カラー①

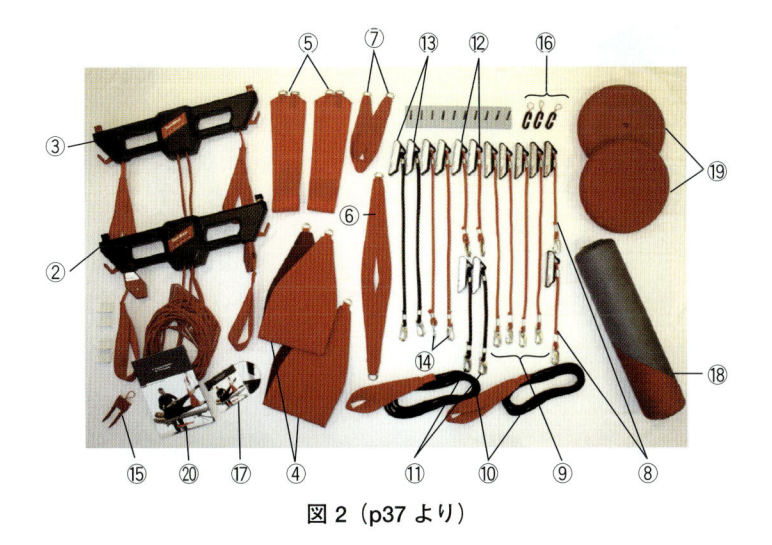

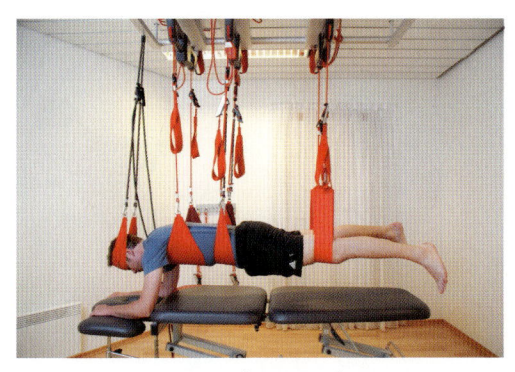

図2（p37より）

図89（p95より）

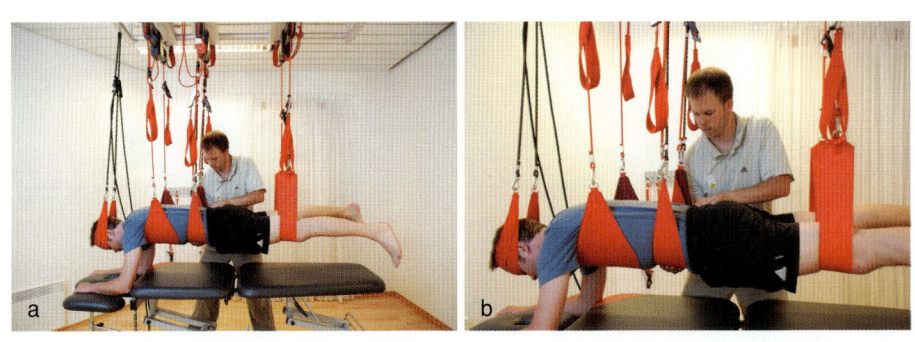

図90（p95より）

口絵カラー②

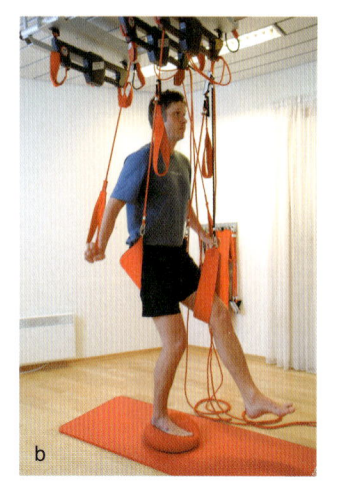

図129b（p126 より）

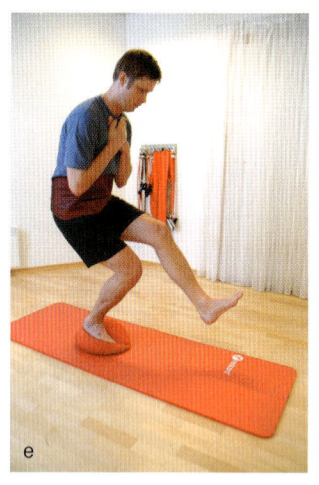

図130e（p127 より）

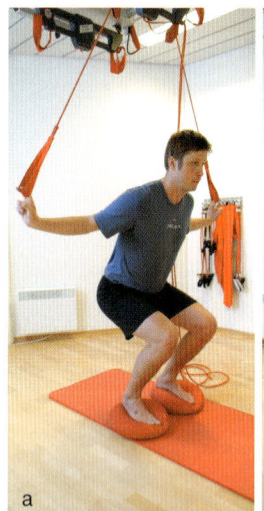

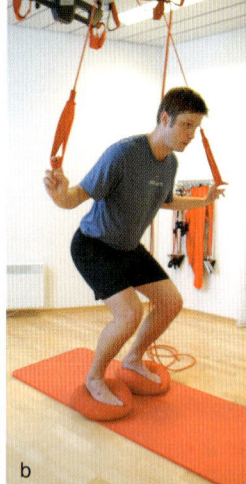

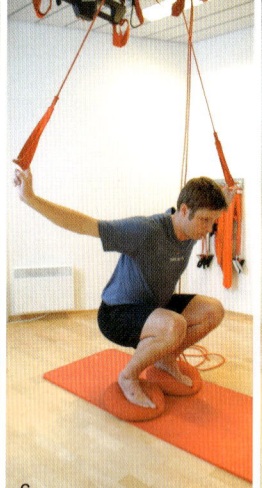

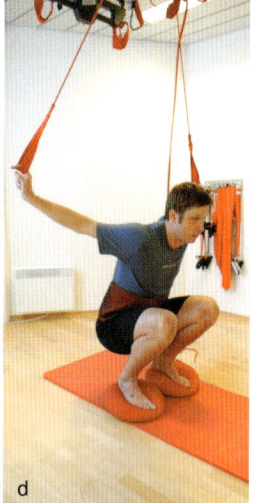

図132（p129 より）

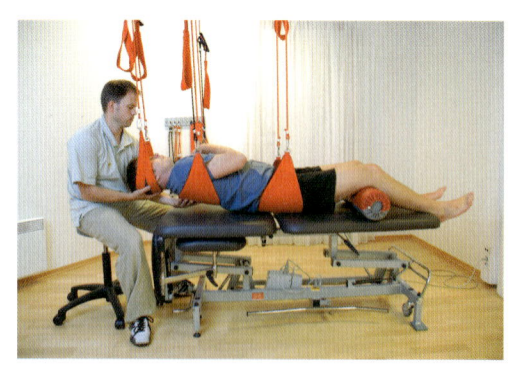

図155（p146 より）

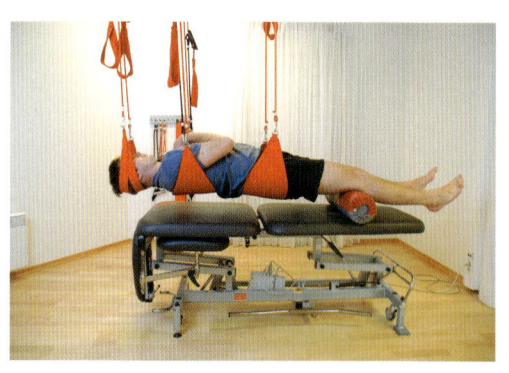

図157（p148 より）

口絵カラー③

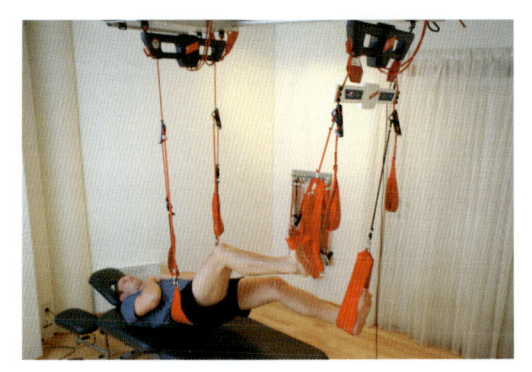

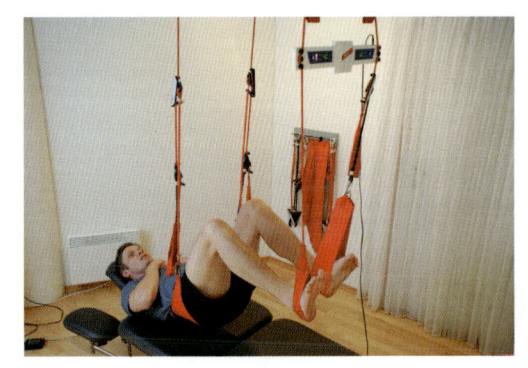

図2（p187 より）

図3（p188 より）

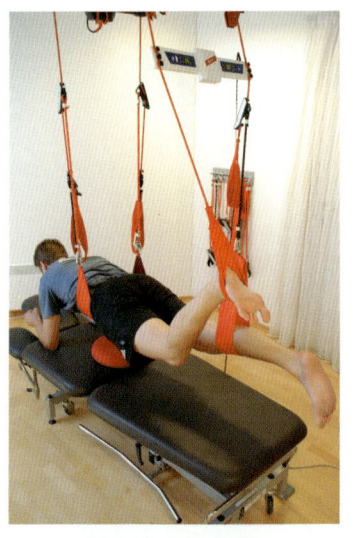

図4（p189 より）

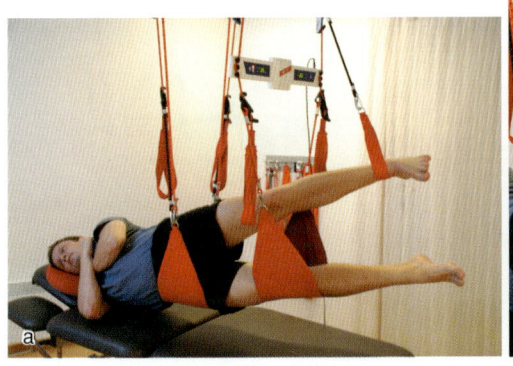

図6（p192 より）

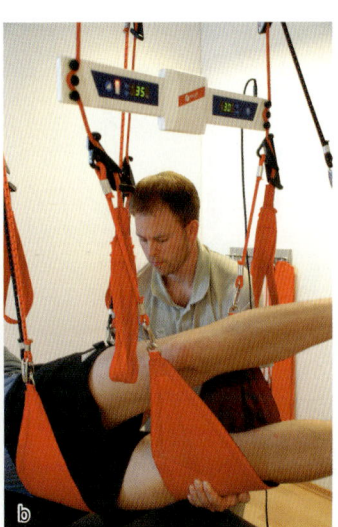

口絵カラー④

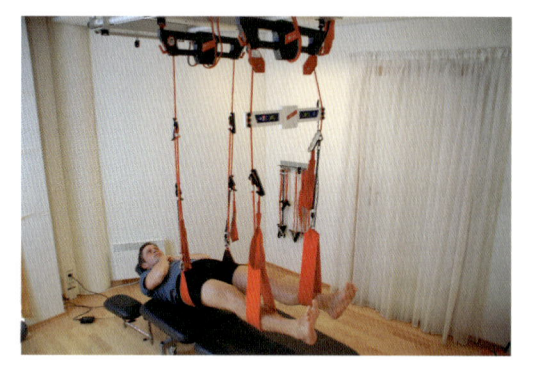

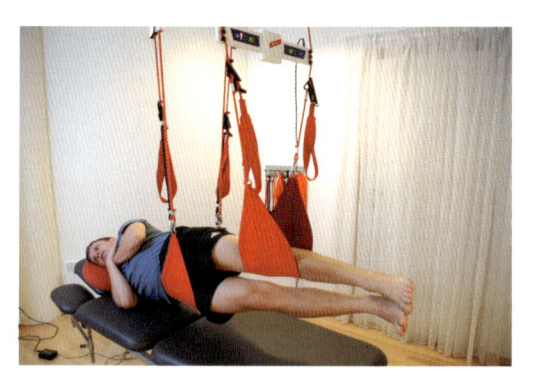

図7（p193 より）

図8（p194 より）

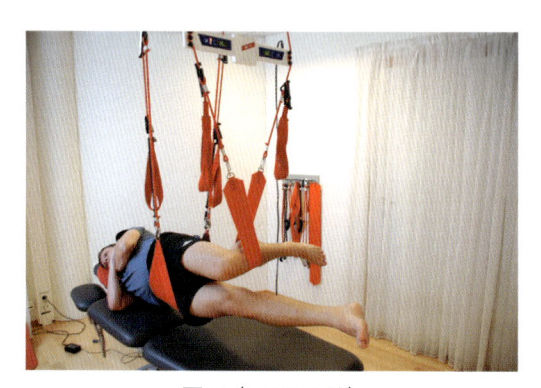

図9（p195 より）

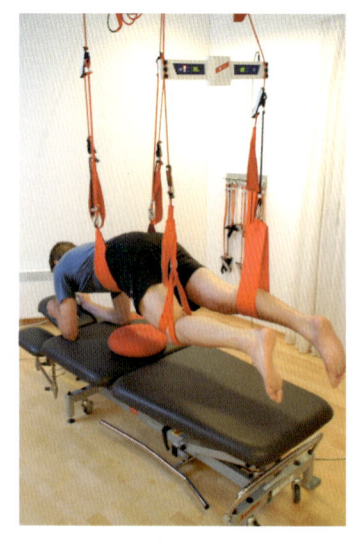

図10（p196 より）

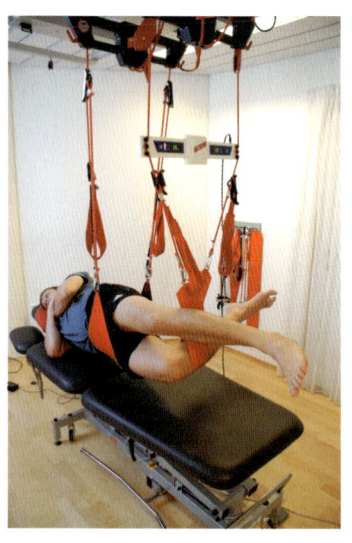

図11（p197 より）

口絵カラー⑤

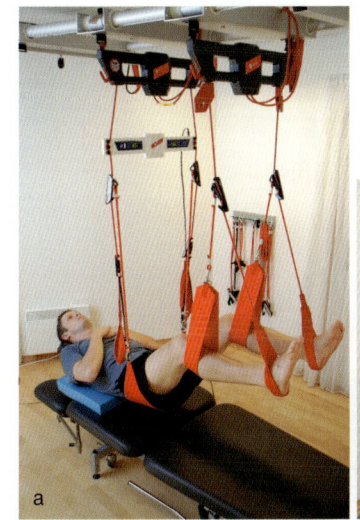

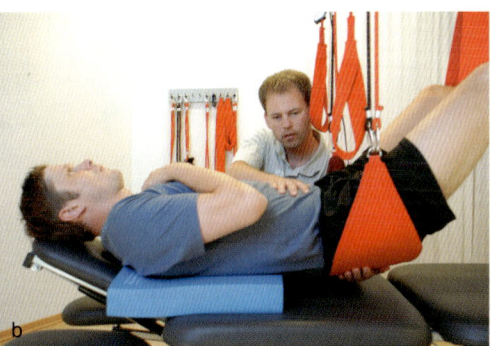

図12（p198より）

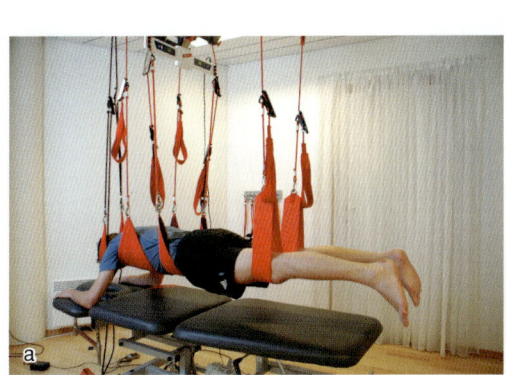

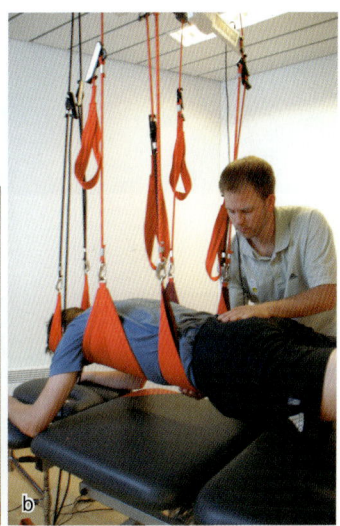

図13（p199より）

口絵カラー⑥

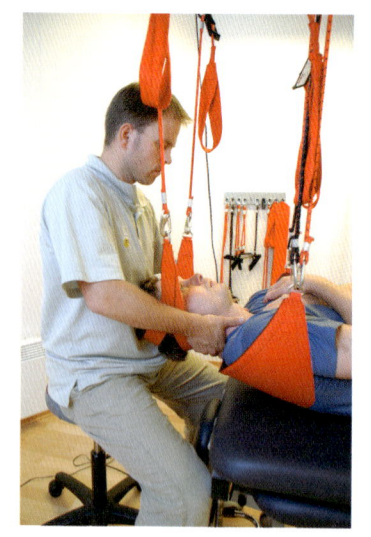

図 17 (p204 より)

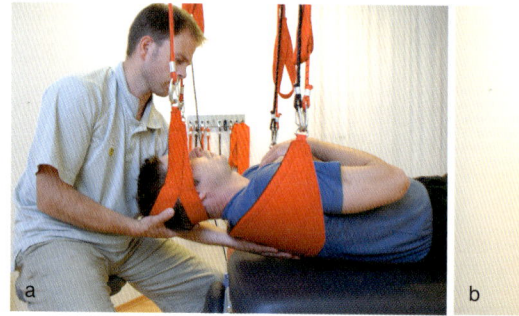

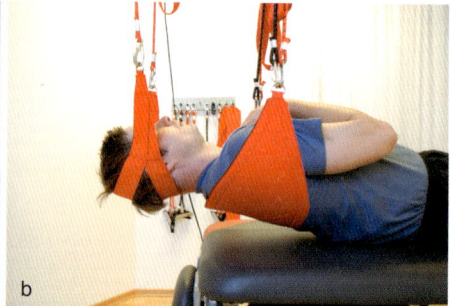

図 18 (p205 より)

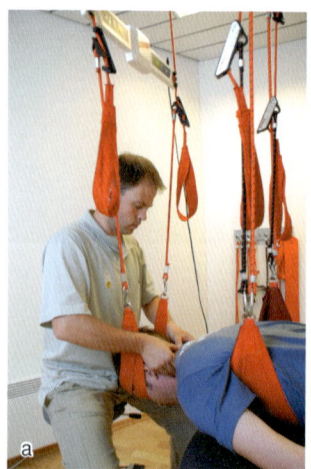

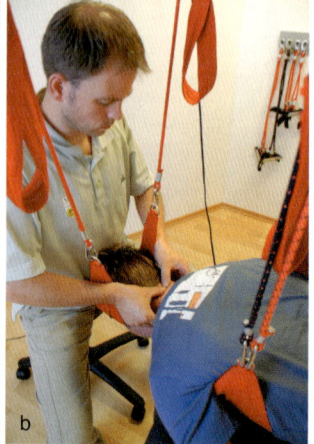

図 19 (p206 より)

口絵カラー⑦

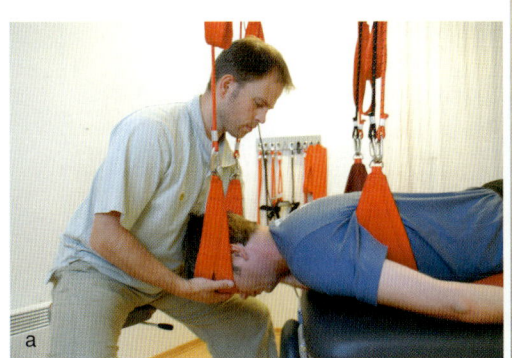

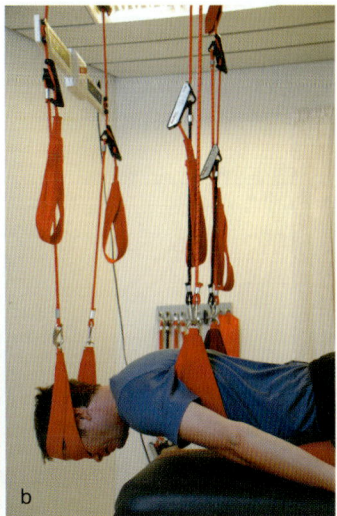

図20（p207より）

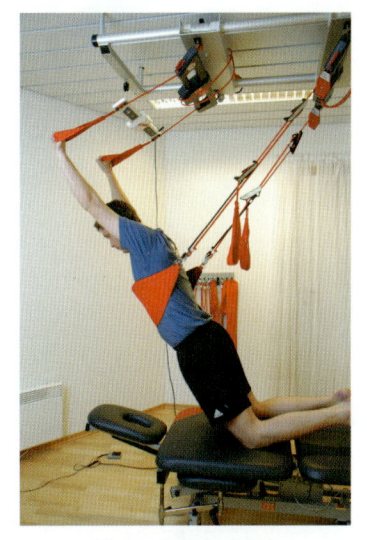

図22（p209より）

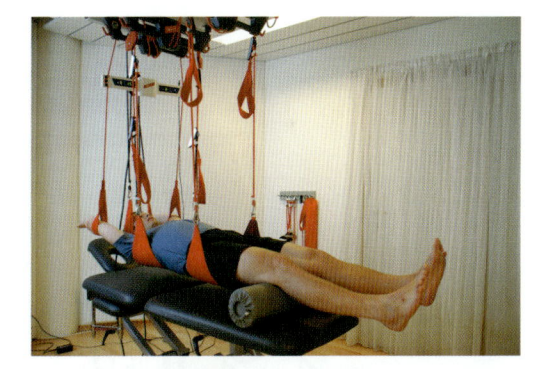

図23（p210より）

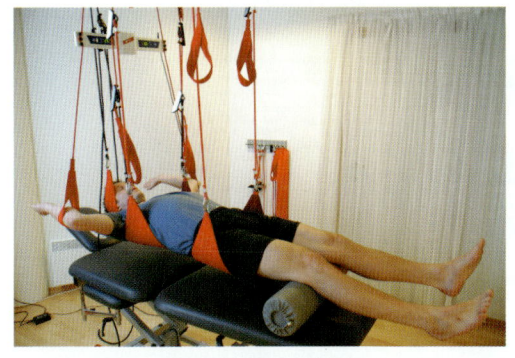

図24（p211より）

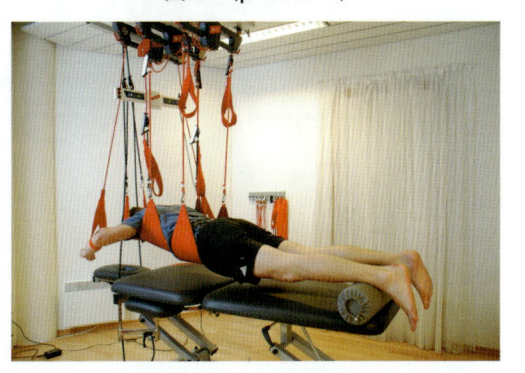

図25（p212より）

付録：配置図

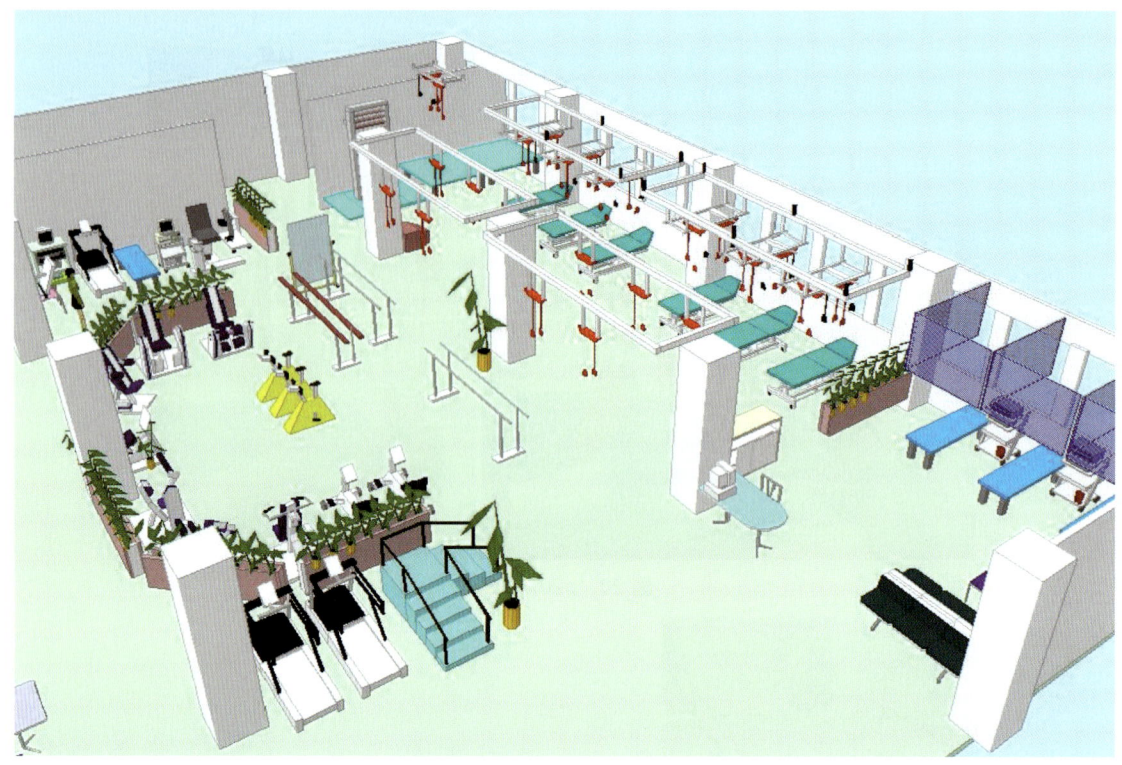

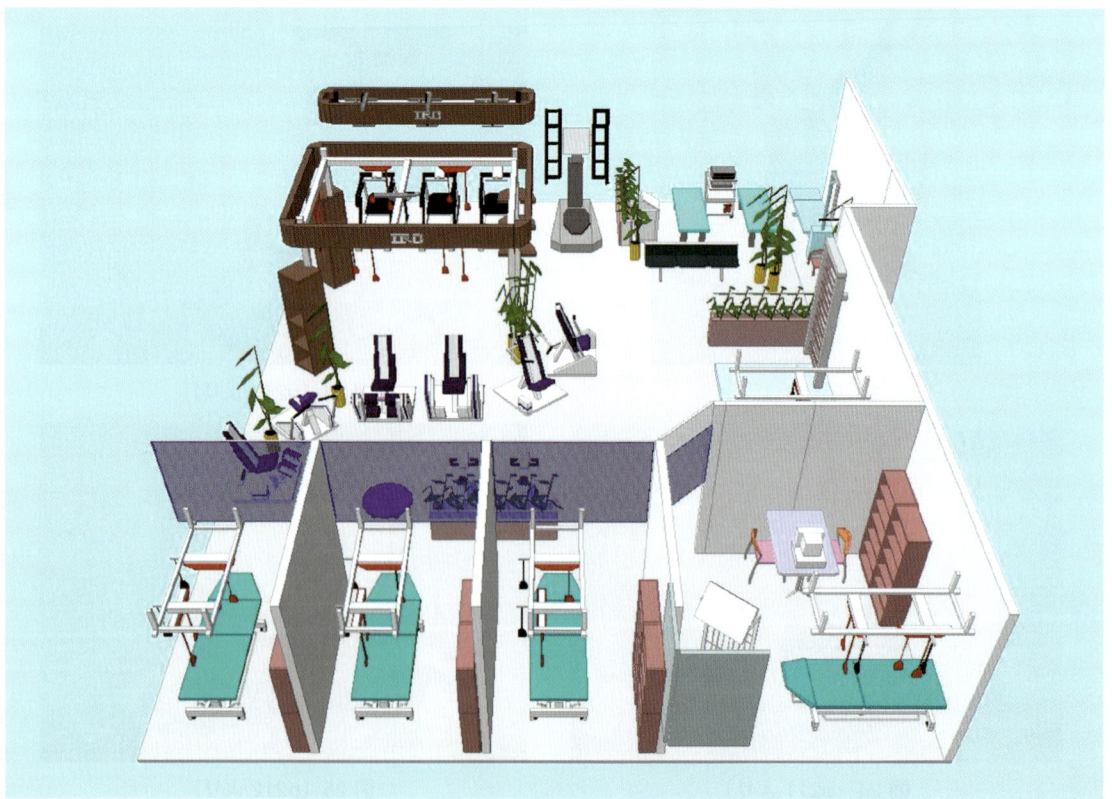

第1章

レッドコード・ニューラック・トリートメントとは

1　日本におけるレッドコード・ニューラック

　1997年に国内の理学療法士6名が選抜されノルウェーに渡り，当時，スリング・セラピーといっていた新しい理学療法技術に出会うことになる．

　スリングという概念は昔から存在するが，スリング・セラピーは，ただ単に重力を免荷するだけでなく，適切な動きのために身体の重さを軽減させ，目的の動作を獲得するという，新しい概念であった．また理学療法士のアプローチを助け，「第3の手」として治療の幅を広げる一面ももっていた．この新しい治療法は，日本の理学療法士にも伝達する価値があると考え，ノルウェーで研修を行った6名のメンバーが中心になり，帰国後に「日本スリング・セラピー研究会」を立ち上げた．その活動内容は伝達技術研修会と学術集会であった．研究会が始まった当初に比べ，徐々に教育内容も整い，ノルウェーでは「スリング・セラピー」から「スリング・エクササイズ・セラピー」という名称で呼ばれるようになっていった．技術研修会も，スリング・エクササイズ・セラピー全体の理解を促す「ベーシック・コース」と，上肢・下肢に分けて具体的な技術方法を伝える「アドバンス・コース」の2コースができた．ノルウェーから研修会を管理するインストラクターが来日した際，国内で実績のある日本スリング・エクササイズ・セラピー研究会のメンバーに国際インストラクターの資格を取得させた．

　このようにして研究会の運営が進められ，スリング・エクササイズ・セラピーは徐々にではあるが，世界的にも認知されてきた．

　今ではヨーロッパはもとより，米国，中国などでも使用され始めている．しかし，「スリング＝首吊り」「セラピー＝心理・麻薬などの治療法」という言葉のイメージがあり，英語圏での活動に支障をきたしていたようであった．また，スリング・エクササイズ・セラピーに使用される「セラピーマスター」という機器も，そのイメージには対抗できないと判断され，セラピーマスターからレッドコード・トレーナーへ，機器の製造元会社名もノルディスクセラピー社からレッドコード社へ変更された．

　スリング・エクササイズ・セラピーという治療名も，グループ・エクササイズや集団トレーニングを「レッドコード・エクササイズ」と呼び，またレッドコード・トレーナーを2台使い，マンツーマンで個別治療を行うことを「ニューラック・エクササイズ」と変更することが2007年の国際インストラクター会議で決定された．

　これに伴い，わが国の日本スリング・エクササイズ・セラピー研究会もノルウェーに同調し，2009年に日本ニューラック研究会（J-Neurac）という名前に切り替わった．名称のほかにも教育内容が，今まで理論的な部分に集約してきた点から実技を多く行う内容に変更された．このことにより，従来よりベーシック・インストラクター，アドバンス・インストラクターと分けられていたインストラクターも，新たな研修を受け，ニューラック1とニューラック2のインストラクターにあらためて認定された．

　従来のベーシック・コースとアドバンス・コースの内容を合体させたもので，2台のレッドコー

ド・トレーナーで新たな課題研修を行うのがニューラック1である．また，ニューラック2では刺激振動装置を使用して，さらなる高度な治療の習得を行う．ニューラック1のコースは4日間，ニューラック2のコースは1日の研修を行い，いずれもノルウェーから修了認定書が発行される．

　レッドコード・ニューラックは，レッドコード・トレーナーを使用したウィーク・リンク（Weak Link）という，独自の評価法を使用し，治療ポイントの明確化，レッドコード・トレーナーの具体的な設定まで，理解しやすく，障害が重度な人からアスリートまで応用できる内容となっている．

　現在，ノルウェーから認定されたニューラック国際インストラクターは，「ニューラック1」では17名，「ニューラック2」では1名が国内で活動している．研修会予定および会場は，ホームページ http//www.j-neurac.com/ で確認できる．より高度な技術の習得を約束できる講習会に，ぜひ参加していただきたいと考えている．

　本章の第1章「レッドコード・セオリー」「レッドコード・ニューラック1」「レッドコード・ニューラック2」は，ノルウェーで使用されているニューラック・コーステキストを翻訳したものである．以下に，コースの概要について述べる．

　第1章の「レッドコード・セオリー」と「レッドコード・ニューラック1」の部分は，4日間のニューラック（Neurac）1・トレーニング・コースで学んでいる内容すべてと，付随する知識を提供する．このコースを終える時，患者に最善のニューラック治療法を提供することができるようになるはずである．

　レッドコード教育と，このニューラック認定プログラムは，長年のリサーチ，発展，経験を基礎としている．ニューラックを利用した治療，すなわちスリング・エクササイズ・セラピー（SET：Sling Exercise Therapy）を利用した治療概念は，ノルウェーの治療者，国際的なネットワークにおける共同研究者，理学療法士や医師によって発展した．本コースを終了する時，ニューラック治療法の利用の仕方を理解できるであろう．

　ニューラック法の簡易さは，筋骨格系疾患を治療するために，医療従事者として魅力的な選択肢となっている．レッドコード・トレーナー（redcord trainer）はシンプルな機器で，可動性と機能的な筋力を確立し，バランスの向上や体幹安定性（コアスタビリティ）を得るために，問題点を明確にして解決をもたらすツールである．

　筋骨格系疾患は，主に痛み，損傷，過使用，廃用または不活動に対する筋機能の抑制といわれているが，このことを放置することによって，動作制限やパフォーマンスの低下，慢性痛を誘発することになる．

　ここでは最適な筋活動を，どのように誘発するのかについて，以下の5つの身体機能原理に基づいて行うことを重要視している．

　①筋活動，安定性，機能的な筋力を増加させるために，不安定性を最大限に利用する．
　②すべてのプランに動作を組み入れる．
　③閉鎖性運動連鎖（CKC：closed kinetic chain）の原理を利用する．
　④機能的な過負荷の調節を精密に行う．
　⑤すべての動作を痛みなく行う．

　ここで述べることについてフィードバックを期待している．実際に経験する総合的学習から新たに課題や解決方法を加え，変更できることを，ぜひ知ってほしい．

〔レッドコード・ニューラック1の学習目標〕
- 患者治療とトレーニングに対するニューラック法の使用方法．
- 痛みを出さない状況下での筋骨格系の治療方法．
- エクササイズを調節するための段階的負荷手段を利用する方法．
- Weak Link test を使用し，機能障害または筋機能低下を明らかにする方法．
- 安定性と，筋骨格系に対する訓練の提供方法．

〔レッドコード・ニューラック2の学習目標〕
- 振動の神経生理学に関連する原理について．
- ニューラック治療に対するテクニックとポジショニングの利用方法．
- 筋骨格系疾患を治療するための患者ポジションと振動頻度を調節する方法．
- フォローアップ治療に対するニューラックの実行方法．

Redcord 社はすべての Neurac® コースの所有権を有する

著作権

This instruction material is copyright protected, cf. Act no. 2 of 12 May 1961 relating to Copyright in Scientific, Literary and Artistic Works etc.（Copyright Act）. Copying or transcribing any instructional material without written permission from Redcord AS is prohibited. Cf. Copyright Act.

© Redcord AS

禁忌

　患者診断に関連した禁忌事項を含む治療体系としてレッドコード・ニューラックを選択する際は，医療従事者は運動療法の一般的なガイドラインに従う必要がある．

注意

　レッドコード・ニューラック・コースで指導された段階負荷手段の原則を利用しながら，すべてのレッドコード・エクササイズは，患者の機能レベルに対応させなければならない．

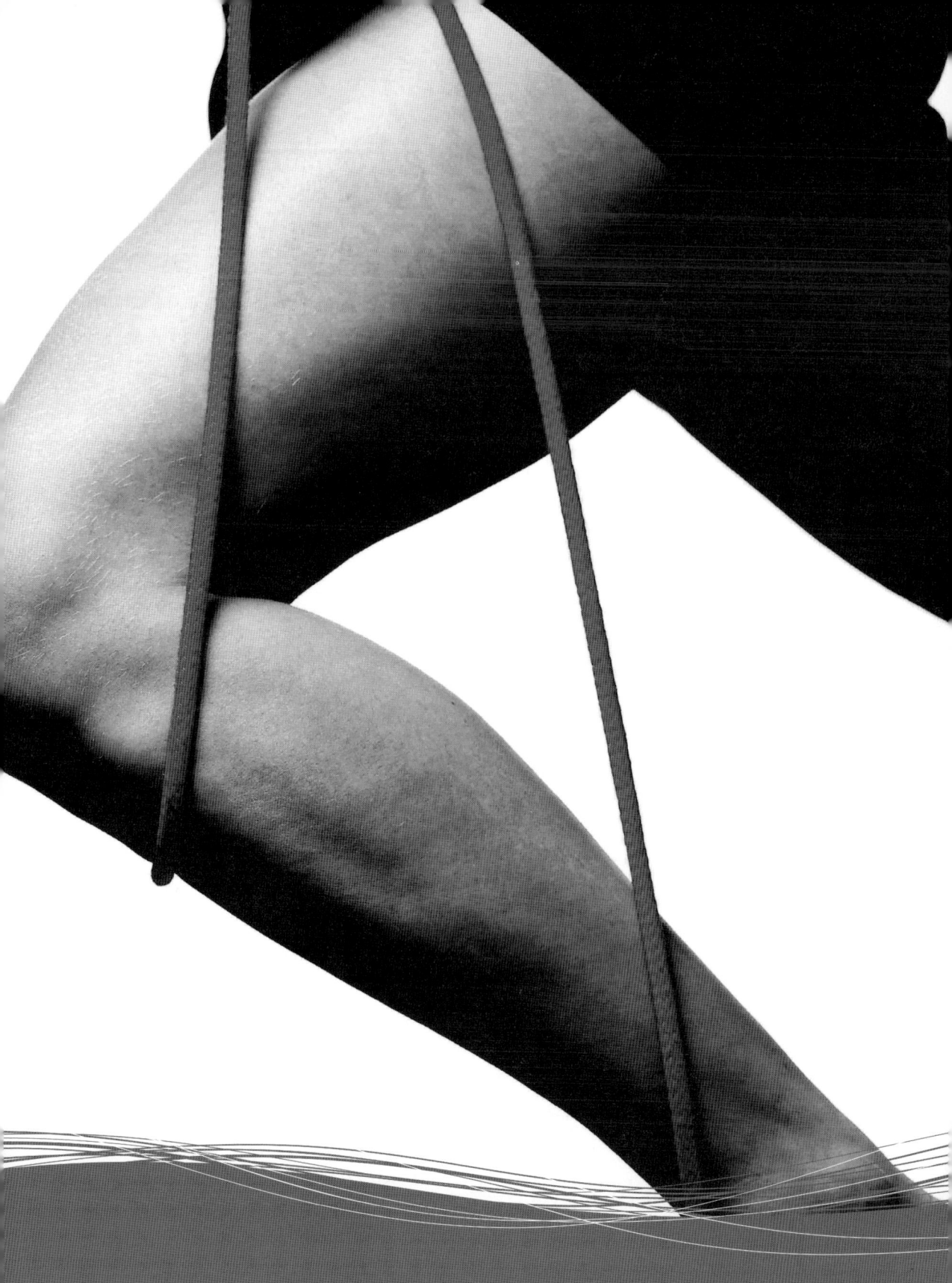

2　レッドコード・セオリー

概略 I

　ここではレッドコード・ニューラック（Redcord Neurac）を用いた治療戦略の背景としての最近の知見を提供する．レッドコード・ニューラックは，ファンクショナルな神経筋トレーニングによりパフォーマンス向上をもたらす最新の効果的な方法論である．レッドコード・ニューラックの主体をなすのは，調節できる不安定性をもつロープやスリングを用いて閉鎖性運動連鎖（CKC：closed kinetic chain）での動作を，体重の一部を活用して行うことであり，個人に合わせた漸進的なプログラムである．特に不安定を活用するということが，治療やエクササイズを痛みなく行いながら望ましい神経筋の反応を促通する鍵となる．ニューラック・システムの4つの特徴は，①レッドコード・トレーナー（Redcord Trainer）やレッドコード・ミニ（Redcord Mini）の使用，②最先端の基礎，応用科学の研究成果を取り入れている，③病院やクリニックでの使用実績をはじめとする臨床知見の蓄積，④治療やエクササイズ処方において必要な知識が提供されること，および認証を受けた多くのヘルス・プロフェッショナルがトレーニングをサポートすることである．

I　学習目標
　ここでは以下を主たる修得目標とする．
　①レッドコード・ニューラックによる治療の背景知識．
　②レッドコード・ニューラックの基礎．
　③既存の治療手技へのレッドコード・ニューラックの応用．

II　ニューラック・トリートメントの背景
　レッドコード・ニューラックは，もともとスリング・エクササイズ・セラピー（SET：Sling Exercise Therapy）による治療の一部として考案された方法である．レッドコード・エクササイズは，ノルウェーの医師と理学療法士によって開発されて以来，世界中の多くの職種の参加により発展している．1991年の会社創設以来，レッドコード・ワークステーションの臨床使用実績や研究成果に基づく新たな知見が取り入れられている．レッドコードおよびニューラックによる治療の基本原理は基礎研究，応用研究の成果と科学性に基づくものである．現在もノルウェー，米国，その他各国で，レッドコード・ニューラックを用いたさまざまな治療プロトコールの効果を比較する研究や，治療法を裏づける生理学，生体力学的研究が続けられている．

　レッドコード・ニューラックは理学療法の伝統的なスリング療法と混同されることがある．それはスリング，ストラップ，エラスティックコード，伸張性のないロープなど類似した用具を使うからである．しかし，医療専門職がそれらの用具をどのように治療に応用しているかが大きな違いである．伝統的スリング療法では，重力の影響を受けない開放性運動連鎖（OKC：open kinetic chain）エクササイズを主体としている．それに対し，レッドコード・ニューラックはCKCを重視し，ファンクショナルな生体力学・生理学現象の要素として重力を捉え，系統立てた方法でそ

れを活用しようとする（自重が抵抗として動作中に作用する）．レッドコード・ワークステーションを完備したり，または単一のレッドコード・トレーナーを導入するだけでも，神経筋-骨格系に刺激を与え，能動的な神経筋コンディショニングやリハビリテーションを推進することができる（図1）．

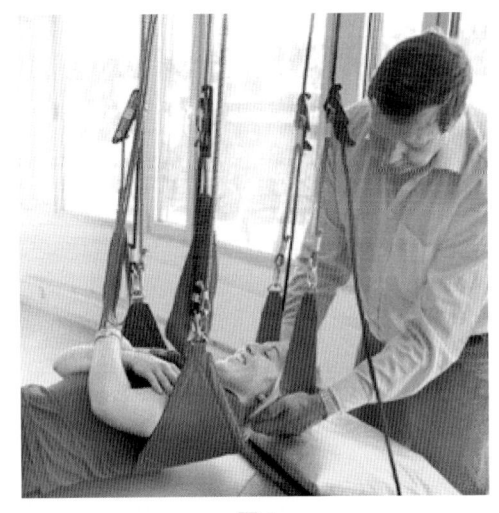

Ⅲ　筋骨格系の問題

世界中で何億もの人々が骨関節疾患や筋骨格系の問題によって悩まされており（図2），それらは痛みや障害をもたらす原因として最も頻度の高いものである(http://www.boneandjointdecade.org)．

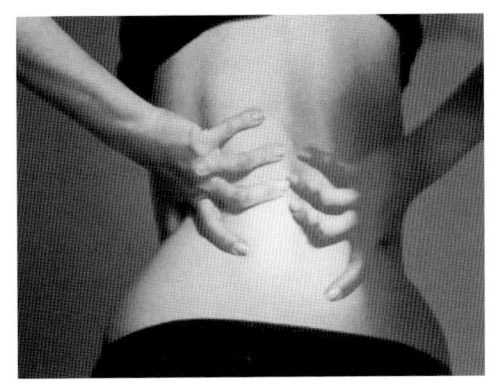

基礎資料の蓄積により，そのような病態を分析し，立ち向かうための研究が行われる環境が整ってきている（www.biomedcentral.com/bmcmusculoskeletdisord）．先進国の50代以上の人々の慢性疾患の約半分は骨関節疾患およびそれに関連する筋系の問題であり，将来的には現在の倍になると考えられている．今後，少なくとも2020年ごろまで，これらの疾患が患者個人，家族，社会，経済に与える負の影響が急激に深刻化する見通しである．これは各国の医療財政や医療サービスを圧迫する差し迫った問題であり，世界中で外来患者の20％は筋骨格系の症状を訴え，医療機関を受診しているのである．

図1

図2

米国では慢性病変で最も多いのが筋骨格系の問題であるという状況が続いている．外来患者の来院理由で最も多いのも筋骨格系の問題である（年間1億3,000万件）．それに支払われる費用は少なめに見積もっても2,500億ドルを超える．途上国では年間1,120億ドルの損失を生じている．それは開発援助の総額の2〜3倍，そうした国々のGDPの2％に相当する．

Ⅳ　理学療法におけるレッドコード・システムの貢献

レッドコード・ニューラック・トリートメント・システムはリハビリテーションやファンクショナルな筋骨格系のトレーニングの方法として，理学療法やスポーツトレーニングやフィットネスの分野に取り入れることができる．レッドコード・ニューラック・トリートメントによるホリスティックで痛みを生じさせないアプローチは，痛みの除去と生活動作の改善を図ろうとするリハビリテーション，スポーツやエクササイズのパフォーマンスを改善させるための筋系のトレーニングの橋渡しをし，いわゆる健常者からオリンピックレベルのアスリートまでを対象とすること

ができる．

　レッドコード・ニューラック・トリートメント・システムはアクティブな治療として，腰痛から解放された後の治療として欧州連合（EU）から推薦されている（www.backpaineurope.org/）．この分野のリーダーとしてレッドコード・ニューラック・トリートメントは，機能的な神経筋トレーニング，スポーツパフォーマンスの向上，リハビリテーションの中の治療法として新しい考えと革新的な成果により発展している．

　レッドコード・ニューラック・トリートメントにおけるカスタマイズされた神経筋トレーニングの主たる特徴は次の2つである．
　①エクササイズと治療において対象者の自重を負荷とする．
　②調節可能なスリングとロープを用いて安全を確保しながら，段階的に難度が上がるバランス，姿勢制御エクササイズを行う．

V　レッドコード・ニューラック・トリートメントの効果利用

　人の運動は，神経筋系および感覚運動系が制御するプログラムによって行われる．多くの研究から安定化した筋は，疼痛の存在や筋の長期不使用によって（視覚，前庭感覚，固有受容感覚）活動が「スイッチオフ」になりやすいことがわかっている[5,11〜14]．

　このことが運動の拙劣さ，筋力低下と神経筋制御の低下，易疲労性，そしてQOLの低下につながる．つまり痛み自体が軽減しても，神経プログラムのスイッチがオフのままでは，再受傷や新たな疼痛の発生が起こりうる．こうした解消されにくい症状は，能動的なトレーニングを行わない限り，慢性化していくことが多い．このことが欧州連合の健康ガイドラインで，慢性腰痛症に対する能動的治療が推奨されている理由の一つとなっている．

　レッドコード・システムでは，特許保有のニューラック法を用いて「眠っている」筋を刺激し，その活動性を回復して本来の機能を取り戻す．レッドコード・ニューラック・トリートメントは感覚運動系を刺激することによって，痛みを引き起こすことなく神経筋系を再活性化させる．脳や脊髄，筋の受容器から発し，それらの間を行き来する情報によって運動プログラムが適切に再編される．単純にたとえれば，「眠っていた」筋が「目を覚まし」，筋本来の機能と神経の発火パターンを再獲得するといえる．

　レッドコード・ニューラック・トリートメントの作用原理として次の3つの因子の統合があげられる（図3）．
　①レッドコード・スリング，ロープ，バランス・クッションによる不安定性と自重を利用した上肢，下肢および体幹（頭部）の注意深く計画された運動．
　②痛みを伴わずに行われる高強度のCKCトレーニング．
　③ロープやスリングに加えられるさまざまな振動．

　レッドコード・システムでは，筋の機能異常に対してウィーク・リンク・テスト（Weak Link test）と呼ぶ方法で評価する．すなわち，活動性が低下した「眠っている」筋がどれで，どれくらいの筋出力が発揮できるかを特定し，筋力低下と動きの制限の程度を確認する．ウィーク・リンクを特定した後，レッドコード・ニューラック・トリートメントを開始する．

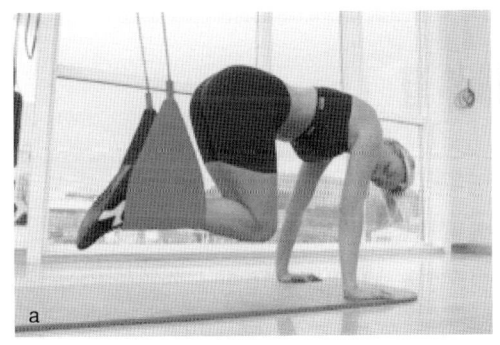

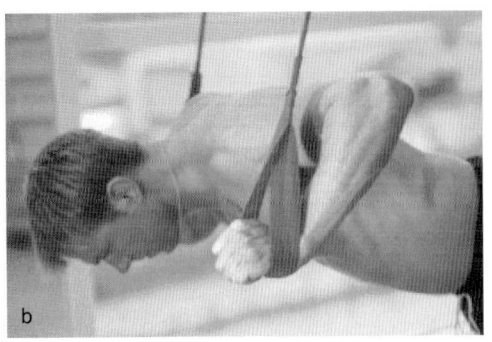

図3

VI まとめ

　ノルウェーの医師と理学療法士によって開発されたレッドコード・ニューラック・トリートメントは，その後，世界各国のセラピストの協力で発展している．レッドコード・ワークステーションの臨床使用の蓄積とレッドコード・ニューラック・トリートメントを用いた研究のほか，さまざまな研究から得られた新しい知見がレッドコード・ニューラック・トリートメントの発展に寄与している．レッドコード・ニューラック・トリートメントは能動的な治療法であり，治療の進行はカスタマイズされ，スリングによる不安定性と部分的自重負荷を利用した痛みを伴わない高強度CKCトレーニングである．ロープやスリングにはさまざまな振動を加えることができる．

概略 II

　ここでは，レッドコード・システムを安全かつ効果的に使用する方法を説明する．レバーアームの原理を学び，四肢や体幹のサスペンション・ポイント（Suspension Point）を移動することが，治療やエクササイズの組み立てにおいて，どのような意味をもつかを学ぶ．またさまざまな臨床およびスポーツ，エクササイズ場面においてレッドコード・トレーナーを活用する方法を提示する．

I　学習目標
　レッドコード・トレーナーの使用法と，レバーアームの原理とサスペンション・ポイントの移動によって運動強度と最適反復回数の段階づけを行う方法を理解する．

II　機器の使用方法
1. ストラップの正しい使用法
　①ストラップの小さく開いているほうから手を挿し入れる（図4a）．
　②ストラップに手を挿し入れ，母指と示指でしっかりつかむ（図4b，c）．

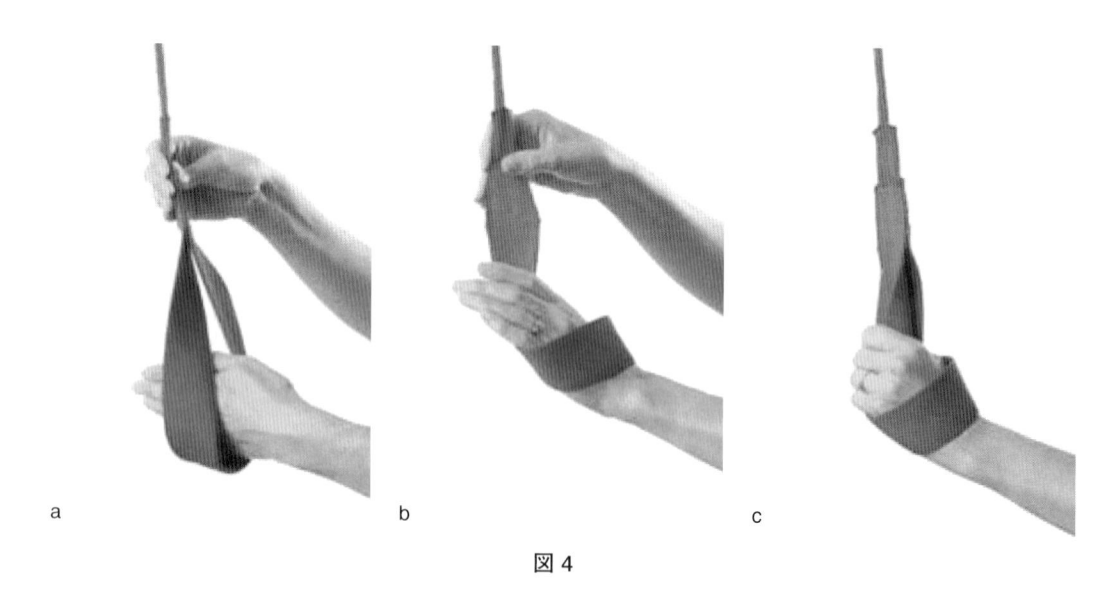

a　　　　　　　　　　　b　　　　　　　　　　　c

図4

　③ストラップの小さく開いているほうから足部を通す（図5a）．
　④足部を底屈して足関節上部にストラップが位置された後，足部を背屈し，適切にスリングされているかを確認する（図5b，c）．

a　　　　　　　　　　　b　　　　　　　　　　c
　　　　　　　　　　　　　　図5

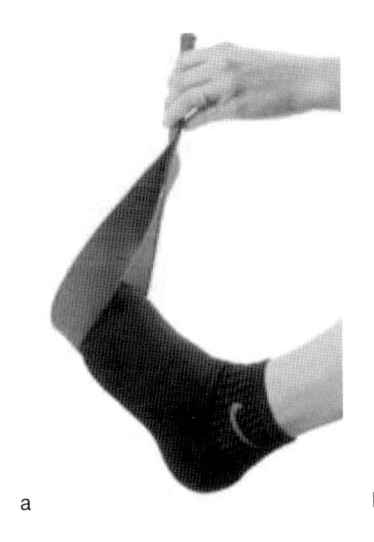

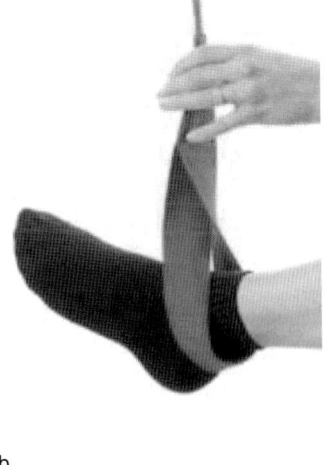

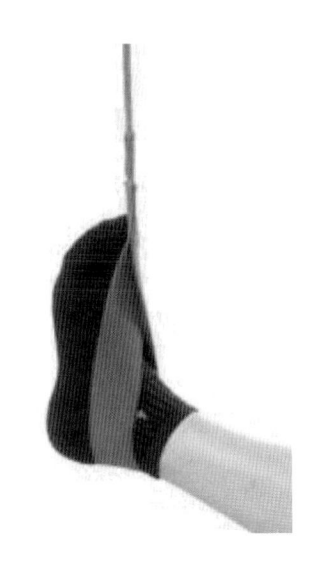

2. 安全のための重要な諸事項

①レッドコード・トレーナーを適切な場所に設置する：周囲の全方向にエクササイズに必要な空間を確保する．

②天井の高さ：スタンダードな取り付け具（ブラケット）は220〜260 cmの高さの天井に対応している．天井がさらに高い場合は，グライディング・サスペンションの付いた独立型スタンドが適している．

③始める前に：初回使用時にはエクササイズを開始する前に必ずジャンプテストを行ってサスペンション・システムの安全性を確かめる．

④耐荷重性のテスト：ループに片足を入れ，ロープにしっかりつかまって立つ．ループの中で，小さくジャンプするようにしてテストする．両方のストラップをテストする．

⑤エクササイズ時：常にレッドコード・トレーナーの前面に位置してトレーニングする．

⑥ロック機構：レッドコード・トレーナーを使用する前，ロック機構になれるためにロープのロック，アンロックを練習する．

⑦最大荷重重量：250 kg.

⑧周囲を安全に保つ：家具や大きくて直立した物品は近くに置かない．子どもは近づけない．

Ⅲ　実用的に用いるための原理・原則

1. レバーアーム

　定義：剛体において力の作用線から運動中心までの垂直距離．

　仕事の総量は移動距離と力の積に等しい仕事（W）＝力（F）×距離（D）．古代には，テコは大きな岩石など重い物体を動かす時などに用いられた．レッドコード・トレーナーで用いられる原理も同様である．

支点

図6

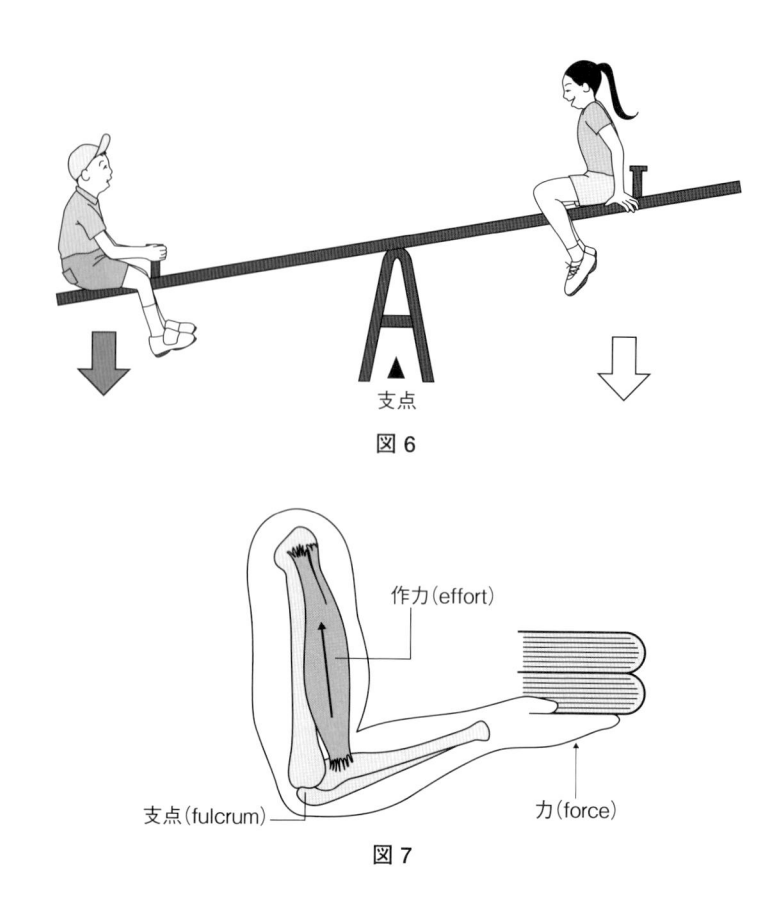

作力(effort)

支点(fulcrum)　　　　力(force)

図7

　テコを用いることで，より少ない労力で動かし，より大きく動かすことが可能となる．例えばある重さをもった物体（人）をその半分の重さに相当する力で動かすなら，力の作用点から支点までの距離は，物体と支点の距離の2倍にする．つまり，ある重さをもつ人が支点から1mの距離に位置していれば，その体重を持ち上げる労力を1/2にするには支点の反対側で2mの距離の位置に力を加える必要がある．図6での支点はシーソーの中央に位置している．

　図7では，1つの事象から，2つのことを捉えることができる．
　①実際に目で確認できる関節運動（例：筋肉の短縮による動き）．
　②目での確認がなしで行われる関節運動（例：等尺性または静的筋収縮）．

　図8に示すようにワイド・スリングの位置を膝（図8a）から足部（図8b）に動かすことは，レバーアームを長くすることである．このことにより，上下同じ姿勢を同じ位置に維持するためには，体幹と肩関節周囲に要求される力を増やさなくてはならない．

図8

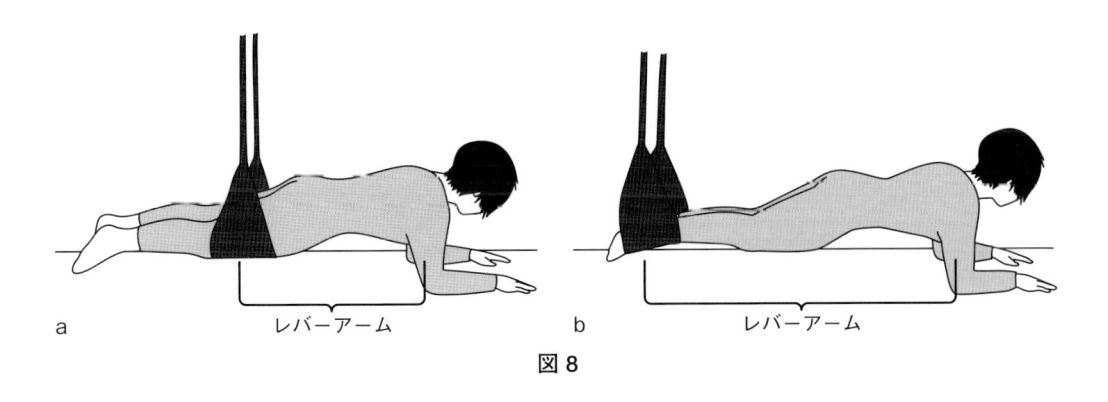

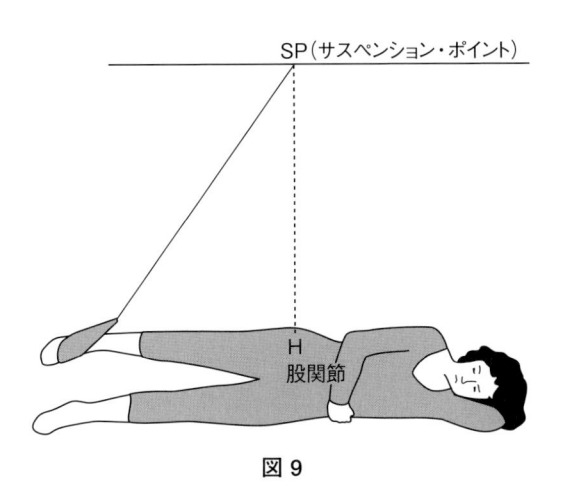

図9

2. 関節上サスペンション（図9）
- 水平面上での平らな軌道を描く動作．
- 重力の影響を受けない両方向への動き．股関節中間位で効果が得られる．大きな運動をすると，弧を描き重力の影響を感じられる．
- 股関節内のわずかな圧迫（ロープの長さによる）．

3. 尾側サスペンション（図10）
- 凹面軌道の動作．
- 動作の最後で抵抗の増大（スタート・ポジションからの運動には抵抗がかかる）．
- スタート・ポジションでは負荷が小さい（スタート・ポジションに戻す運動には負荷がかからない）．
- 股関節内の減圧．
- 動作範囲は減少する．

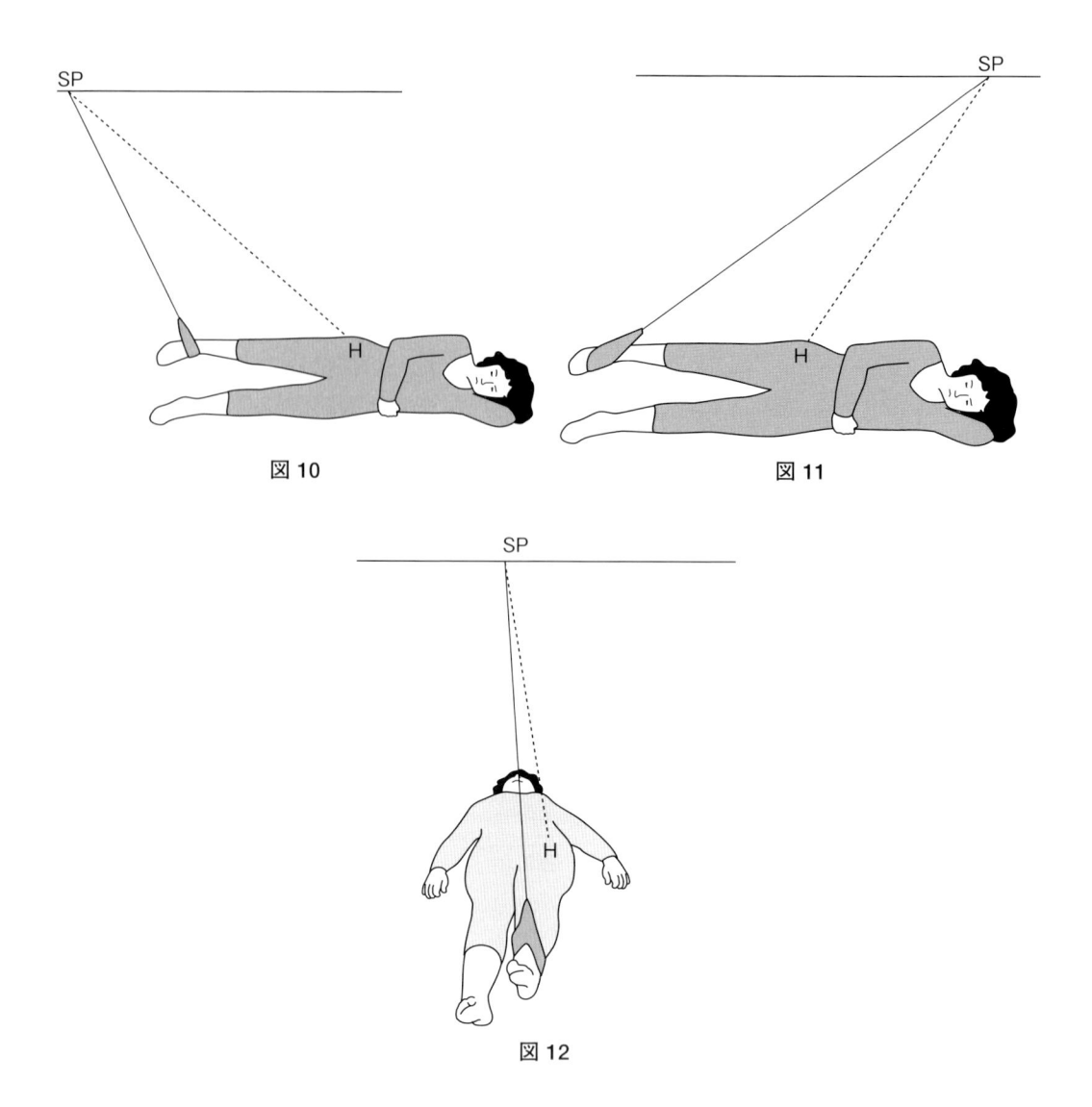

図 10

図 11

図 12

4. 頭側サスペンション（図 11）

- ・凸面軌道の動作.
- ・運動中間位で負荷がかかる.
- ・スタート・ポジションに戻る時は動作の軌道をとおして逆方向の負荷がかかる.
- ・股関節内の加圧効果.
- ・動作範囲は増加する.

5. 内側サスペンション（図 12）

- ・サスペンション・ポイントに向かった動作（股関節内転）では，負荷がかかりにくい.
- ・サスペンション・ポイントから離れる動作（股関節外転）では，抵抗が増大する.
- ・斜めの動作は複合運動動作を誘発する.

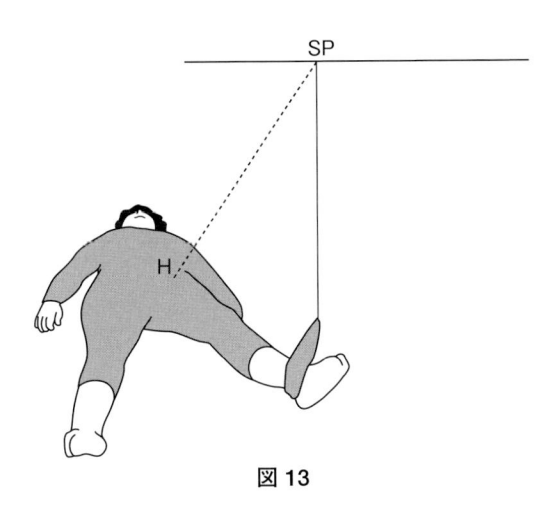

図 13

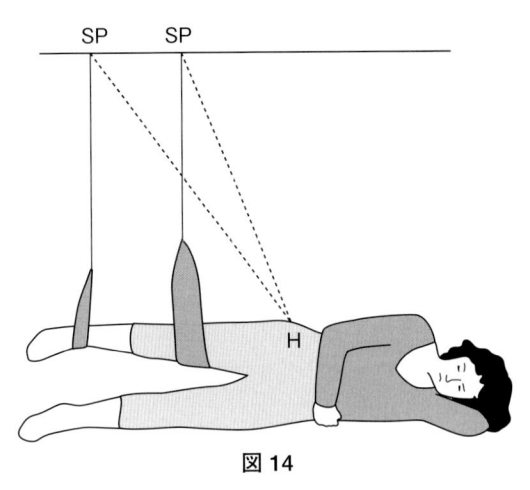

図 14

6. 外側サスペンション（図13）
- サスペンション・ポイントに向かう動作（股関節外転）では，負荷がかかりにくい．
- サスペンション・ポイントから離れる動作（股関節内転）では，抵抗が増大する．
- 斜めの動作は複合運動動作を誘発する．

7. ニュートラル・サスペンション（図14）
- 凹面軌道の動作．
- 動作の軌道をとおして動作時の抵抗は増大する．
- スタート・ポジションに戻る際は，負荷がかからない．
- 股関節には圧迫でも除圧でもない負荷．
- 安定したサスペンション．

Ⅳ　第3の手の原則

　徒手療法を行う治療家の不適切なハンドリングによって患者に筋骨格系の故障を招くことがあるといわれている．

　レッドコード・システムは，治療施行中に患者の体重の一部を他に預けることによって，そのような事故を防ごうという発想からデザインされている．

　サスペンション・ポイントとスリングを使用することによる6つの利点（図15）をあげる．

①セラピストの手が自由になる．
②大きな重さを支える必要がない．

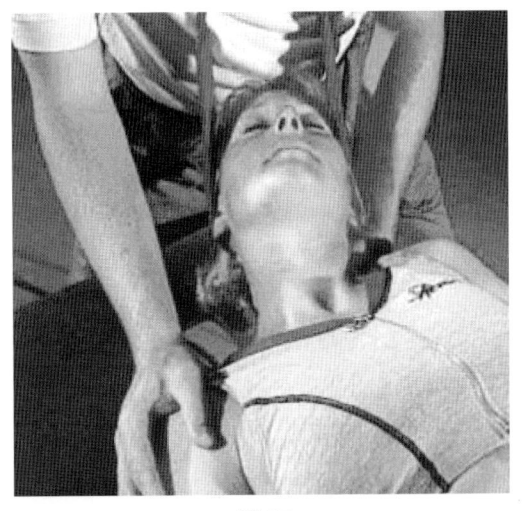

図 15

③患者がリラックスしやすく，安心感を与える．
④患者が痛みを生じない肢位に設定することが容易である．
⑤患者に痛みが生じさせない肢位を保持することが容易である．
⑥身体各部位の制御がしやすい．

V　まとめ

　治療施設でのレッドコード・ニューラック・トリートメントは，レッドコード・ワークステーションを使って行われる．四肢はストラップの輪に通し，快適なポジションになる．安全のための配慮として，器具組み立て後は「ジャンプテスト」を行い，患者に対しては常にレッドコード・トレーナーの前面に位置してトレーニングするよう指導する．

　また患者はトレーニング前に，ロッキング機構について熟知しておくことが求められる．つまり，「テコの原理」がレッドコード・トレーナーにどのように利用されているかということと，サスペンション・ポイントがどのような意味をもつかについて理解しておくことが重要である．関節上サスペンション，尾側サスペンション，頭側サスペンション，内側サスペンション，外側サスペンション，ニュートラル・サスペンションを区別しなければならない．それらの選択と，テコ比やロープの長さとの組み合わせによって運動の弧や力の作用に，どのような影響を及ぼすか知っていることが重要である．

概略 III

レッドコード・ニューラック・トリートメントの特性に基づく臨床活用の方法を十分に理解するため，次の8つのトピックスが重要である．
① ローカル・マッスル（local muscles）とグローバル・マッスル（global muscles）．
② OKC と CKC．
③ 感覚運動システム．
④ フィード・フォワード機構．
⑤ 床反力．
⑥ 疼痛に対する知識．
⑦ 安定性．
⑧ 筋萎縮．

I 学習目標

ここでは，レッドコード・ニューラック・トリートメントの理論的基盤となる知識を説明し，治療手段としての有用性について理解する．

II ローカル・マッスルとグローバル・マッスルの違い

研究者たちは筋群を機能に応じて，ローカル・マッスルとグローバル・マッスルに分類することを論じている．あるグループの研究者たちは分節的安定化（ローカル・マッスル），体幹の全体的安定性（グローバル・マッスル），トルクの発生（グローバル・マッスル）という機能分類を提示している．ある筋や筋群の果たす役割は，どのような状況でそれらが使われるかで変わる．多くの研究者の一致した見解は，ある筋が十分に機能するためには静的，動的運動に加わる他の筋群の共同的活動が必要という[10]．

腰椎では，ローカル・マッスルとグローバル・マッスルが協調して働くことにより，生体力学的平衡（システム全体がうまく作用すること）を保っている．ローカル・システムを構成するのは，腰椎そのものに付着する筋群であり，グローバル・システムを構成する筋群は腸骨稜，胸郭をはじめとする周辺の構成体に付着している．腰部多裂筋に関する研究[9]によれば，上肢随意運動の際，部位の異なる筋は，それぞれ異なる反応を示した．彼らは上肢の随意運動の際に，浅層と深層の多裂筋の活動性が異なると結論づけている．このようなデータは，浅層の多裂筋が脊柱の定位に関与し，深層の多裂筋が分節的運動制御に関与するという仮説を裏づけるものである．

ローカル・マッスルとグローバル・マッスルの分類には注意が必要である．筋の機能に基づく分類が，筋の位置による分類と同様に重要である．ローカル・スタビライザー（local stabilizers）とグローバル・ムーバー（global movers）を区分するにあたって，Comerford ら[10]は「グローバル・スタビライザー（global stabilizers）」という語もしばしば用いている．グローバル・スタビライ

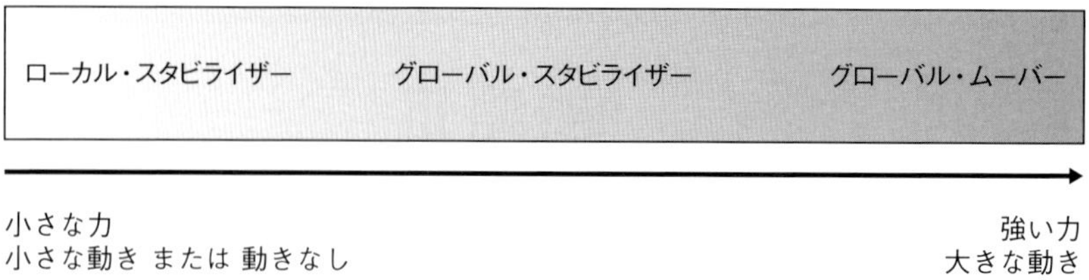

| ローカル・スタビライザー | グローバル・スタビライザー | グローバル・ムーバー |

小さな力　　　　　　　　　　　　　　　　　　　　　　　　　　　強い力
小さな動き または 動きなし　　　　　　　　　　　　　　　　　　大きな動き

図 16

表 1

ローカル・マッスル（local muscles）	グローバル・マッスル（global muscles）
low or no production of motion	generate force to produce range of motion
tonic activity	physic activity（on/off）
low load stability	high load stability
segmental stabilization	cannot produce segmental stability
type I fibers	type II fibers
feedforward mechanism present	reduced feedforward mechanism compare to local muscles
relatively large number of muscle spindles	relatively small number of muscle spindles

ザーは短時間に限って安定性を生み出すことが可能な筋群を指す（図 16）としている．

表 1 はグローバル・マッスルとローカル・マッスルの特徴を要約している．

腰部脊柱を例にとって考える．ローカル・システムの分布は，姿勢制御の必要性に応じたものであると思われる．一方，グローバル・システムは運動を作り出し，必要に応じて安定性を援助すると考えられる．

グローバル・マッスルは，運動の範囲とアライメントを制御する．筋の動員における不均衡によって機能異常が生じる．これにはグローバル・スタビリティ・マッスルとグローバル・モビリティ・マッスルの筋長に関する特性の違いなども関係する．可動域の低下と，それによる運動の質の低下がやがて病的状態を引き起こす．つまり，ローカル・スタビリティ・マッスルが分節的制御を十分に行えず，関節に過剰な力が加わる状態につながる（転位を起こすことがある）．筋動員のパターンが変わると正常な運動パターンやタイミングが障害され，ローカル・マッスルとグローバル・マッスルの機能異常の結果として複雑な運動機能異常が生じる（図 17）．

III　開放性運動連鎖（OKC）と閉鎖性運動連鎖（CKC）

1. 開放性運動連鎖（OKC）

定義：遠位の体節が体重を支持しない状態．

【OKC でのグレーディング（強度の調節）】

次の 3 つのうちの 1 つを用いてグレーディング・ダウンする．

①エラスティックコードを使用．
②プーリーのウエイトを使用．
③レバーアームを短くする．

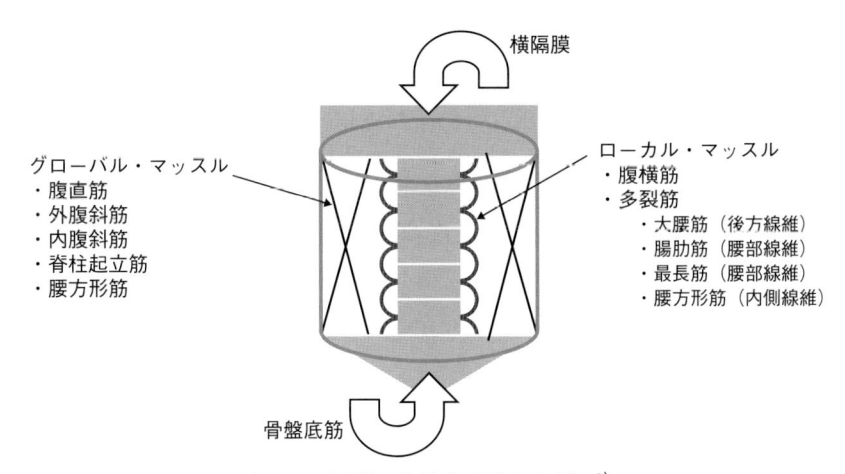

```
        横隔膜
グローバル・マッスル        ローカル・マッスル
・腹直筋              ・腹横筋
・外腹斜筋             ・多裂筋
・内腹斜筋              ・大腰筋（後方線維）
・脊柱起立筋             ・腸肋筋（腰部線維）
・腰方形筋              ・最長筋（腰部線維）
                   ・腰方形筋（内側線維）
        骨盤底筋
```

図17　腰部・体幹安定性のモデル[8]

次の6つのうち1つを用いてグレーディング・アップする．
①レバーアームを長くする．
②プーリー・システムの使用．
③フリーウエイトの使用．
④徒手抵抗の使用．
⑤エラスティックコードの抵抗としての使用．
⑥保持時間や反復回数を増やす．
OKCでは個々の筋群（主動作筋と共働筋）がトレーニングされる傾向にある．

2. 閉鎖性運動連鎖（CKC）

定義：遠位の体節が体重やその一部を支持する状態．
【CKCでのグレーディング（強度の調節）】
次の4つのうち1つを用いてグレーディング・ダウンする．
①エラスティックコードの使用．
②ストラップの身体への取り付け位置を変えてレバーアームを短くする．
③サスペンション・ポイントに対する位置設定を変える．
④ストラップの高さを変える．
OKCとCKCを組み合わせて神経筋の制御を回復，改善する．
次の5つのうち1つを用いてグレーディング・アップする．
①ストラップの身体への取り付け位置を変えてレバーアームを長くする．
②サスペンション・ポイントに対する位置設定を変える．
③ストラップの高さを変える．
④不安定性を増す．
⑤非対称的な姿勢のコントロールを求める．
CKCでは関節周囲の主動作筋，共同筋，拮抗筋に加えて，運動連鎖のライン上にある他の筋群

が関与する．自然な身体運動が単一の筋群のみで遂行されることは少ないことから，一般に CKC は，よりファンクショナルなトレーニングとみなされている．CKC においては，近位・遠位の共働筋の役割が重要である．体重支持によって関節への圧縮力が増すので神経筋系のシグナルが増強され，主動作筋，共働筋，拮抗筋がより活性化されやすい．

IV　センソリーモーターシステム；定義と解釈（説明）

Lephart ら[7]はファンクショナルな活動中の関節ホメオスタシスの維持には，感覚，運動，中枢統合処理のすべての要素が関与すると述べている（図18）．

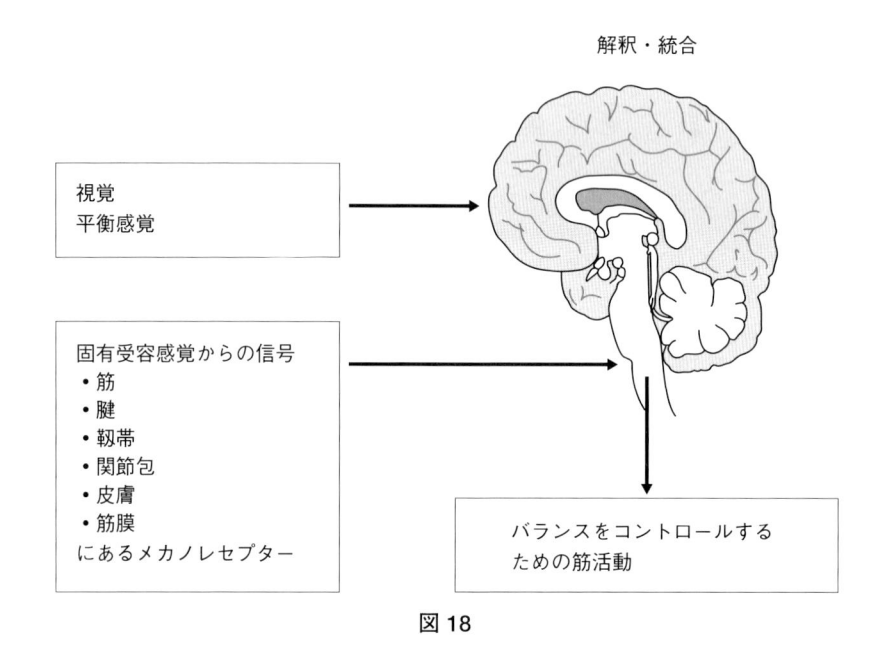

図 18

V　フィード・フォワード機構

中枢神経系は，継続的に全身的な身体安定性と大小の運動状況に関する解釈を行わなければならない．したがって，フィード・フォワード機構（FFM：feed forward mechanism）が身体運動に重要な機構であることが研究から明らかになっている．いくつかの研究が慢性的な腰痛，頸部痛患者でフィード・フォワード機構の作用が低下していることを報告している[2〜4]．

1. フィード・フォワード機構の再獲得方法を開発することの重要性

深部筋（ローカル・マッスル．例：腹横筋，多裂筋，頸長筋，頭長筋，内側広筋）は，FFM と関連が深い．

Hodges[6]と Moseley[5]の研究サマリーを読んだら，その要点について簡単に自分の言葉でまとめてみるとよい（受講生によるセルフチェック）．文書作成課題を行うことによってこの重要な研究に書かれた論点がはっきりするであろう．

Ⅵ 床反力とアライメントの重要性

床反力（GRF：ground reaction force）の定義は，身体が足部をとおして支持面に対し，与えた力と同じ大きさで反対方向に作用する力である．

ニュートン運動の第3法則（反作用の法則）によれば，すべての作用には反作用が伴う．身体と重力の間には常に相互作用が働き，重力はすべての物体を地面の方向に引き下げようとしている．地面からの反力は床反力と呼ばれ，身体が地面に与えた力と等しくて，反対向きの力である．力＝質量×加速度であるので，床反力は身体の質量×加速度であり，同様に身体の加速度＝床反力/質量であるといえる．別の表現をすれば，床反力が大きければ加速度も大きいということである．

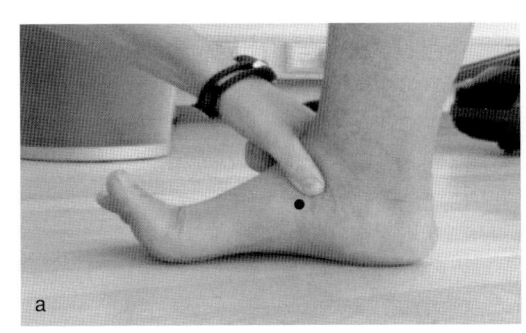

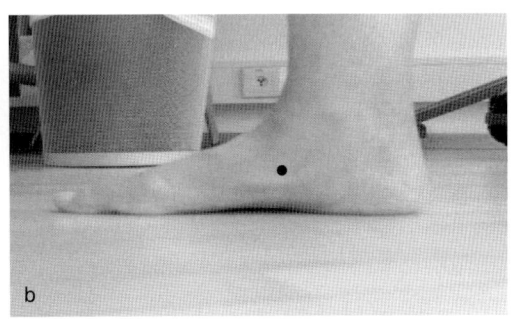

図19

図19から次のことがわかる．図19aのセラピストの親指の下にある黒い点が舟状骨の最も突き出した部分である．この時，セラピストは距骨頭を中間位に保持している．全荷重ではなく，対象者は内側アーチを適度に保つため，足趾を伸展していることに注目してほしい．図19bでは全荷重で足趾伸展がみられずアーチが下がった状態であるので，セラピストはアーチの異常を評価しやすい．内側アーチは身体の最も重要な衝撃吸収装置の一つである．理想的な足部アライメントが保たれていなければ床反力は運動連鎖全体に影響を及ぼし，筋骨格系に疼痛をもたらす．ウィーク・リンクがある場合は特にそうである．足部の異常の程度により個人に合わせたダイナミック・インソールで修正が可能なことがある．舟状骨高の計測は内側アーチの機能評価に用いられる．

足部で生じた反力が，スポーツで用いられる器具（ゴルフクラブ，円盤，砲丸，テニスラケットなど）に伝達される場合には，身体の構造は協調的で目的にかなった運動のため，調和のとれた働きをしなければならない（身体力学的，神経生理学的ストラテジーによって統制される；図20, 21）．

投げる，蹴る，打つ動作を含むスポーツにおいても同じことがあてはまる．例えば，ゴルファーがボールを強く正確に打つ場合，力は足部から身体をとおして腕まで伝えられなければならない．その場合，どこかにアライメント不良があると悪い影響を及ぼすと考えられる．

最高レベルのパフォーマンスができる選手の神経系は，連鎖の開始点である足部に発し，身体をとおっていく力を完璧に調整し，タイミングを制御することによって身体各部への傷害，被害

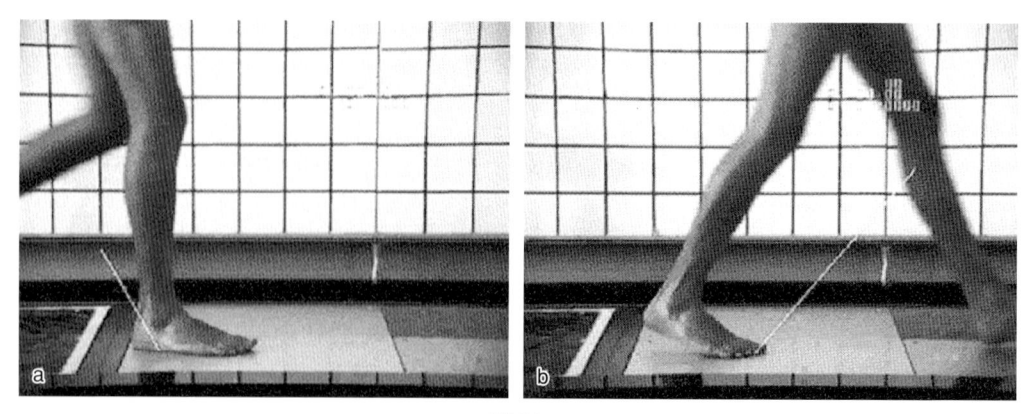

図 20

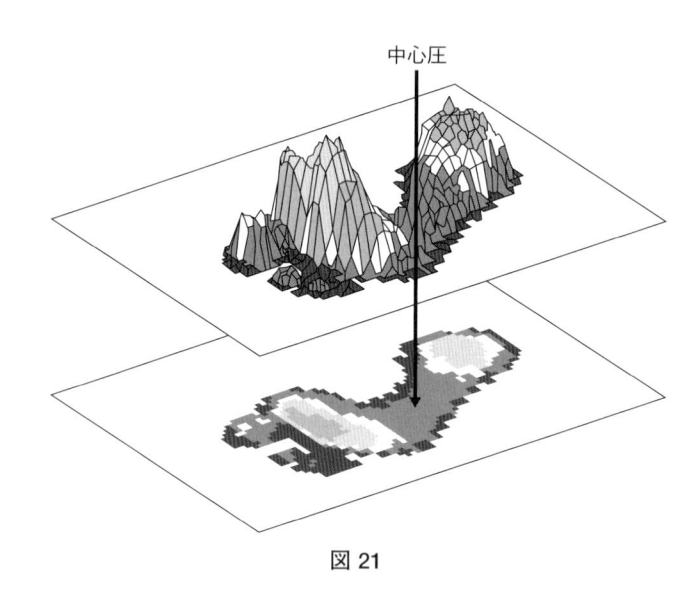

中心圧

図 21

を防いでいる．チャンピオン級のゴルファーは優美で効率的な動作でボールを打ち，その時の力は足部から身体をとおって腕，手を伝わり最終的にクラブヘッドに達している．初心者の場合はバックスイング，ダウンスイングがぎくしゃくしてスムーズさを失い，各体節の使い方に適切なタイミングを欠いてしまう．初心者の神経系伝達経路においては，協調性のある動きのパターンを作り出すような適応変化がまだ生じていないといえる．（若い年齢から）質の高い練習を何年も続けることによって，初心者だった者もやがて目的にかなった協調性と再現性のあるスイングを獲得していく．

VII　ニューラック・トリートメントを行う際，痛みの理解

術後の疼痛が筋活動を抑制する[5]．実験的に加えた疼痛により筋の活動と機能が抑制された[6,7]

という研究がある．

　レッドコード・ニューラック・トリートメントの重要な原則は，治療介入によって痛みによる抑制を防ぐため，すべての患者をできるだけ痛みのない状態で治療する．慢性痛があって，痛みを除去した運動開始肢位が得られない場合も，必要以上の痛みを生じないよう，できる限りの配慮を行う．これがレッドコード・トレーナーを用いた治療の一つの特徴である（図22）．

Ⅷ　安定性，機能的な類似点と相違点

　Panjabi[15,16]によれば安定性を高めるために3つのサブシステムが共同して作用している（図23）．
①神経系サブシステム（制御）．
②骨・靱帯系サブシステム（受動的）．
③筋系サブシステム（能動的）．
　さらにPanjabi[15,16]によれば神経系サブシステムは，以下の作用をもっている．
①筋の情報変換器から末梢の情報を受ける．
②脊柱の安定性に必要な条件を特定する．
③能動的サブシステムを作動させて安定性を確保する．

　重要なのは，一つのサブシステムが安定性を供給できなくなると，他のサブシステムが代償的に働くという点である．能動的サブシステムが多くの負荷を受けもつことで，他動的サブシステムへの負担を軽減するなどの場合である．身体機能にとって関節の動きを可動域全体にわたって制御できるということはきわめて重要である．例えば腰部脊柱で安定性低下の徴候がみられる場合，おそらく腰椎のアライメントを適正に保つことができなくなっているだろう．不安定な分節は曲げに対する抵抗力が低下し，結果的にわずかな負荷でも動いてしまうため，運動が質・量ともに変容してしまう．不安定性についてそのように解釈した場合，脊髄や神経根には機能を損なうような変形や損傷を生じていないという点が臨床的注目に値する．つまり，動きが過剰になった結果，痛みに感受性のある組織が伸張され，もしくは圧迫されて炎症を引き起こすのである．

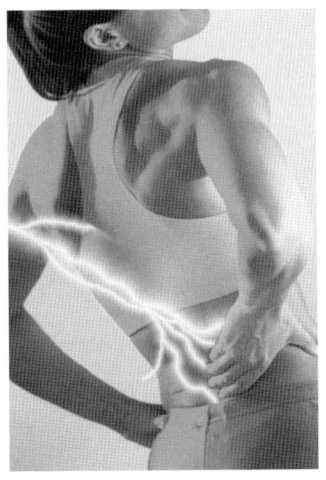

図22

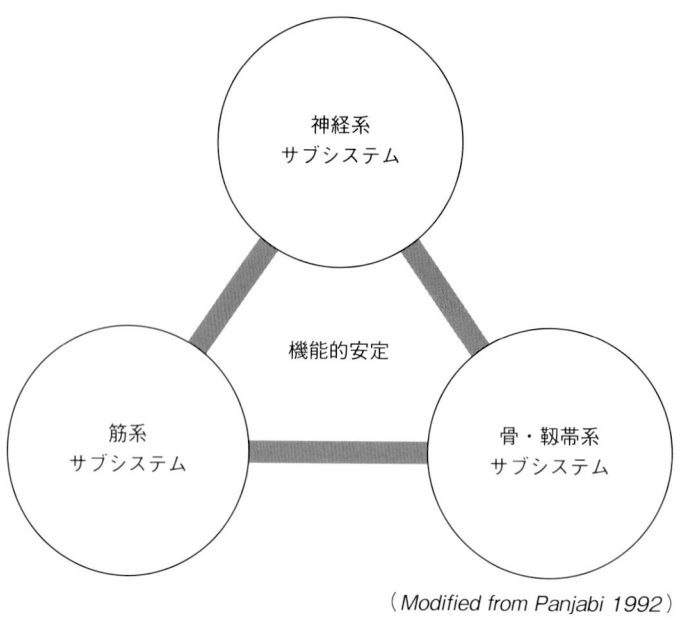

（Modified from Panjabi 1992）

図23

IX 筋萎縮

　筋萎縮とは病変や廃用により，筋組織が衰えたり失われたりすることを指し，6つの要素のうち1つが原因で，いくつかが複合的に関与して生じる（図24）．以下に示す．

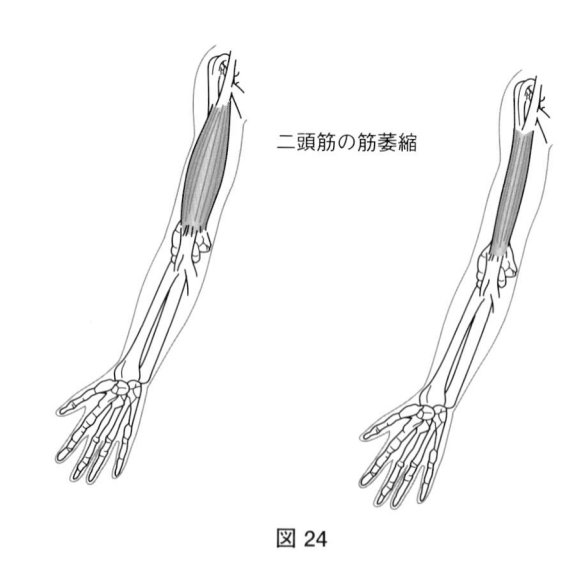

二頭筋の筋萎縮

図24

①栄養不良．
②循環異常．
③ホルモンの異常．

④神経の標的筋への連絡が途絶.
⑤廃用や活動性低下(廃用性筋萎縮).
⑥筋組織そのものの病変.

　細胞レベルにおいては,筋萎縮は組織の分解,再吸収という生理的プロセスであり,プログラムされた細胞死(PCD)であるアポトーシスに関係する.

　これは正常な身体の恒常性維持や発達の過程の一部と捉えられる場合もあれば,病変による場合もある.筋萎縮に伴う生理的変化として脂肪組織の浸潤がある.患者のカテゴリー別に筋萎縮と脂肪組織の浸潤について述べたものが最近の研究にみられる[17,18].急速な筋萎縮や反射性筋萎縮という用語は,特にある状況下で早期にみられる筋萎縮を指す[19,20,22].

　ある研究では,豚の多裂筋にたった3日の不活動で萎縮がみられたとしている[22].このような急速な萎縮のメカニズムについてはまだよくわかっていない.図25はHodgesら[22]の研究でみられた筋萎縮の程度を示すものである.

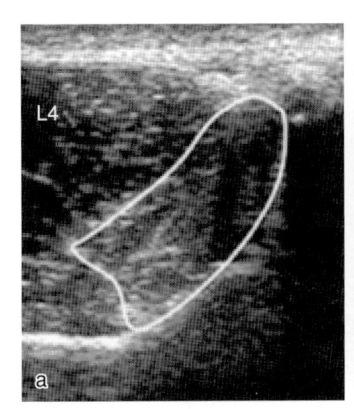

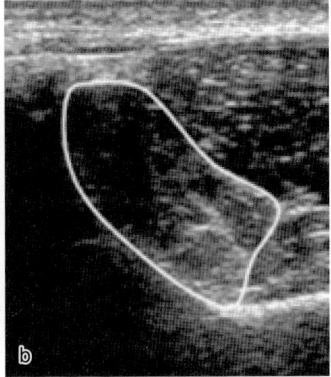

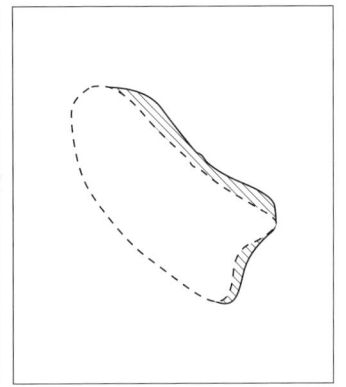

図25

X　まとめ

　解剖学的分類によるローカル・マッスルとグローバル・マッスルは,機能においてもそれぞれ異なる.また,単一の筋であれ筋群であれ,その果たす役割は,それらが活動する際の状況によって決まる.筋の共同作用は筋が適切に作用するためには不可欠である.運動制御において重要なフィード・フォワード機構は,筋の機能に対するこうした理解を支持するものとなっている.

　レッドコード・トレーナーはOKCでもCKCでも使用可能である.OKCでのエクササイズでは,遠位の体節は体重支持しない.一方,CKCでは遠位の体節が部分的または全体重を支持する.レッドコード・ニューラック・トリートメントでは運動がCKCで行われるのが治療上での特徴の一つである.その場合,関節周囲では主動作筋,共同筋,拮抗筋がすべて活動参加している.こうしたことから,CKCはリハビリテーション戦略において,よりファンクショナルなアプローチと考えられている.

　レッドコード・ニューラック1においては,以下を強調することが重要である.
①神経系は常に全身の状態や身体各部の安定性,動きについて分析する.ファンクショナルな

活動において関節の恒常性を保つためには感覚，運動，中枢の統合と処理の各要素の働きが決定的に重要である．

②フィード・フォワード機構は身体運動にとって重要である．慢性腰痛，頸部痛をもつ患者は，フィード・フォワード機構が低下していることが研究で示されている．深部のローカル・マッスルにはフィード・フォワード機構をもつものがある．よって，正常な運動パターンと運動機能を回復するには深部の安定化筋を再活性化することが必要となる．アライメント不良の問題や床反力に関して理解することも疼痛や不快感を軽減する治療を提供するために重要である．下肢についてのアセスメントが重要なのはこのためである（例：足のアーチや足部，足関節のアライメント）．身体を通過する外力のタイミング調節と制御を神経系が絶妙に行うことによって，損傷からの回復が長引いたり，再損傷を生じることを防いでいることが研究で確かめられている．このような治療上の原則は，アスリートにとっても，座っていることの多いカウチポテト族にとっても同様に重要である．

レッドコード・ニューラック・トリートメントでは，疼痛誘発を避けるためにあらゆる努力が行われる．慢性痛があって，痛みを除去できる運動開始肢位が得られなかったとしても，それ以上の痛みが発生しないよう，できる限りの配慮がなされる．安定性増大のために，以下の3つのサブシステムが共同作用する．

①神経系サブシステム（制御）．
②骨・靱帯系サブシステム（受動的）．
③筋系サブシステム（能動的）．

レッドコード・ニューラック・トリートメントは三角形のアプローチ，つまり一つのサブシステムによる安定性が減少すれば，他のサブシステムが代償することによってシステム全体のバランスを維持している．実際的なレベルでレッドコード・ニューラック・トリートメントは，筋萎縮を防ぐことに関する戦略と捉えることができる．深刻な障害につながりかねない筋の廃用や不活動は，細胞レベルでの生理学的分解や再吸収に関わる問題でもある．適切な筋機能を回復するには神経筋再教育が必要であり，それはレッドコード・ニューラック・トリートメントが有用性をもつ分野の一つである．

概略Ⅳ

Ⅰ　学習目標

　ここでは，ウィーク・リンクについて扱う．すなわち，レッドコードを使って，どのようにウィーク・リンク・テストを行うか，そしてレッドコード・ニューラック・トリートメントで，どのようにウィーク・リンクに本来の機能を回復させていくかについて解説する．トレーニングの進行とグレーディング（どのようにエクササイズの強度を調節するか），エクササイズ処方の概要についても述べる．

Ⅱ　ウィーク・リンク・テスト

　ウィーク・リンクの定義は，生体力学的連鎖内の不全箇所であり，神経筋制御の低下，安定性の障害，筋力の障害，筋骨格系の機能障害を引き起こす痛みに対する不安逃避などの形で表出される（図26）．

　ウィーク・リンク・テストはCKCで行われる．ウィーク・リンク・テストでは，必ず患者が動作を正しく行えるレベルから開始する．それから徐々にテスト強度を上げ，患者が動作を全うできないレベルまで続ける．テスト結果は再テストの際の比較値，参照値となる．以下に，ウィーク・リンク・テスト陽性の3つの徴候を述べる．

①パフォーマンスが不正確．
②疼痛の発生．
③左右非対称性の出現．

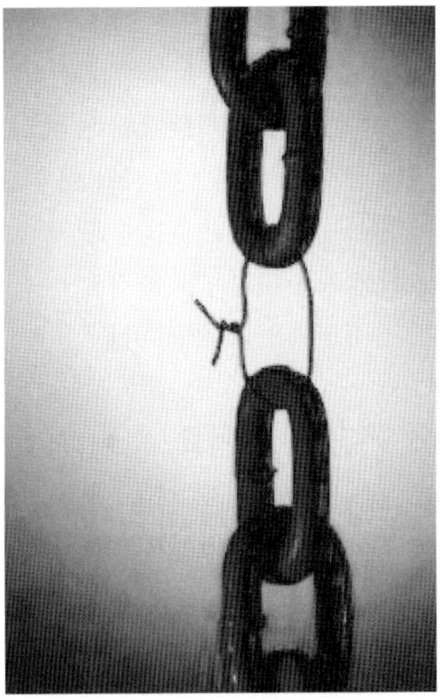

図26

Ⅲ　レッドコード・ニューラック・トリートメント

　レッドコード・ニューラック・トリートメントは，筋系の賦活のために神経筋刺激を高いレベルで入力する治療法である（図27）．以下にアプローチおよび方法について述べる．

【方法】
・レッドコード・トレーナーを使った個別アプローチ．
・ウィーク・リンクや中間位での保持時間テスト後に行われる．
・ウィーク・リンク陽性がみられた場合，その段階よりも少ない負荷で行われる．
・レバーアームを変えずに，エラスティックコードの使用によって負荷を軽減する．

【負荷レベルを上げる】
・4～5回×3セットとするか，保持時間を長くする．
・（もし可能なら）セットごとに負荷を強くしていく．

【神経筋に振動刺激を加える】
・CKC．
・不安定な支持基底面．
・振動．
・発声の活用．
・意識の集中．

【活発な筋活動をさせる】
・動作をとおして多くの筋肉活動を重視．
・痛みを伴わない．

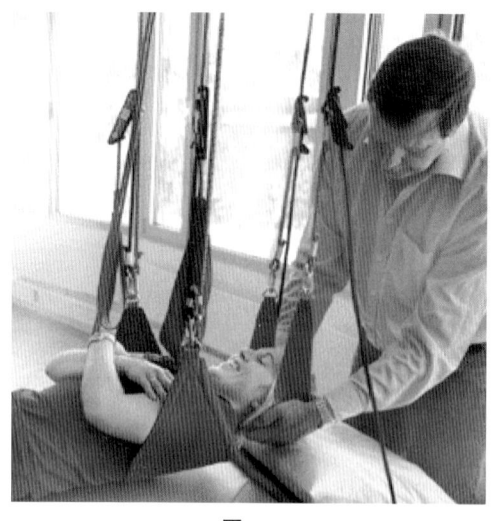

図27

1. アプローチ1

①少ない反復回数（4～5回）で，高負荷．
②セット間で約30秒休憩する．
③セットごとに負荷を増大していく（もし可能なら）．
④痛みを生じず，エクササイズが正しく行われている限り，①～③を繰り返す．
⑤再テストは頻繁に行う．

2. アプローチ2

①長い保持時間（特に頸椎・腰椎の場合）．
②（強化よりも）調整に重点を置く．
③患者は，次の2つの段階で合図して知らせる．段階①で疲労感が生じ始めた場合，段階②で休憩が必要な状態になった場合．なお，段階①と段階②の始まった時間は計測しておく．

以下の場合，治療過程を繰り返す．
・保持時間の延長が可能な場合．
・痛みが生じていない場合．
・エクササイズが正しく行われている場合．

3. 実施上の留意点

①レッドコード・ニューラック・トリートメントは5～10分間行う．
②再テストを行い，結果をウィーク・リンクや事前に行ったファンクショナルなテストと関連づける．

図28のフローチャートは，ウィーク・リンクとレッドコード・ニューラック・トリートメントについての臨床的論法過程である．

```
         ┌──────────┐
         │ 臨床研究 │
         └────┬─────┘
              ↓
         ┌──────────┐
         │ 機能テスト │
         └────┬─────┘
              ↓
    ┌─────────────────┐          ◇
    │ 保持時間のテストと │   Yes  ╱ 脊柱に ╲
    │ ニュートラルポジション │←──╲  関連した ╱
    │ での治療         │      ╲ 問題点 ╱
    └─────────────────┘          ◇
              │                   │ No
              │                   ↓
              │         ┌──────────────┐
              └────────→│ ウィーク・リンク │←──────┐
                        │ テスト        │        │
                        └──────┬───────┘        │
                               ↓                │
                        ┌──────────────┐        │
                        │ レッドコード・  │        │
                        │ ニューラック・  │        │
                        │ トリートメント │        │
                        └──────┬───────┘        │
                               ↓                │
                        ┌──────────────┐        │
                        │ ウィーク・リンクと│       │
                        │ ファクショナルの │        │
                        │ 再テスト      │         │
                        └──────┬───────┘        │
                               ↓                │
                             ◇                  │
                           ╱ 機能 ╲  No         │
                           ╲ 改善 ╱────────────┘
                             ◇
                             │ Yes
                             ↓
                        ┌──────────────┐
                        │ レッドコードでの│
                        │ トレーニング  │
                        └──────────────┘
```

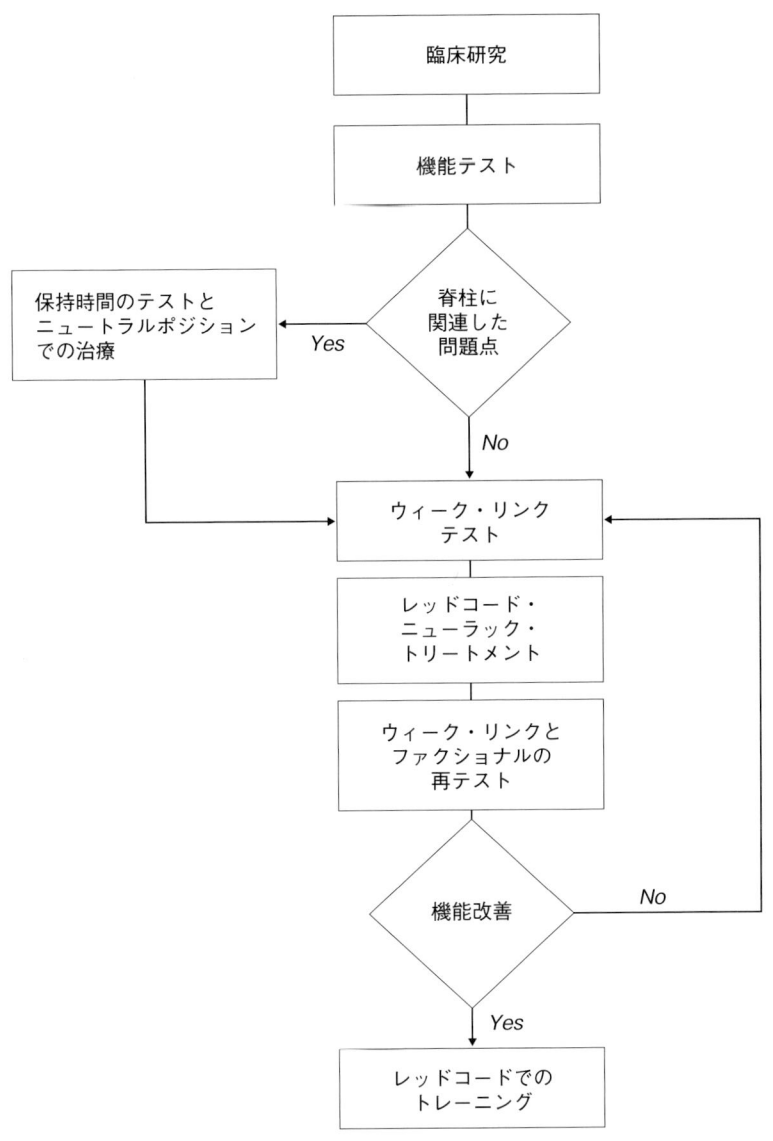

図 28　臨床的論法（進め方）

Ⅳ　プログレッションラダーの原則

　段階的負荷方法は，すべての運動を CKC で行う．**図 29** は，レバーアームとサスペンション・ポイントの調整によって難度と運動の面を変え，簡単なものから難しいものへと進行する例である．上図がスタート・ポジション，下図が運動終了姿勢である．ただし，**図 29a** だけはエラスティックコードで骨盤を保持し，重力の影響（体重）を軽減している．

エラスティックコード

図29

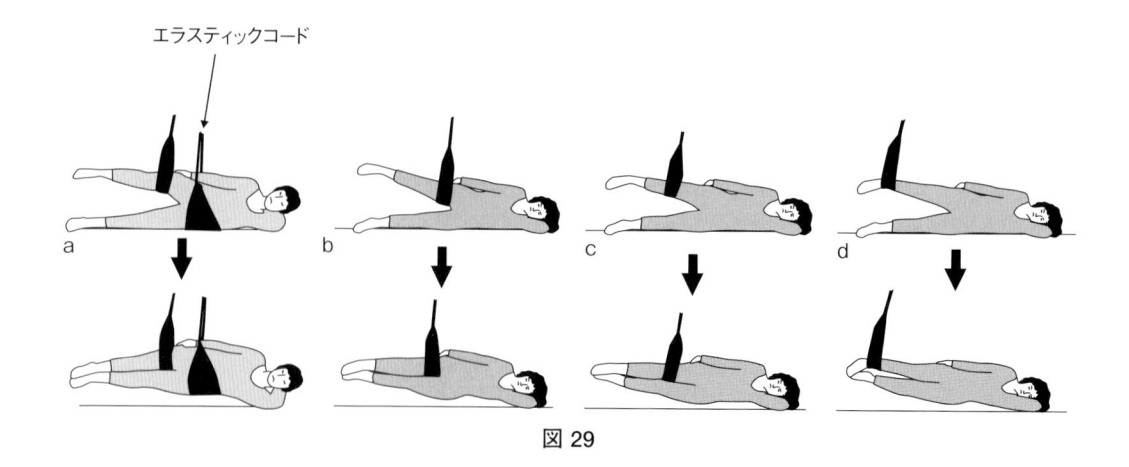

V　エクササイズの段階づけ

　運動のグレーディングはレバーアームとサスペンション・ポイントの調整で難度と運動の面を変え，対象者にとって適度に挑戦的な課題を設定しながら簡単なものから難しいものへと進行する．レッドコード・ワークステーションでは，運動を評価するために容易に，早く，安全に行うことができる．

VI　まとめ

　レッドコード・ニューラック・トリートメントを用いた時の，ウィーク・リンク・テストの重要な概念を紹介した．ウィーク・リンク・テストは，生体力学的連鎖における不全部位と定義づけられ，神経筋コントロールの障害，安定性の障害，筋力の障害，不安逃避による筋骨格筋の機能不全として現れる．

　ウィーク・リンク・テストには，もう一つの重要な概念である段階的負荷の原則が適用される．段階的負荷では以下の4つの条件を操作する．

①レバーアーム．
②サスペンション・ポイント．
③難易度．
④運動方向．

　これらの組み合わせによって対象者への課題は，簡単から難しいものへと段階づけられ，その中で特定のレベルに設定される．エクササイズや治療は，①比較的少ない反復回数，②痛みのない運動，③体幹や四肢への比較的高負荷の課題，をとおしてその目的が達成される．

概略V

I 学習目標

ここではプラクシス・ソフトウエアを用いて,どのようにフォローアップ用の個別エクササイズ処方のハンドアウトを作成するかを学ぶ.

II トレーニング,エクササイズの管理とフォローアップ

患者は個々にさまざまな「反応レベル」を示す.1回目のレッドコード・ニューラック・トリートメントによる治療で即座に反応が現れることは多いが,神経筋系の反応における適正な変化が継続するためには,さらに治療を重ねなければならないこともある.

表2は反応レベルごとに「何をすべきか」をリスト化し,まとめたものである.

リハビリテーションやトレーニングの効果は,有能なセラピストによる正しいアドバイスと,使いやすく安全に設計された高品質の器具の使用にかかっている.レッドコード・ニューラック・トリートメントではセラピストやトレーナーを対象にプロフェッショナル・トレーニングを提供

表2

治療効果	何をするか
「プラス反応者」.きわめて明確な反応を示す 1回の治療で正常で疼痛のない機能を回復する	・総合的なアドバイスと情報提供のみでよい ・もし問題が何カ月も続いた場合は,総合的なものと個別的なもの,両方のエクササイズから始める ・週2〜3回,少なくとも6週間継続すべきである
「反応者」.とてもよく反応する 2回までの治療で正常で疼痛のない機能を回復する	・もし問題が何カ月も続いた場合は,総合的なものと個別的なもの,両方のエクササイズから始める ・週2〜3回,少なくとも6週間継続すべきである
「短時間反応者」.とてもよく反応する. 2回までの治療で正常で疼痛のない機能を回復するが,その後効果が消失する(1週間以内)	・追加的治療を3〜6回行う ・もし問題が何カ月も続いた場合は,総合的なものと個別的なもの,両方のエクササイズから始める ・週2〜3回,少なくとも12週間継続すべきである
「中等度反応者」.反応はするが,ゆっくりしている(4回以上の治療が必要).正常で痛みのない機能回復は徐々に起こる	・治療効果が認められる限り継続する ・もし問題が何カ月も続いた場合は,総合的なものと個別的なもの,両方のエクササイズから始める ・週2〜3回,少なくとも12週間継続すべきである
「非反応者」.4〜6回の治療後においてもほとんど,またはまったく機能の変化がみられない	・さらに長期にわたる治療やトレーニングが適応かどうかを評価する ・他の治療方法の適応・紹介を考える

している．

　レッドコード・ニューラック・トリートメントやレッドコード・トレーナーを用いたその他のアプローチは，ファンクショナルな筋パフォーマンストレーニングの効果を高めるために有効な治療手段である．レッドコード・ニューラック・トリートメントやレッドコード・トレーナーの導入により，以下の向上が期待できる．

　①効果の高い患者トリートメント．
　②傷害予防．
　③スポーツや身体活動のパフォーマンス向上．

　表3は治療やエクササイズのさまざまなレベルを示す．

表3

方法	内容説明
個別トリートメント	セラピストが患者に対して個別にレッドコード・トレーナーを用いる
指導監督による個別トリートメント	患者が治療エクササイズを行い，セラピストが指導・監督をする
グループ別トリートメント	同じ問題をもつ3〜5名の患者がセラピストまたはトレーナーの指導監督下でトレーニングを行う
グループ・トレーニング	最大16名からなる大きなグループに対し，一人のセラピストまたはトレーナーがついて総合的内容のエクササイズを行う
個別セルフ・トレーニングまたは自宅トレーニング	患者がトレーニング・センターや自宅で行う

【追記】
　①個別トリートメントでは，小児，さまざまな競技アスリート，高齢者に対するトレーニングを開発している．
　②医療専門職やスポーツ科学者からの提言を取り入れながら，その対象領域と機材の範囲の拡大を続けている．セラピストや他の医療専門職は，レッドコード・ワークステーションを検査，治療，エクササイズに活用することができる．
　③レッドコード・トレーナーは個人の自宅での使用や職場での使用を想定して設計されている．特許取得のデザインにより，調節の容易さと何百種類ものエクササイズが可能なフレキシビリティを有している．
　④プラクシス・ソフトウエアによるレッドコード・ソリューションを使って何百種類ものカスタマイズされた運動処方や個別レポートの発行が可能である．

Ⅲ　ソフトウエアの紹介

　セラピーマスター・プラクティスは，レッドコード・ニューラック・トリートメント・ライブラリーをまとめたもので，患者の運動プログラムの作成や修正を行うことができる．ソフトウエアは患者とセラピストの間で共有するために標準化されていて，記録することもできる．また，

図 30

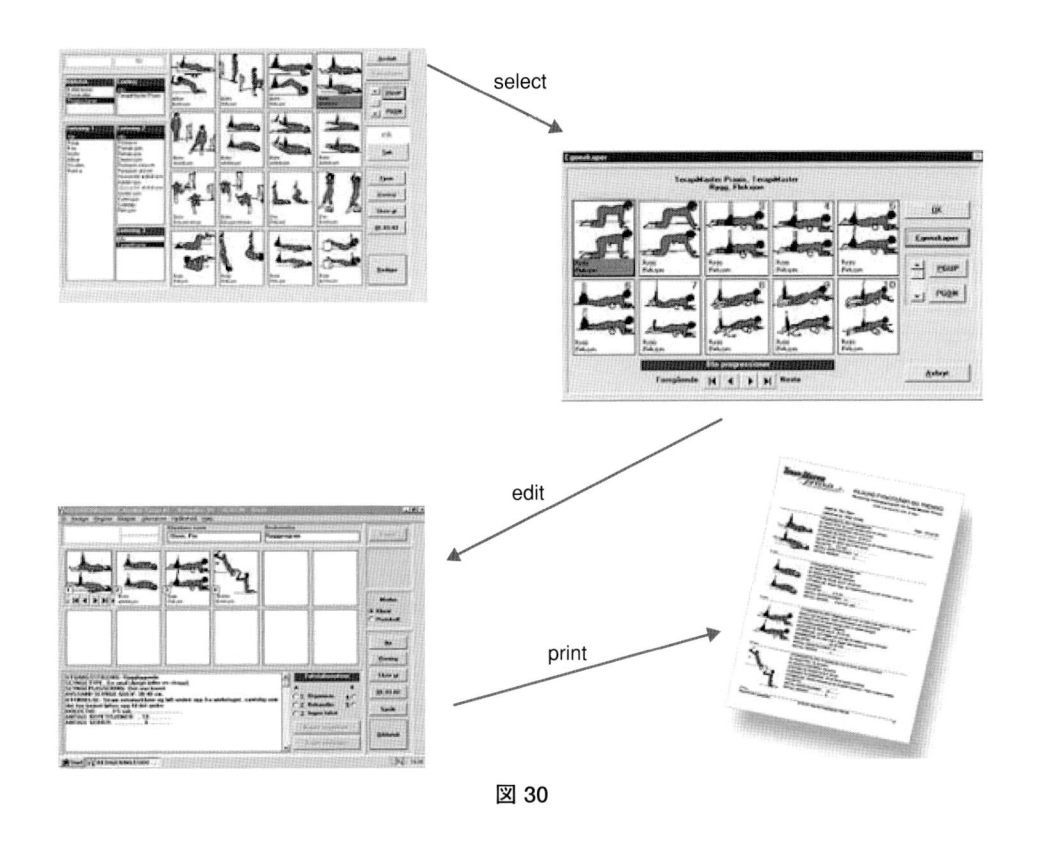

エクササイズのイラストを変化させることが容易で，テキストは自由に書き込むことができる．これにより，患者の段階づけ運動を保管することができ，容易に健常者やアスリートの運動処方をすることができる（図 30）．

Ⅳ　まとめ

　レッドコード・ニューラック・トリートメントは，効率的なリハビリテーションを進めることができる．また，有能な医師と理学療法士から正しいアドバイスをもらい，安全性および使いやすく設計された．レッドコード・トレーナーは，理学療法士，医師，リハビリテーション専門家，運動競技のトレーナーを含めた多くの専門家に使用されている．

　レッドコード・ワークステーションは，運動やエクササイズを行う機会をもつ医療専門家のために設計されている．このシステムは，セラピー・マスター・プラクティスによって個別の運動がハンドアウトされ，提供される．

文　献

1) Lephart SM, et al：The physiological basis for open and closed kinetic chain rehabilitation for the upper extremity. *J Sport Rehab* **1**：71-87, 1996
2) Falla D, et al：Feedforward activity of the cervical flexor muscles during voluntary arm movements is delayed in chronic neck pain. *Exp Brain Res* **157**：43-48, 2004
3) Hodges PW, et al：Contraction of the abdominal muscles associated with movement of the lower limb. *Phys*

Ther **77**：132-142, 1997
4) Hodges PW, et al：Altered trunk muscle recruitment in people with low back pain with upper limb movement at different speeds. *Arch Phys Med Rehabil* **80**：1005-1012, 1999
5) Moseley GL, et al：Are the changes in postural control associated with low back pain caused by pain interference? *Clin J Pain* **21**：323-329, 2005
6) Hodges PW, et al：Pain and motor control of the lumbopelvic region：effect and possible mechanisms. *J Electromyogr Kinesiol* **13**：361-370, 2003
7) Lephart SM, et al：Proprioception and Neuromuscular Control in Joint Stability. *Human Kinetics* 2000
8) Bergmark A：Stability of the lumbar spine. A study in mechanical engineering. *Acta Orthop Scand* Suppl **230**：1-54, 1989
9) Moseley GL, et al：Deep and superficial fibers of the lumbar multifidus muscle are differentially active during voluntary arm movements. *Spine* **27**：E29-E36, 2002
10) Comerford MJ, et al：Movement and stability dysfunction—contemporary developments. *Man Ther* **6**：15-26, 2001
11) Botti M, et al：The problem of postoperative pain：issues for future research. *Int J Nurs Pract* **10**：257-263, 2004
12) Graven-Nielsen T, et al：Inhibition of maximal voluntary contraction force by experimental muscle pain：a centrally mediated mechanism. *Muscle Nerve* **26**：708-712, 2002
13) Le PD, et al：Inhibition of motor system excitability at cortical and spinal level by tonic muscle pain. *Clin Neurophysiol* **112**：1633-1641, 2001
14) Moseley GL, et al：Reduced variability of postural strategy prevents normalization of motor changes induced by back pain：a risk factor for chronic trouble? *Behav Neurosci* **120**：474-476, 2006
15) Panjabi MM：The stabilizing system of the spine. Part I. Function, dysfunction, adaptation, and enhancement. *J Spinal Disord* **5**：383-389, 1992
16) Panjabi MM：The stabilizing system of the spine. Part II. Neutral zone and instability hypothesis. *J Spinal Disord* **5**：390-396, 1992
17) Elliott J, et al：Fatty infiltration in the cervical extensor muscles in persistent whiplash-associated disorders：a magnetic resonance imaging analysis. *Spine* **31**：E847-E855, 2006
18) McPartland JM, et al：Chronic neck pain, standing balance, and suboccipital muscle atrophy—a pilot study. *J Manipulative Physiol Ther* **20**：24-29, 1997
19) Hides J, et al：Multifidus size and symmetry among chronic LBP and healthy asymptomatic subjects. *Man Ther* **13**：43-49, 2008
20) Hides JA, et al：Multifidus muscle recovery is not automatic after resolution of acute, first-episode low back pain. *Spine* **21**：2763-2769, 1996
21) Hides JA, et al：Long-term effects of specific stabilizing exercises for first-episode low back pain. *Spine* **26**：E243-E248, 2001
22) Hodges P, et al：Rapid atrophy of the lumbar multifidus follows experimental disc or nerve root injury. *Spine* **31**：2926-2933, 2006

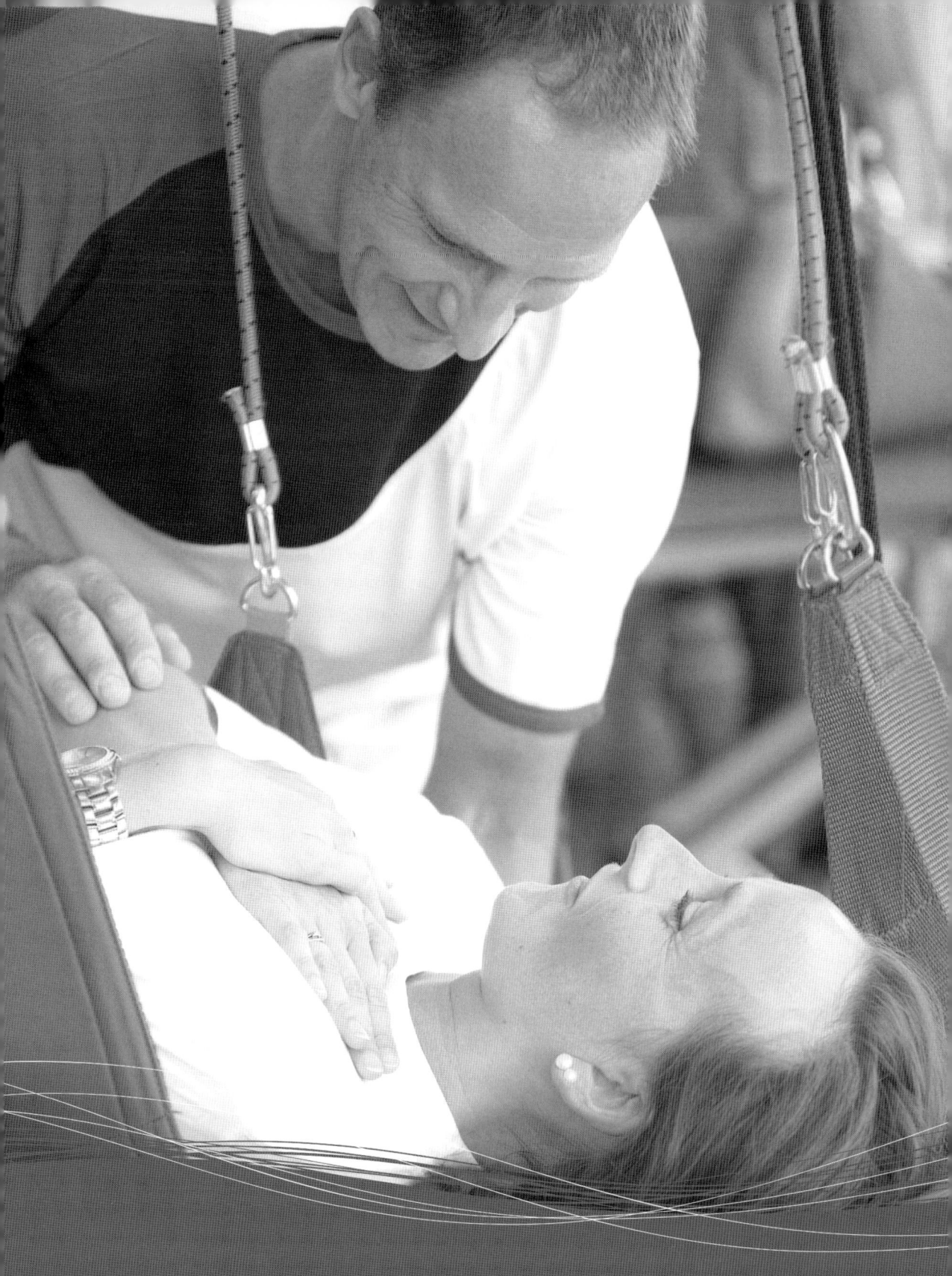

3　レッドコード・ニューラック1

レッドコード・ニューラックを進めるうえでの装備品とその使い方

I レッドコード・ワークステーション

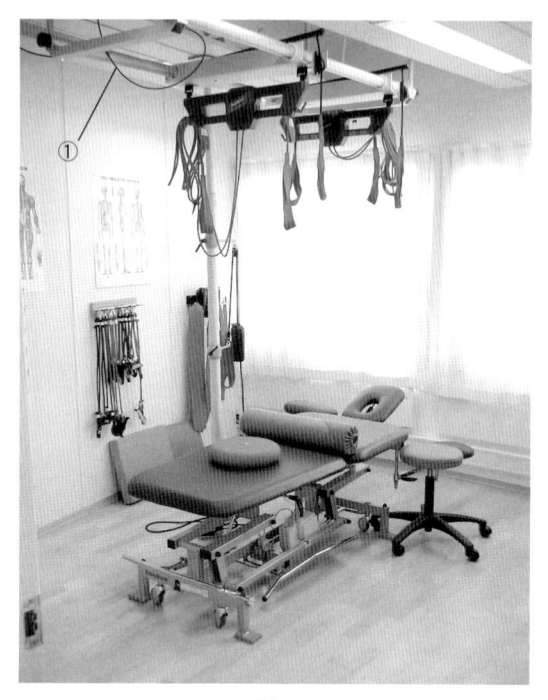

レッドコード・ワークステーション（Redcord Workstation；図1）は，ニューラック Neurac)を実行するための必須機器である．

完全なボディサスペンションを含む，制限されないポジションを提供することは，レッドコード・プロフェッショナル（Redcord Professional）とレッドコード・トレーナー（Redcord Trainer）の2つのスリングシステムによって可能になる．

全可動域でのウィーク・リンク・テスト（Weak Link test）とエクササイズの段階的負荷は，治療の容易さとユーザーの安全性を確保することになる．

特許をとった可動式天井フレーム（gliding suspension system），レッドコード・プロフェッショナル，レッドコード・トレーナーは，エラスティックコード，スリング・ロープの豊富な選択肢を含む包括的なユニットである．

図1

レッドコード・トレーナーは，容易に天井フレームに取り付けることができる．いくつかのポジション・アプローチする場合には，3つのレッドコード・トレーナーを必要とする．

レッドコード・ワークステーションを構成する装備品を図1，2に示す．この中には①Redcord Sliding Suspension System with two traverses x 1, ②Redcord Professional x 1, ③Redcord Basic x 1, ④Redcord Wide sling x 2, ⑤Redcord Narrow slings x 2, ⑥Redcord Split sling x 1, ⑦Redcord Straps x 2, ⑧Redcord Ropes 30 cm x 2, ⑨Redcord Ropes 60 cm x 4, ⑩Redcord Ropes 5 m black with strap x 2, ⑪Redcord Elastic cord 30 cm black x 2, ⑫Redcord Elastic cord 30 cm red x 2, ⑬Redcord Elastic cord 60 cm black x 2, ⑭Redcord Elastic cord 60 cm red x 2, ⑮Redcord Rope release x 1, ⑯Redcord Rope clip x 3, ⑰Redcord Wall caddy for slings x 1, ⑱Redcord Roll 15 x 50 cm x 1, ⑲Redcord Balance x 2, ⑳Redcord Instruction material, book & CD がある．

図2　（口絵カラー①参照）

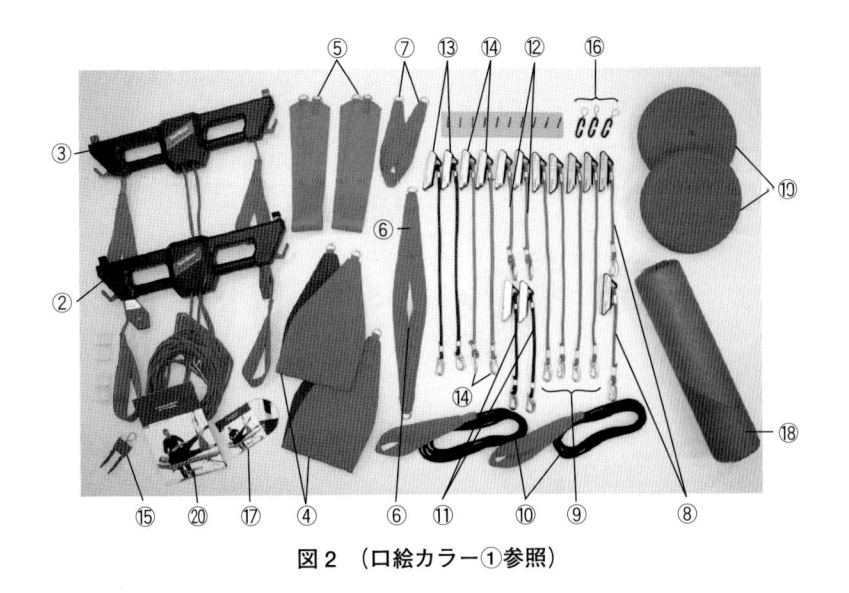

Ⅱ　ストラップの使い方

①ストラップの小さく開いているほうから手を挿し入れる（図3a）．
②ストラップに手を挿し入れ，母指と示指でしっかりつかむ（図3b, c）．

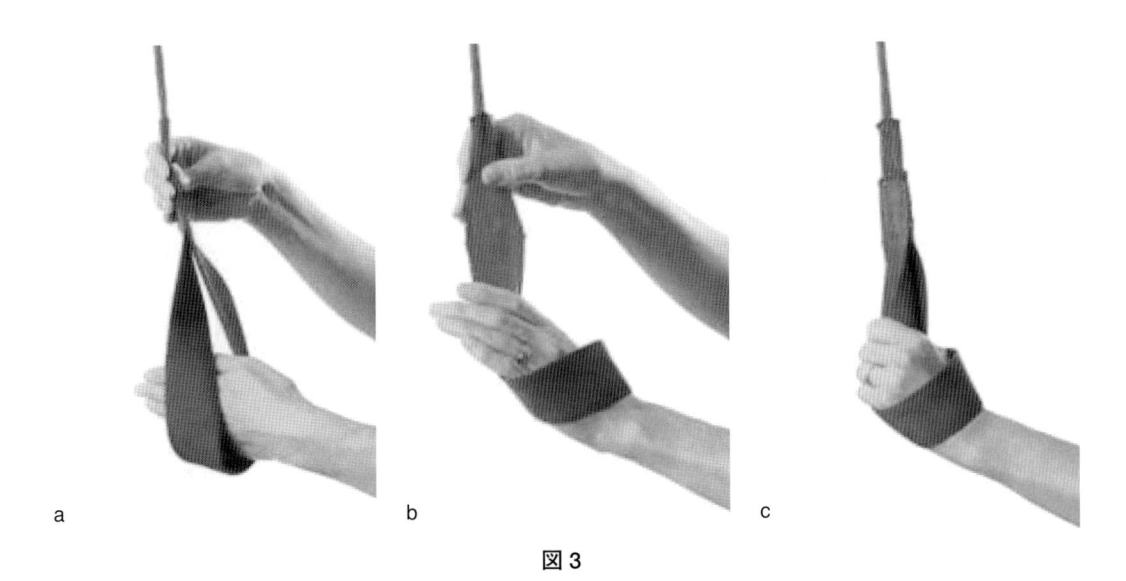

a　　　　　　　　　　b　　　　　　　　　　c
図3

③ストラップの小さく開いているほうから足部を通す（図4a）．
④足部を底屈して足関節上部にストラップが位置された後，足部を背屈し，適切にスリングされているかを確認する（図4b, c）．

a　　　　　　　　　　b　　　　　　　　　　c

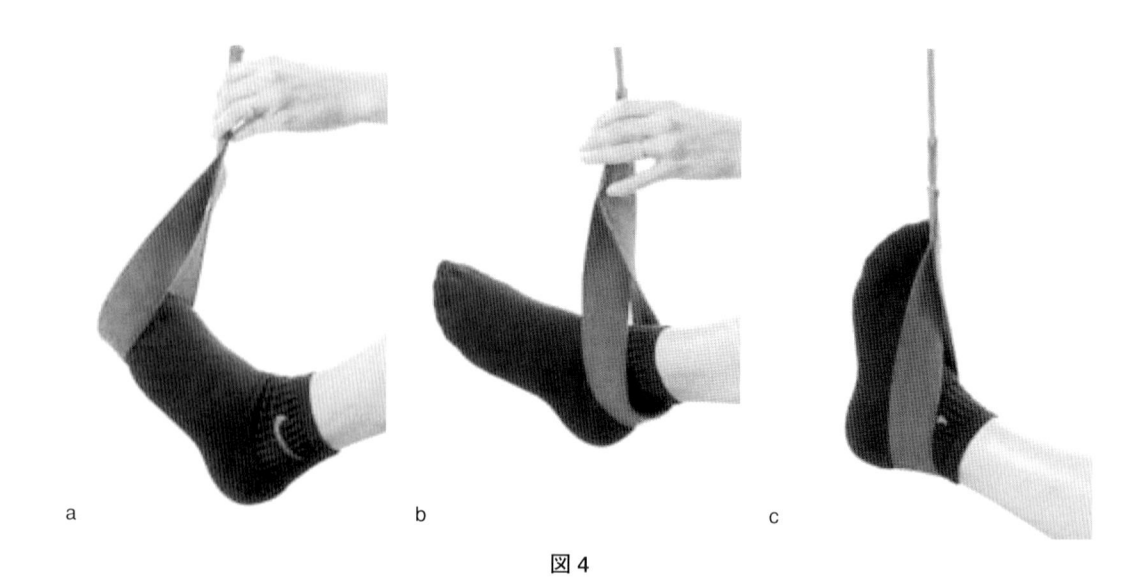

図4

Ⅲ　レッドコード・トレーナーのロープによる調整方法

1. ロープのロックを解除したり，長さを調整する

①一方の手で中央のロープを，もう一方の手でストラップをつかみながら器具の正面に立つ（**図 5 a**）．

②中央のロープを手前にやさしく引き，ロックを外す（**図 5 b**）．

③中央のロープを手前にやさしく引きながら，両サイドのぴんと張ったロープをつかみ，望んだ高さまで真下に引く（**図 5 c**）．

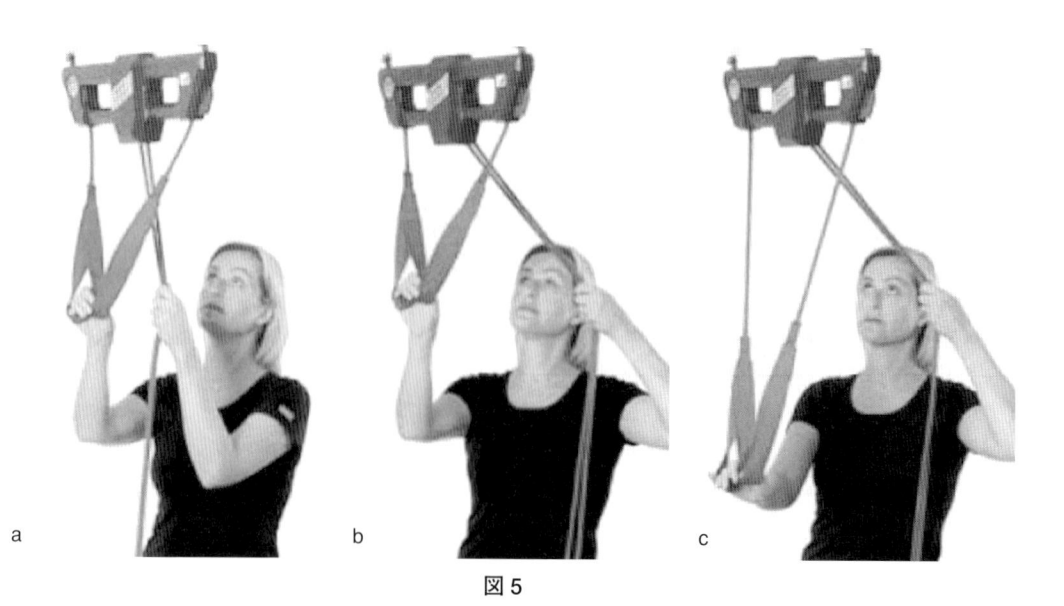

a　　　　　　　　　　b　　　　　　　　　　c

図5

2. ロープをロックする

①まっすぐ下にぶら下がっている中央のロープを放す．
②両サイドのストラップに負荷がかかった時にロープがロックされる（図6）．

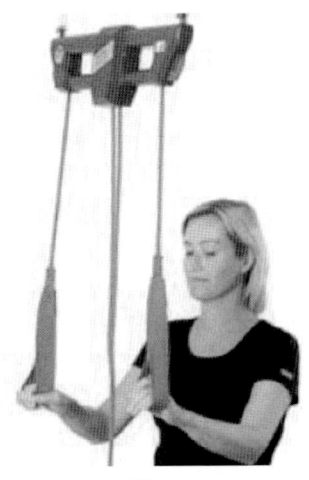

図6

3. ストラップの位置を上げる

①ストラップが望みの高さになるまで中央のロープを真下に引く（図7a，b）．
②両サイドのストラップに負荷がかかった時にロープがロックされる（図7c）．

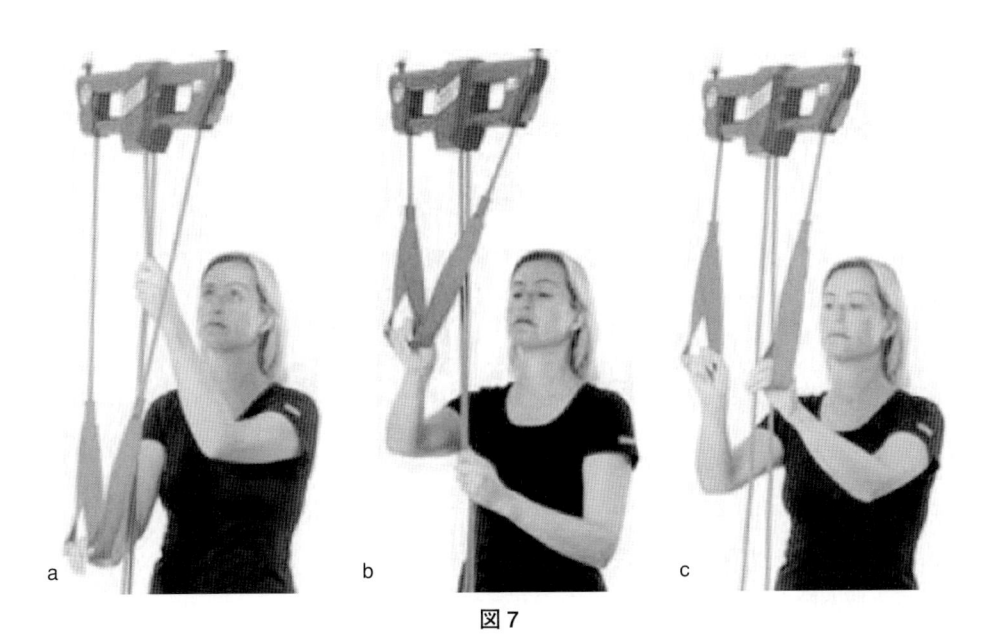

a　　　　　　　b　　　　　　　c

図7

4. 背臥位でストラップを上げる

①望んだ高さにストラップが到達するまで中央のロープを真下に引く（図8 a）．
②膝関節と股関節を屈曲し，さらに中央のロープを引き寄せ，高さを決める（図8 b）．
③望んだ高さで中央のロープを放し，ストラップに負荷がかかった時にロープがロックされる（図8 c）．

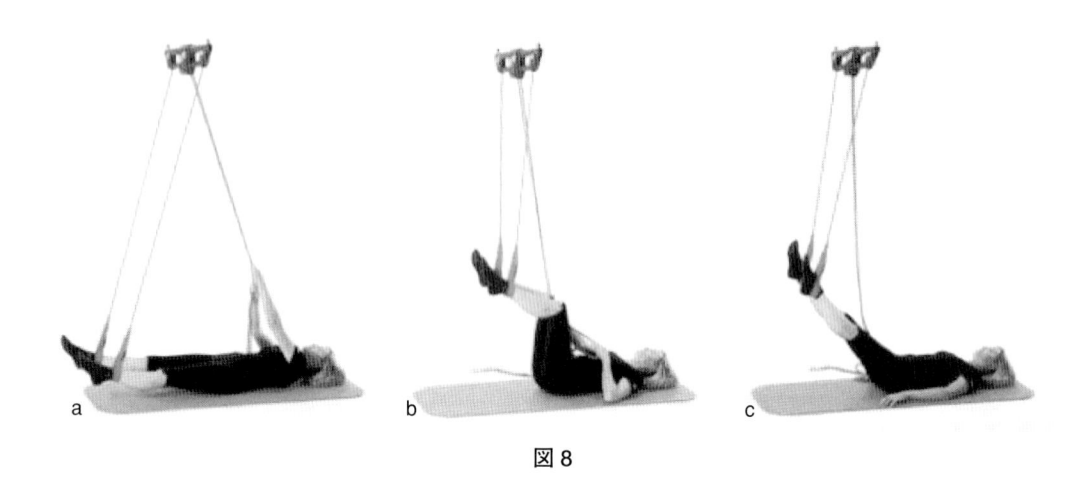

図8

5. 背臥位でストラップを下げる

①ロックを解除するために中央のロープを，自分自身に向かってやさしく引く（図9 a）．
②ぴんと張ったロープを維持しながら望んだ高さまで下肢を下げる（図9 b）．

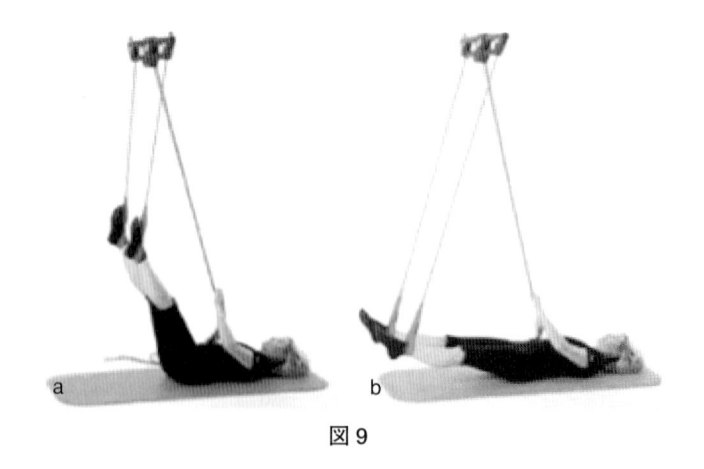

図9

6. 背臥位でストラップの高さを調節しロープをロックさせる

①膝関節と股関節を屈曲し，ロープをたぐり寄せる（図10 a）．
②中央のロープを放し，ストラップに負荷がかかった時にロープがロックされる（図10 b）．

図10

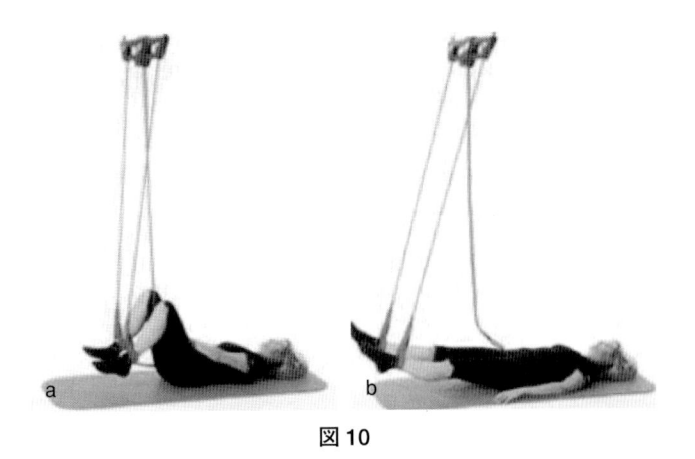

Ⅳ　ロープまたはエラスティックコードを利用する

　レッドコード・システムに，別のスリング・ロープとエラスティックコードを取り付ける場合，ストラップと一緒にロープに滑り止めを通すことによって，ロープまたはエラスティックコードを取り付けることができる．

　調節のために滑り止めの右のフック外側にロープをかける（図11 a）．滑り止めのロープの角度は上下に動かすことができる（図11 b）．高さ調節と滑り止めを固定するために，再度上部のフックにロープを通す（図11 c）．

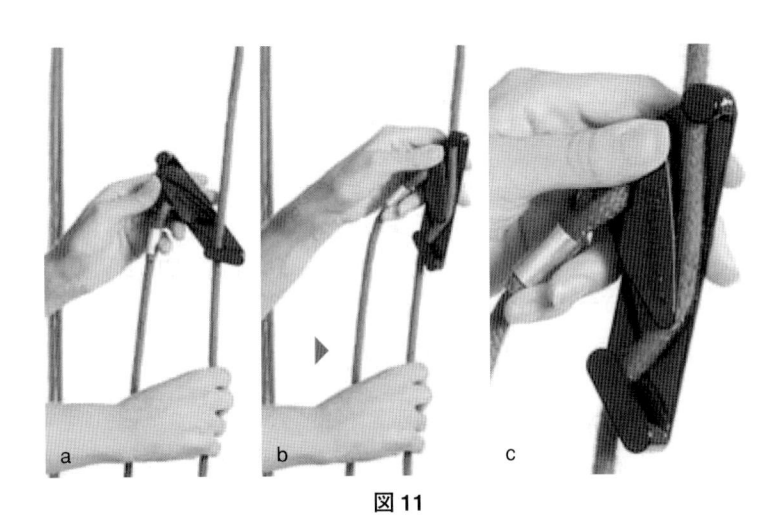

図11

サスペンション・ポイントの基礎バイオメカニクス

　サスペンション・ポイント（SP：suspension point）は，関節軸，尾側，頭側，内側，外側などの位置を変化させることにより，運動の特異性を引き出すことができる．

Ⅰ　股関節の関節軸上サスペンション例
1. ポジション
　①側臥位．
　②頭部は腕またはクッションで支持する．
　③股関節軸上にサスペンション・ポイントを設定する．
　④足部にストラップを通す．
　⑤下肢が床と平行になるまでロープを上げる．

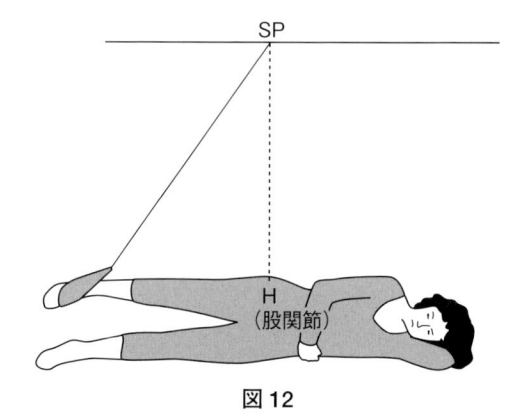

2. 関節軸上サスペンションの動き
　（図12）
　①水平面上で平らな軌道を描く動き．
　②重力の影響を受けない両方向への動き．
　③関節内のわずかな圧迫（ロープの長さによる）．

図12

Ⅱ　股関節より頭側でのサスペンション例
1. ポジション
　①側臥位．
　②頭部は腕またはクッションで支持する．
　③股関節から頭側方向にサスペンション・ポイントを設定する．
　④足部にストラップを通す．
　⑤下肢が床と平行になるまでロープを上げる．

2. 頭側サスペンションの動き（図13）
①ロープの描く軌跡が凸のカーブ．
②運動中間位で負荷がかかる．
③スタート・ポジションに戻る時は，動作の軌道をとおして逆方向の負荷がかかる．
④関節内の加圧効果．
⑤動作範囲は増加する．

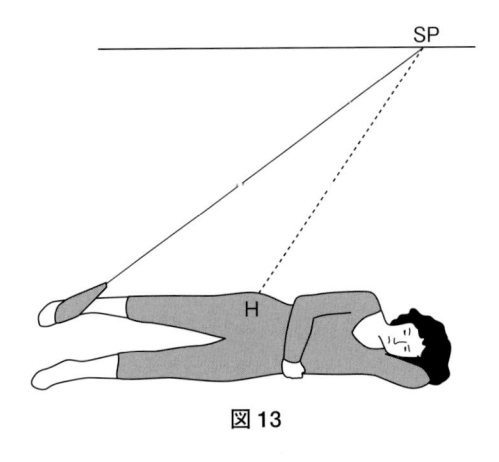

図13

Ⅲ　股関節より尾側でのサスペンション例

1. ポジション
①側臥位．
②頭部は腕またはクッションで支持する．
③股関節から尾側方向にサスペンション・ポイントを設定する．
④足部にストラップを通す．
⑤下肢が床と平行になるまでロープを上げる．

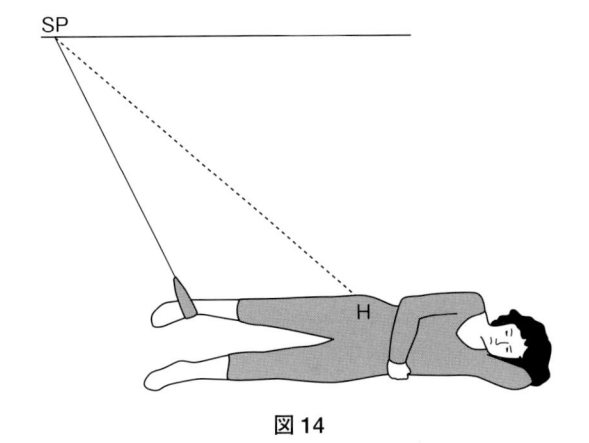

2. 尾側サスペンションの動き（図14）
①ロープの描く軌跡が凹のカーブ．
②動作の最後で抵抗の増大（スタート・ポジションからの運動には抵抗がかかる）．
③スタート・ポジションでは負荷が小さい（スタート・ポジションに戻す運動には負荷がかからない）．
④関節内の減圧．
⑤動作範囲は減少．

図14

Ⅳ　股関節より外側でのサスペンション例

1. ポジション
①背臥位．
②身体の横に上肢を置く．
③股関節より外側にサスペンション・ポイントを設定する．
④足部にストラップを通す．
⑤下肢が水平面上を動けるように，わずかにロープを上げる．

2. 外側サスペンションの動き（図15）

①サスペンション・ポイントに向かう動作（股関節外転）では負荷がかかりにくい．
②サスペンション・ポイントから離れる動作（股関節内転）で抵抗が増大する．
③斜めの動作は複合運動動作を誘発する．

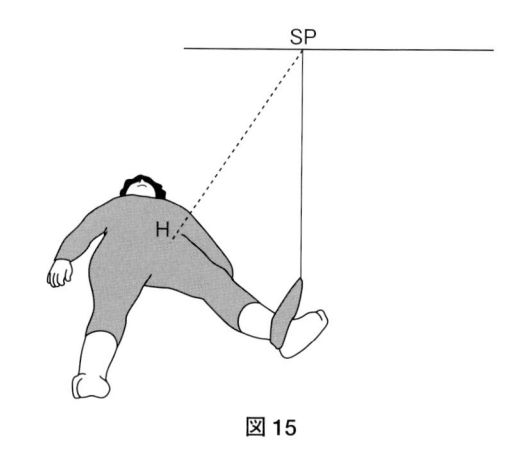

図15

V 股関節より内側でのサスペンション例

1. ポジション

①背臥位．
②身体の横に上肢を置く．
③股関節より内側にサスペンション・ポイントを設定する．
④足部にストラップを通す．
⑤下肢が水平面上を動けるように，わずかにロープを上げる．

2. 内側サスペンションの動き（図16）

①サスペンション・ポイントに向かった動作（股関節内転）では負荷がかかりにくい．
②サスペンション・ポイントから離れる動作（股関節外転）で抵抗が増大する．
③斜めの動作は複合運動動作を誘発する．

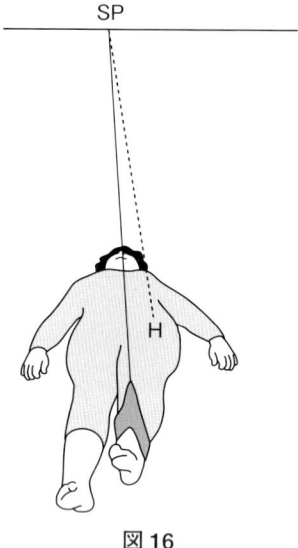

図16

VI ニュートラルな股関節でのサスペンション例

1. ポジション

①側臥位．
②腕またはクッションで頭を支持する．
③サスペンション・ポイントのロープが垂直になる位置で吊す（股関節から尾側の位置で）．
④足部にストラップを，膝にナロー・スリングを通す．
⑤下肢が床と平行になるまでロープを上げる．

2. ニュートラル・サスペンションの動き（図17）
①凹面軌道の動作．
②動作の軌道をとおして動作時の抵抗は増大する．
③スタート・ポジションに戻る際は，負荷がかからない．
④関節には圧迫でも除圧でもない負荷がかかる．
⑤安定したサスペンション・ポイント．

Ⅶ　追　記

特別な場合は除いてすべてのエクササイズのサスペンション・ポイント（OKCとCKC）は，常にサスペンションされている位置（ポイント）に影響を受ける．

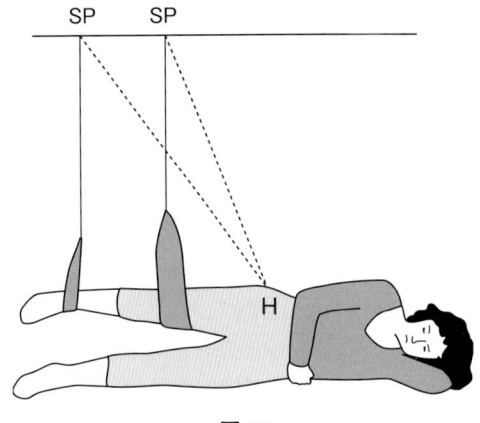

図17

開放性運動連鎖による下肢に対するエクササイズ

I 股関節内・外転に対するモビリティエクササイズ

1. スタート・ポジション（図18）
①背臥位．
②胸の上に両腕を置く．
③サスペンション・ポイントは股関節軸上とする．
④足部にストラップを，膝にナロー・スリングを通す．
⑤下肢が水平面より，わずかに上がるまで上げる．

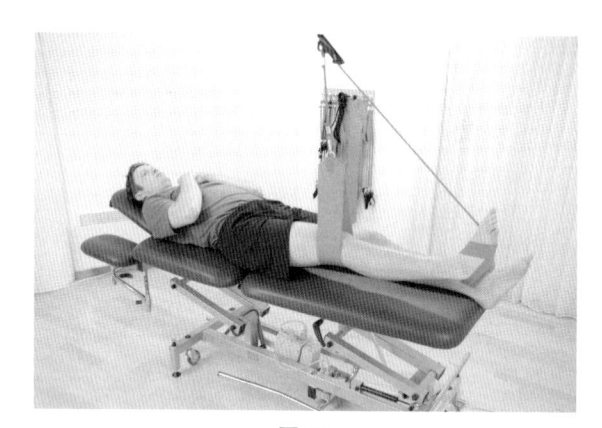

図18

2. 患者指導
①股関節内転・外転の振り子エクササイズを実施する（図19）．

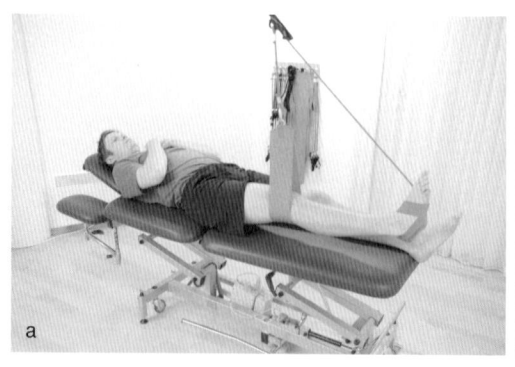

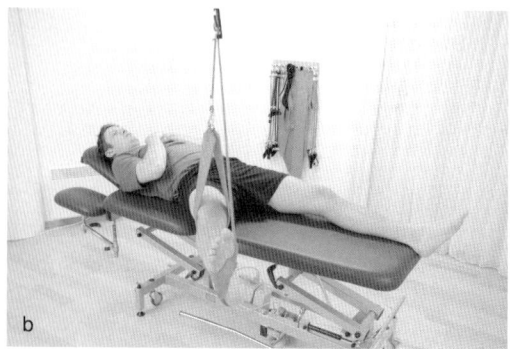

図19

②このエクササイズは自動的または他動的に，セラピストの補助で実施してもよい．
③膝関節を屈曲させながら下肢を持ち上げると，股関節の牽引をするための適切なポジションとなる（図20）．

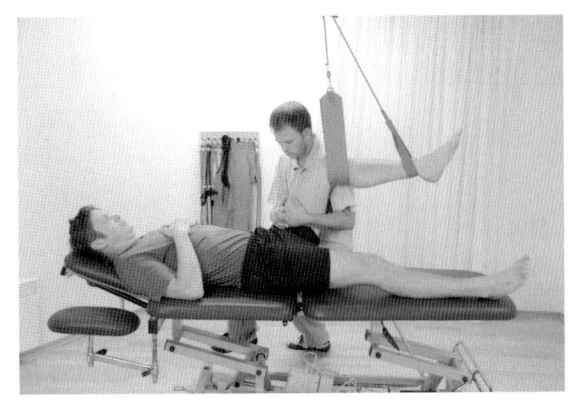

図20

II　股関節屈曲・伸展に対するモビリティ・エクササイズ

1. スタート・ポジション（図21）
   ①側臥位．
   ②腕またはクッションで頭を支持する．
   ③サスペンション・ポイントは股関節軸上とする．
   ④足部にストラップを，膝にナロー・スリングを通す．
   ⑤下肢が水平位になるまでロープを上げる．

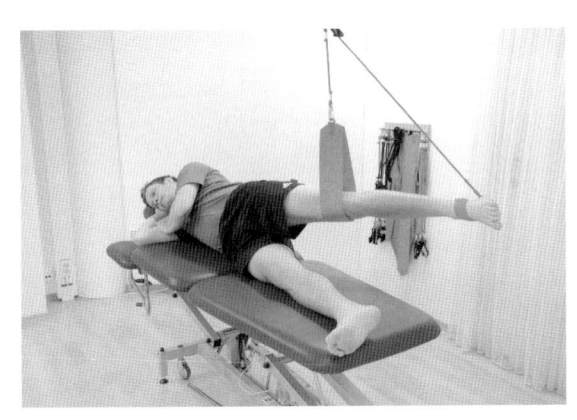

図21

2. 患者指導
①股関節屈曲・伸展の振り子エクササイズを実施させる（図22）．

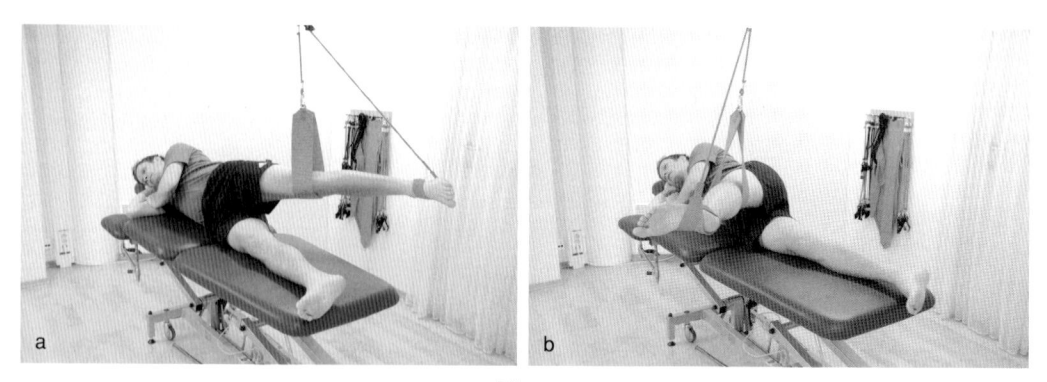

図22

②このエクササイズは自動的または他動的に，セラピストの補助で実施してもよい．
③このエクササイズは膝関節屈曲を伴いながら組み合わせた動作で実施してもよい．
④股関節屈筋のストレッチのために適切なポジションである（図23）．

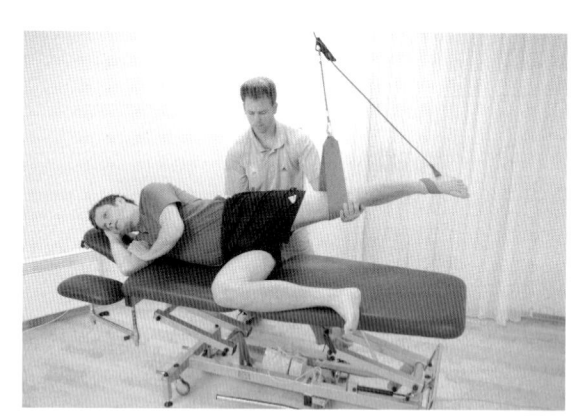

図23

Ⅲ　膝関節屈曲・伸展に対するモビリティ・エクササイズ

1. スタート・ポジション（図24）
①側臥位．
②腕またはクッションで頭を支持する．
③サスペンション・ポイントは膝関節軸上とする．
④足部にストラップを，膝にナロー・スリングを通す．
⑤下肢が水平位になるまでロープを上げる．

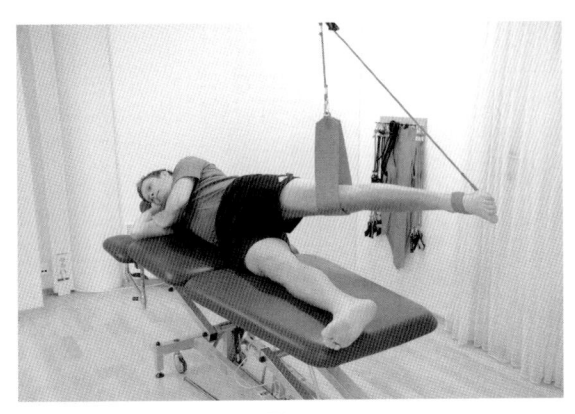

図24

2. 患者指導
①膝関節屈曲・伸展の振り子エクササイズを実施させる（図25）．

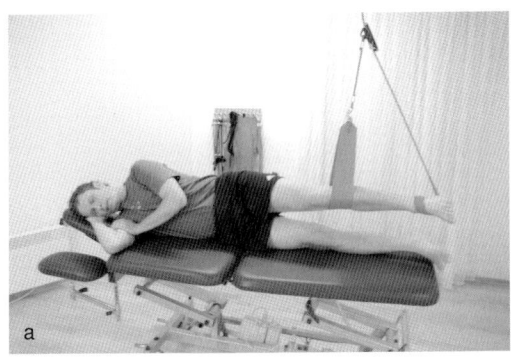

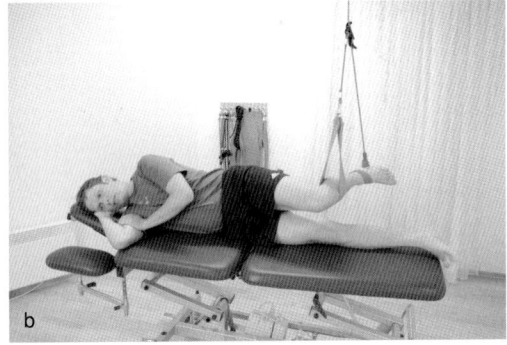

図25

②このエクササイズは自動的または他動的に，セラピストの補助で実施してもよい．

Ⅳ 股関節伸展の強化

1. スタート・ポジション（図26）
①背臥位．
②胸の上に腕を置く．
③大腿遠位部にエラスティックコードを取り付けたナロー・スリングを通す．
④治療台から30 cmくらいの高さでナロー・スリングが垂直になるように吊す．

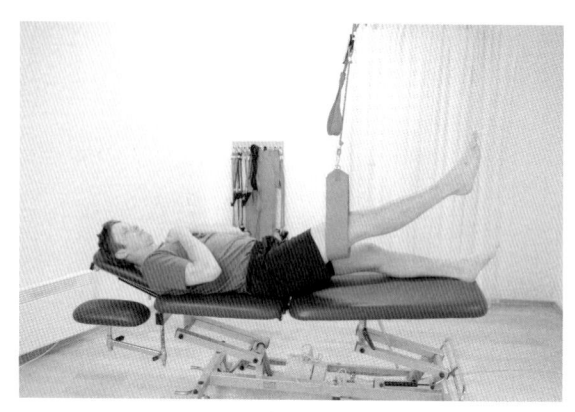

図26

2. 患者指導
①下肢はまっすぐにさせる（図27 a）．
②ナロー・スリング内の下肢を下方に押させる（図27 b）．

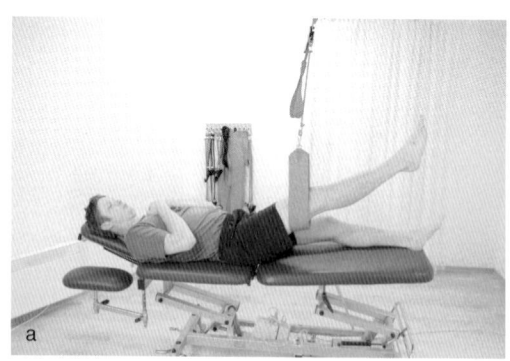

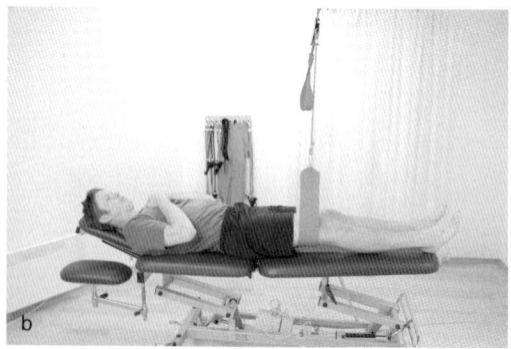

図27

3. 段階的負荷
①抵抗を増やすためには，さらにエラスティックコードを追加する．
②足部方向にナロー・スリングを移動させることによって，レバーアームが増大する（図28）．

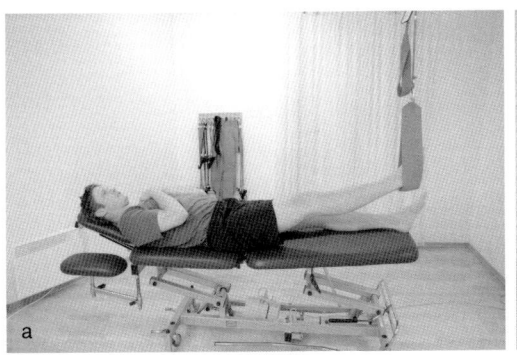

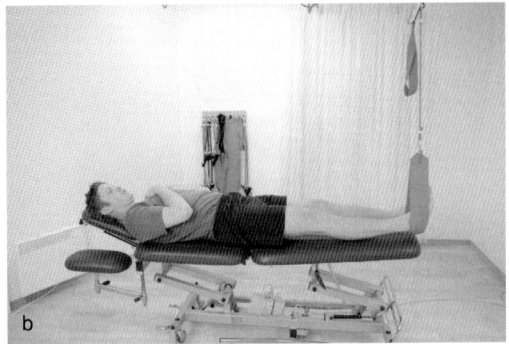

図28

Ⅴ　股関節内転の強化

1. スタート・ポジション（図29）
①側臥位．
②腕またはクッションで頭を支持する．
③大腿遠位部にエラスティックコードを取り付けたナロー・スリングを通す．
④治療台から50 cmくらいの高さでナロー・スリングが垂直になるように吊す．

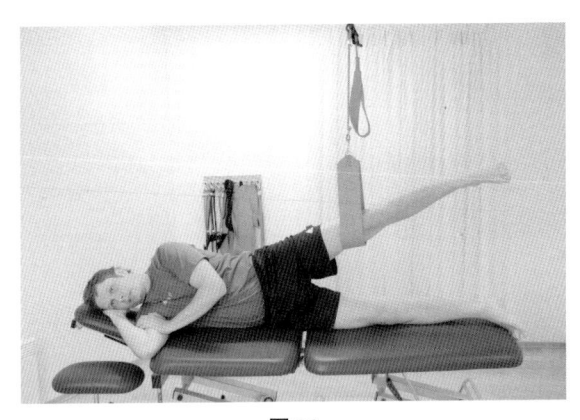

図29

2. 患者指導
①ナロー・スリング内の下肢を下方に押させる（図30）．

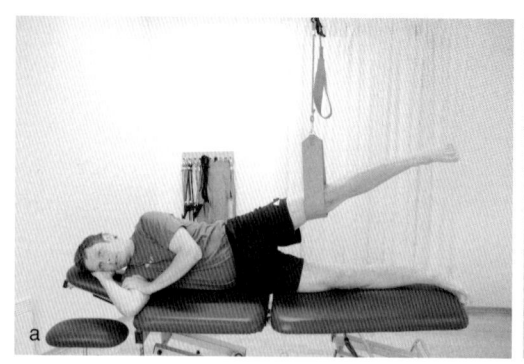

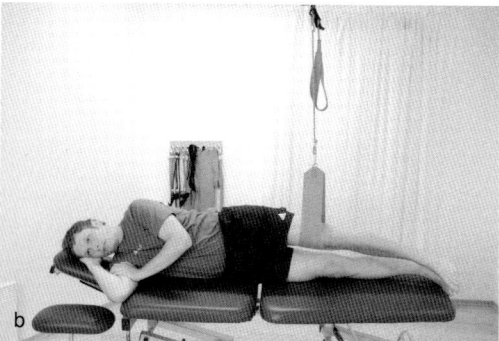

図 30

3. 段階的負荷
①抵抗を増やすためには，さらにエラスティックコードを追加する．
②足部方向にナロー・スリングを移動させることによって，レバーアームが増大する（図 31）．

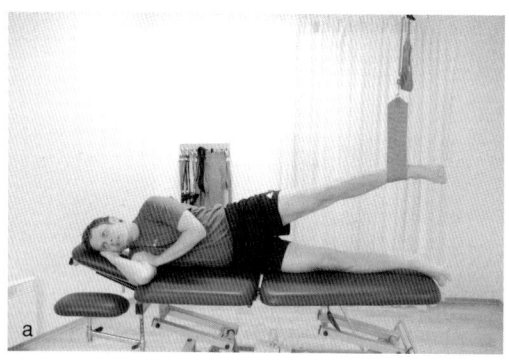

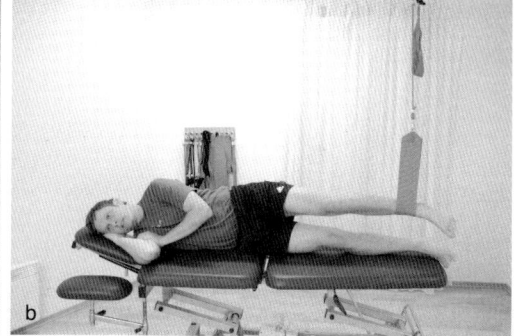

図 31

VI　膝関節伸展の強化
1. スタート・ポジション（図 32）
①背臥位．
②胸の上に腕を置く．
③膝にエラスティックコードを取り付けたナロー・スリングを通す．
④治療台から 30 cm くらいの高さでナロー・スリングが垂直になるように吊す．

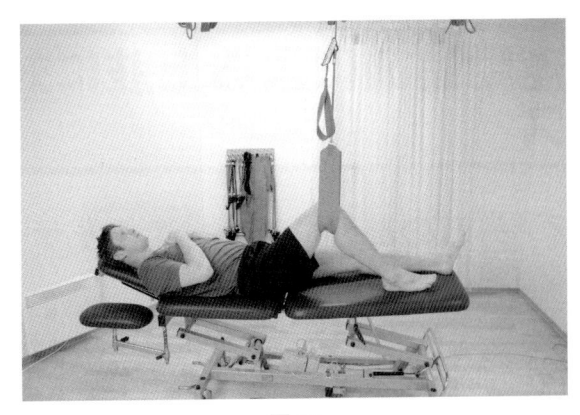

図 32

2. 患者指導
①踵を治療台から離さないように維持させる．
②ナロー・スリング内の膝を下方に押させる（図 33）．

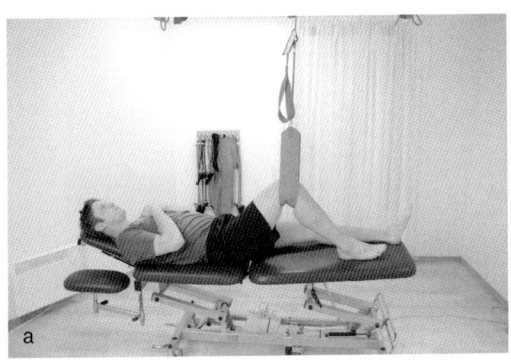

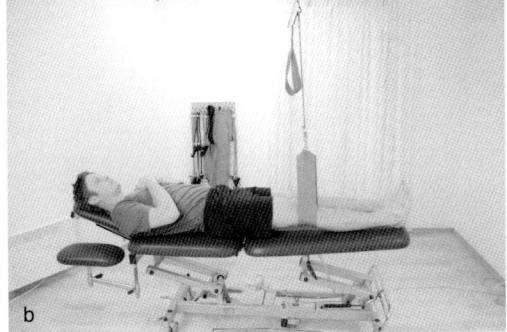

図 33

3. 段階的負荷
①抵抗を増やすためには，さらにエラスティックコードを追加する．
②膝関節屈曲位で足部を治療台から 10 cm くらいの高さにし，ナロースリング内の膝を下方に押させる（図 34）．

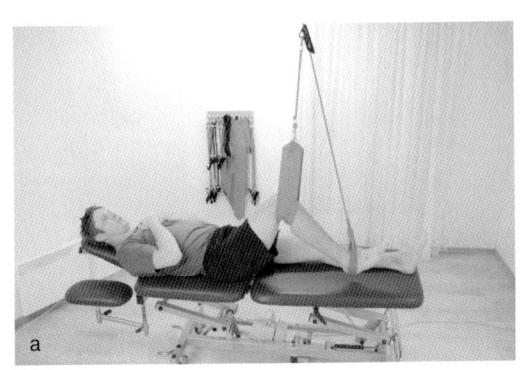

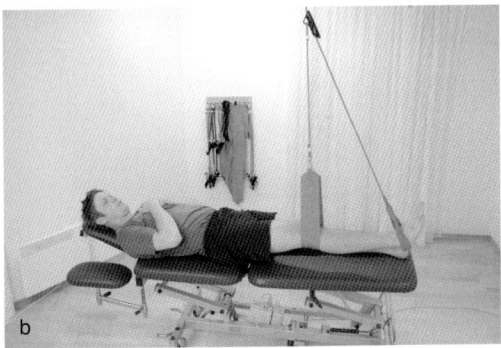

図 34

開放性運動連鎖による上肢に対するエクササイズ

I 肩関節内転・外転のモビリティ・エクササイズ

1. スタート・ポジション（図35）
①背臥位．
②サスペンション・ポイントは肩関節軸上とする．
③手にストラップを，肘にナロー・スリングを通す．
④上肢がわずかに水平面より上になるまでロープを上げる．

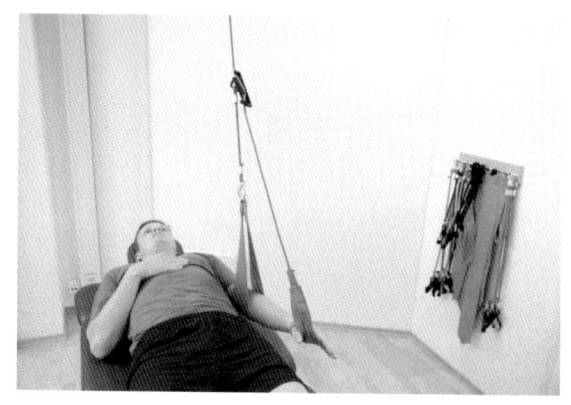

図35

2. 患者指導
①肩関節内転・外転の振り子エクササイズを実施させる（図36）．

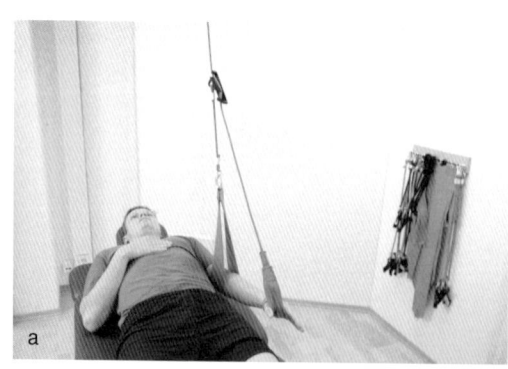

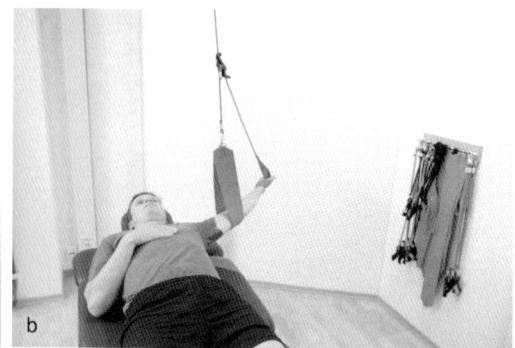

図36

②このエクササイズは自動的または他動的に，セラピストの補助で実施してもよい．

Ⅱ 肩関節屈曲・伸展のモビリティ・エクササイズ

1. スタート・ポジション（図37）
①側臥位．
②腕またはクッションによって頭を支持する．
③サスペンション・ポイントは肩関節軸上とする．
④手にストラップを，肘にナロー・スリングを通す．
⑤腕が身体から離れるまでロープを上げる．

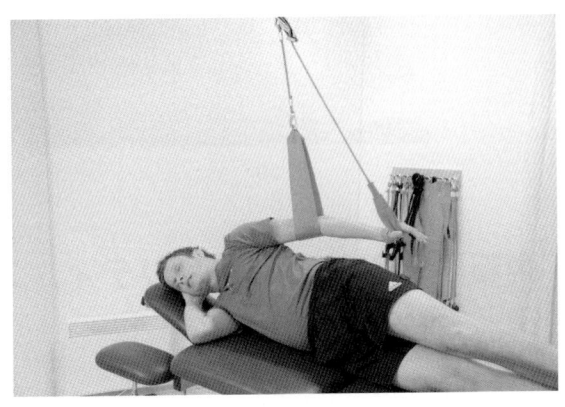

図37

2. 患者指導
①肩関節屈曲・伸展の振り子エクササイズを実施させる（図38）．

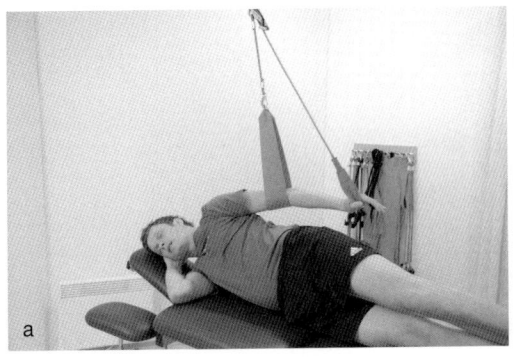

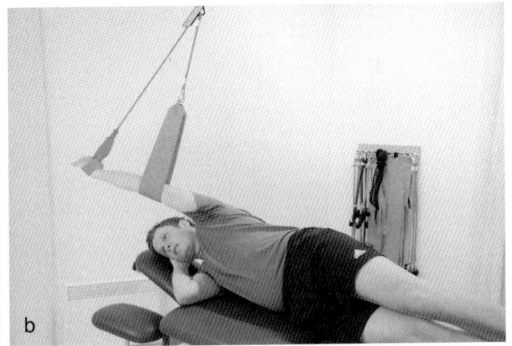

図38

②このエクササイズは自動的または他動的に，セラピストの補助で実施してもよい．

③肩甲骨の徒手的モビリゼーションの適切なポジションである（図39）．

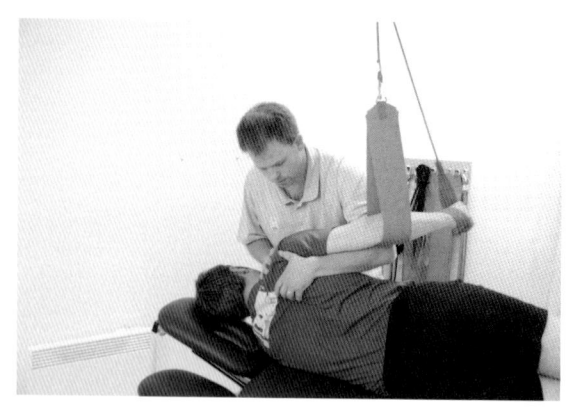

図39

Ⅲ　肩関節水平内転・水平外転のモビリティ・エクササイズ

1. スタート・ポジション（図40）
①レッドコード・トレーナーの下で座位をとる．
②サスペンション・ポイントは肩関節軸上とする．
③手にストラップを，肘関節を軽度屈曲位にした位置でナロー・スリングを通す．
④腕が患者の快適な高さになるまでロープを上げる．

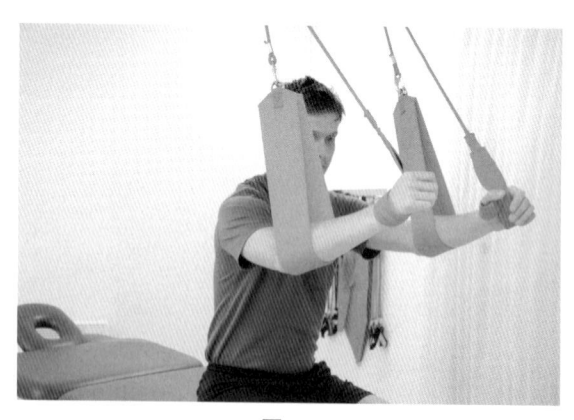

図40

2. 患者指導
①肩関節水平内転・水平外転の振り子エクササイズを実施させる（図41）．

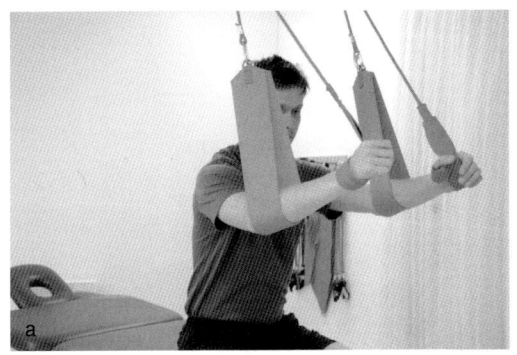

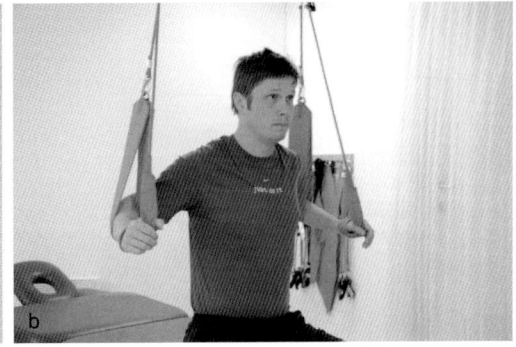

図 41

②このエクササイズは自動的または他動的に，セラピストの補助で実施してもよい．

Ⅳ 肩関節伸展の強化

1. スタート・ポジション（図 42）
①背臥位．
②上腕遠位部にエラスティックコードを取り付けたナロー・スリングを通す．
③治療台から 30 cm くらいの高さでナロー・スリングが垂直になるように吊す．

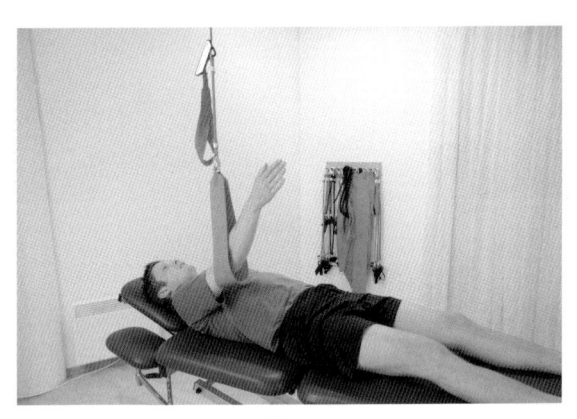

図 42

2. 患者指導
①ナロー・スリング内の腕を下方に押させる（図 43）．

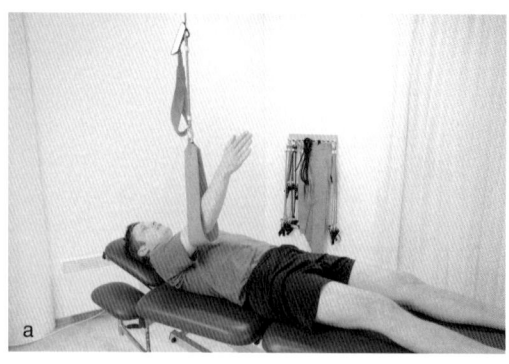

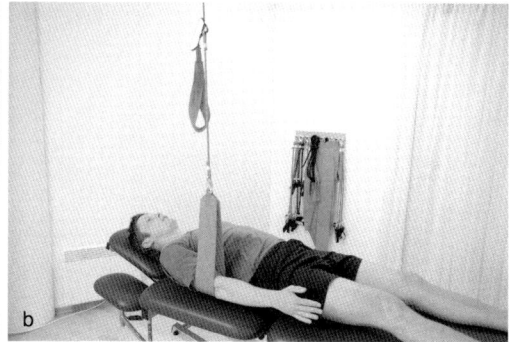

図43

3. 段階的負荷
①抵抗を増やすためには，さらにエラスティックコードを追加する．
②手関節方向にナロー・スリングを移動することによってレバーアームが増大する（図44）．

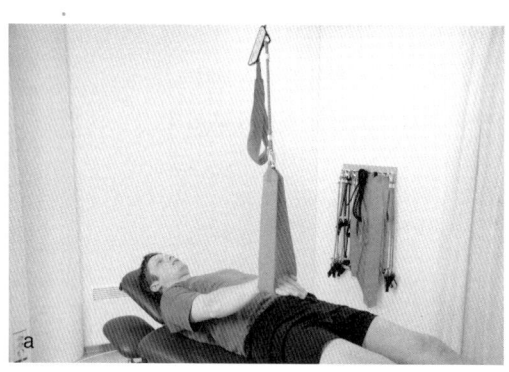

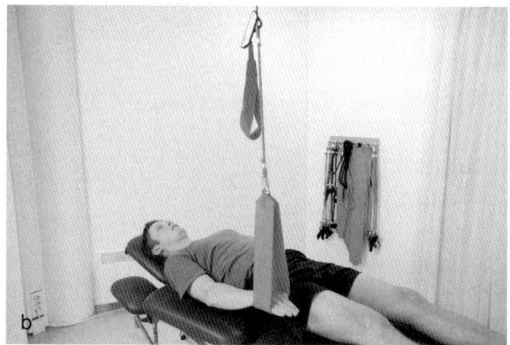

図44

V 肩関節内転の強化
1. スタート・ポジション（図45）
①側臥位．
②腕またはクッションで頭を支持する．
③上腕遠位部にエラスティックコードを取り付けたナロー・スリングを通す．
④治療台から50 cmくらいの高さでナロー・スリングが垂直になるように吊す．

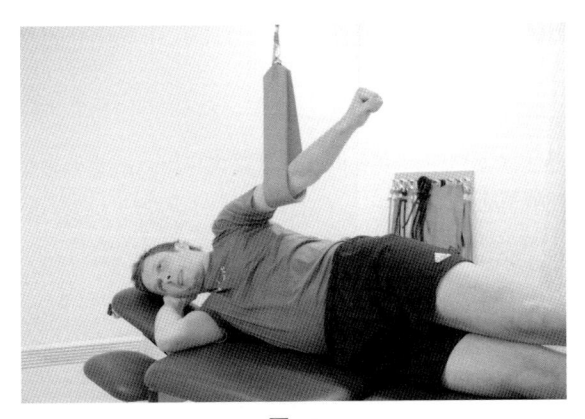

図 45

2. 患者指導

①ナロー・スリング内の上腕を下方に押させる（図 46）.

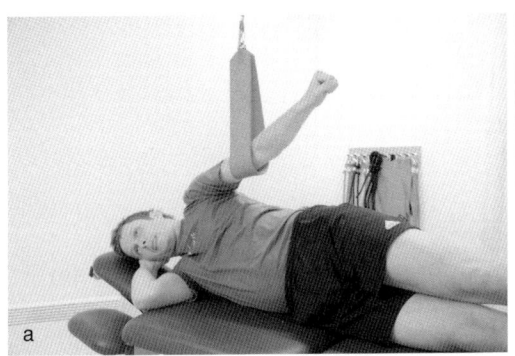

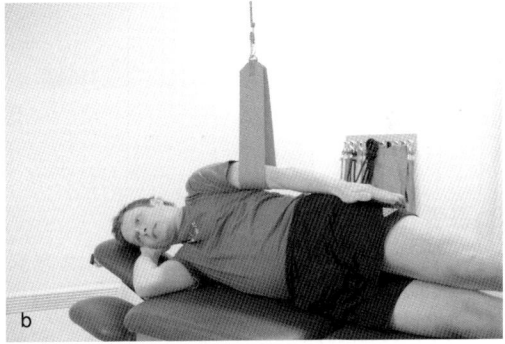

図 46

3. 段階的負荷

①抵抗を増やすためには，さらにエラスティックコードを追加する．
②手関節方向にナロー・スリングを移動させることによってレバーアームが増大する（図 47）.

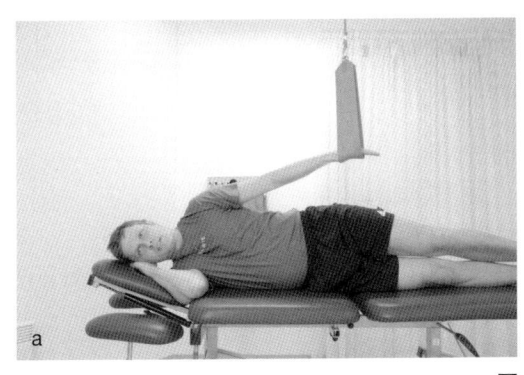

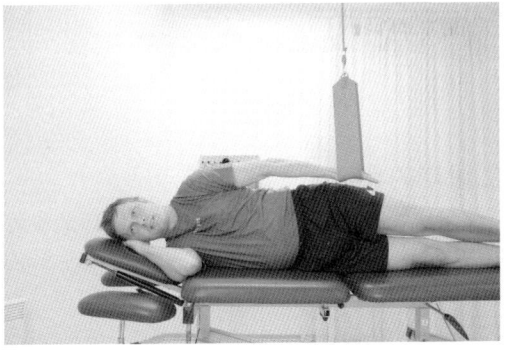

図 47

VI 肩甲帯下制の強化

1. スタート・ポジション（図48）
　①レッドコード・トレーナーの下で座位をとる．
　②前腕近位部にエラスティックコードを取り付けたナロー・スリングを通す．
　③肘関節90°屈曲位で腋下を閉じる．
　④両肩が挙上するまでロープを上げる．

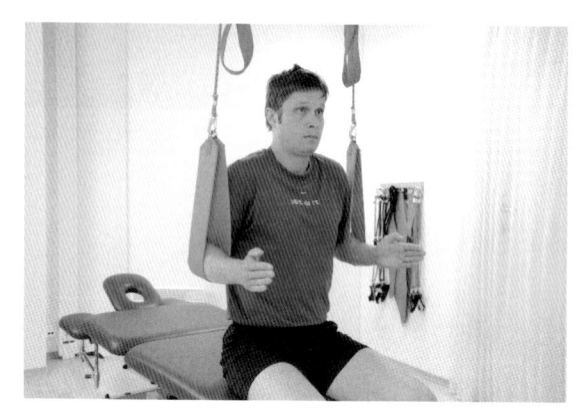

図48

2. 患者指導
　①肩甲帯を下制することで，ナロー・スリング内の前腕近位部を下方へ押させる（図49）．

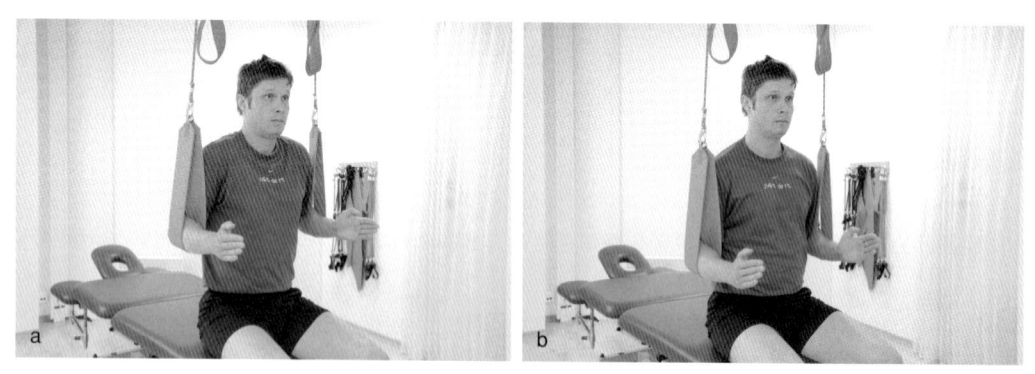

図49

3. 段階的負荷
　①抵抗を増大させるためには，さらにエラスティックコードを追加する．
　②手関節方向にナロー・スリングを移動させることによってレバーアームが増大する（図50）．

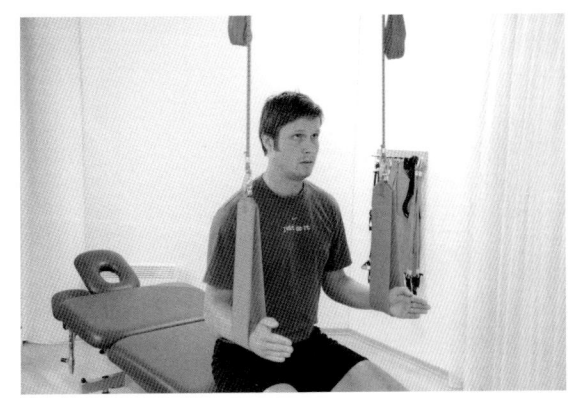

図 50

Ⅶ　肘関節伸展の強化

1. スタート・ポジション（図 51）
　①レッドコード・トレーナーの下で座位をとる．
　②手にエラスティックコードを取り付けたナロー・スリングを通す．
　③身体近くに腕を維持する（腋下を閉じる）．
　④肘関節が屈曲するまでロープを上げる．

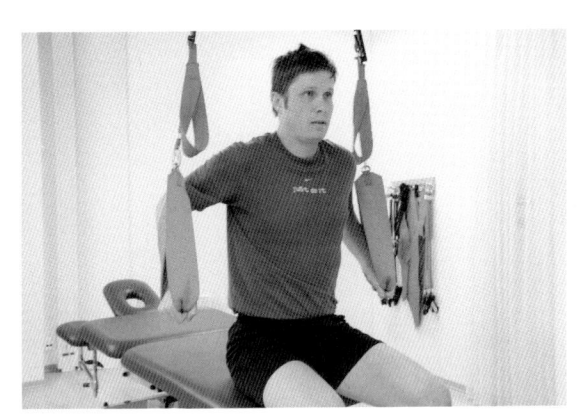

図 51

2. 患者指導
　①肘関節を伸展することで，ナロー・スリング内の手を下方へ押させる（図 52）．

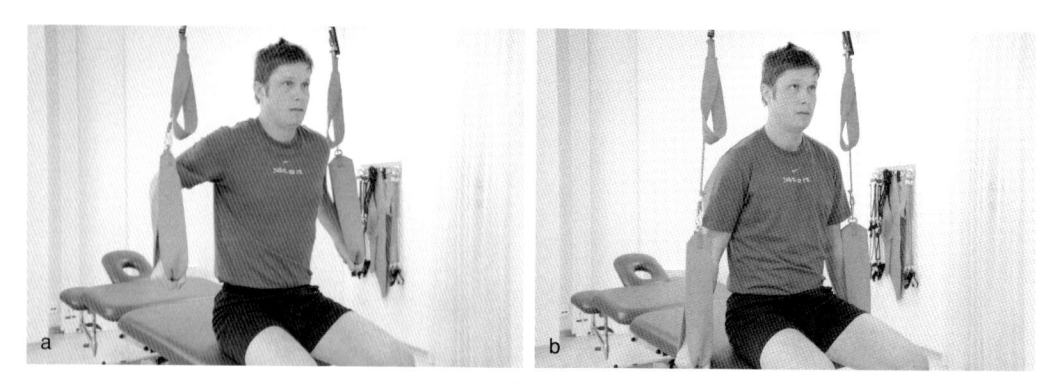

図52

3. 段階的負荷
①抵抗を増やすためには，さらにエラスティックコードを追加する．

体幹エクササイズ

I 体幹屈曲・伸展のモビリティ・エクササイズ

1. スタート・ポジション（図 53）
①レッドコード・トレーナーの下で座位をとる．
②エラスティックコードを取り付けたワイド・スリング内に前腕を入れ，その上に頭を置く．
③ワイド・スリングの高さは脊柱の可動性に影響する．

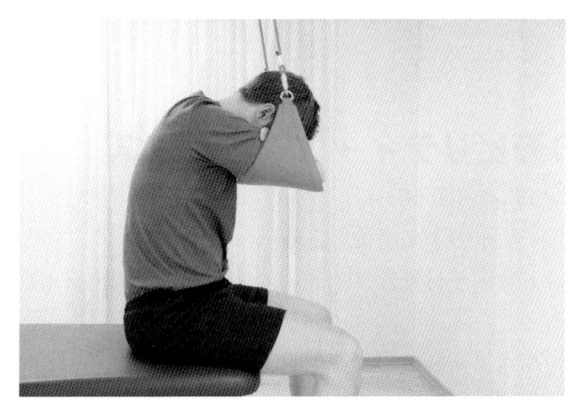

図 53

2. 患者指導
①ワイド・スリング内にもたせかけて，体幹を伸展させる（図 54 a）．
②体幹を屈曲することでスタート・ポジションに戻させる（図 54 b）．

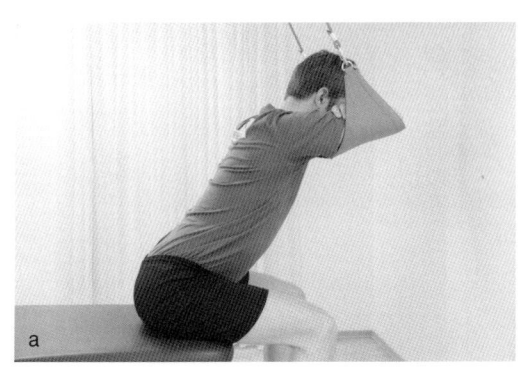

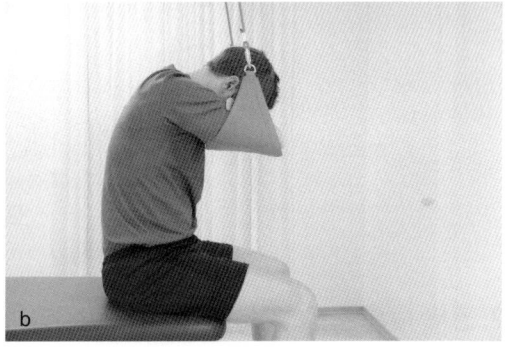

図 54

③このエクササイズは自動的または他動的に，セラピストの補助で実施してもよい．
④体幹伸展の最終可動域で，前後方向の圧力は脊椎の異なった部位に適用してもよい（図55）．

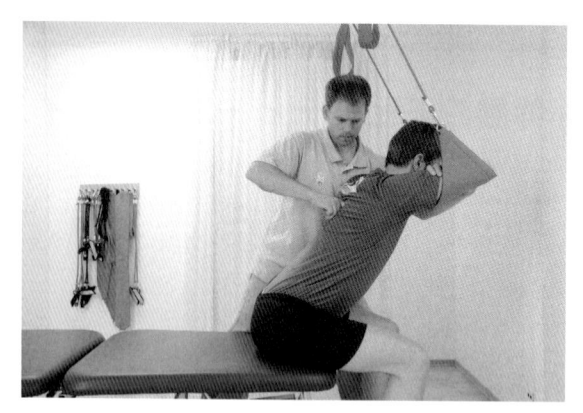

図 55

Ⅱ　体幹側屈のモビリティ・エクササイズ

1. スタート・ポジション（図56）
①レッドコード・トレーナーの下で座位をとる．
②エラスティックコードを取り付けたワイド・スリング内に前腕を入れ，その上に頭を置き，前方にもたれかける．
③ワイド・スリングの高さは脊柱の可動性に影響する．

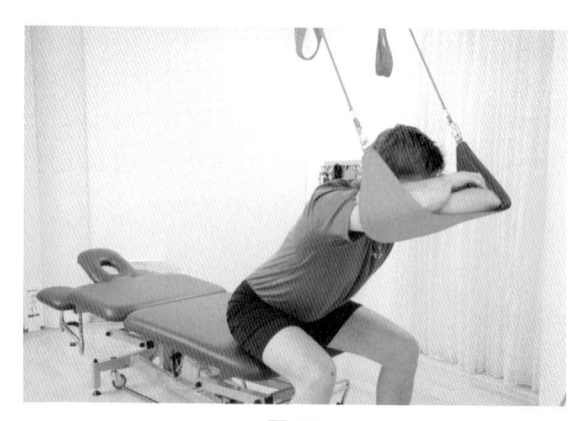

図 56

2. 患者指導
①体幹側屈を意識しながら体幹上部を横へ移動させる（図57）．

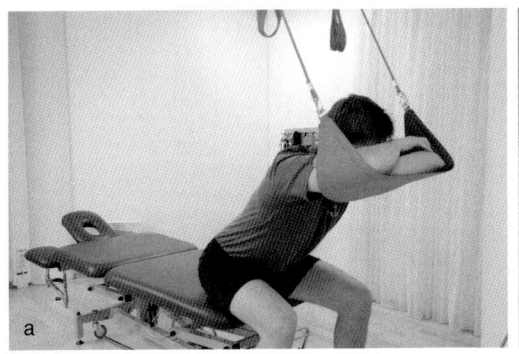

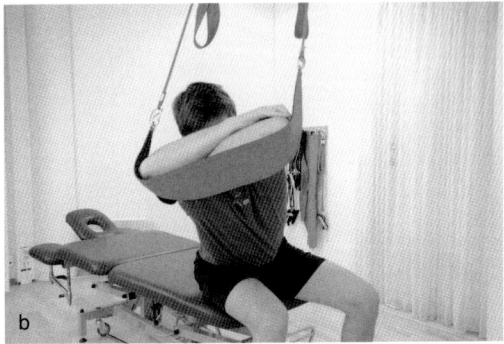

図57

②このエクササイズは自動的または他動的に，セラピストの補助で実施してもよい．

Ⅲ　体幹回旋のモビリティ・エクササイズ
1. スタート・ポジション（図58）
①レッドコード・トレーナーの下で座位をとる．
②ワイド・スリングを，天井フレームを通したブラックロープに取り付ける．
③ワイド・スリング内に前腕を入れ，その上に頭を置き，前方にもたれかかる．
④ワイド・スリングの高さは脊椎の可動性に影響する．

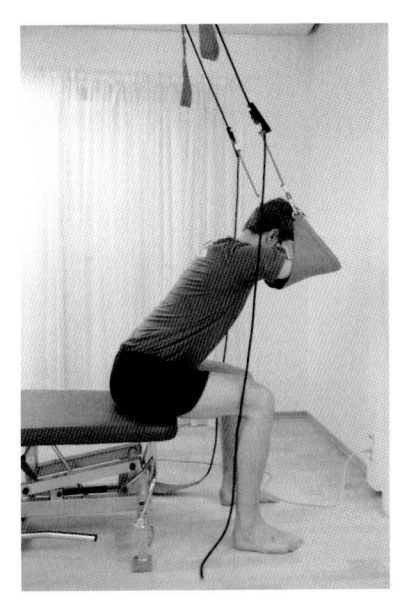

図58

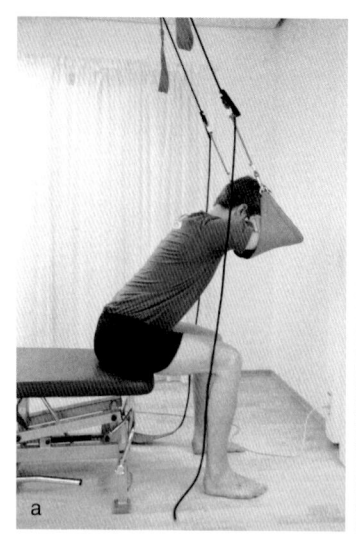

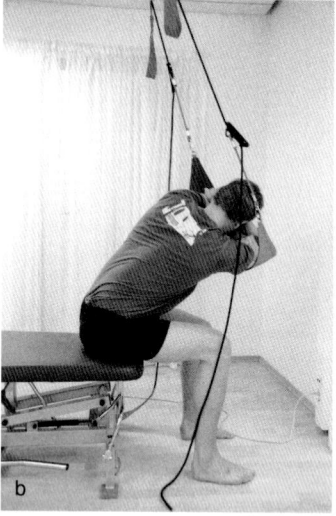

図 59

2. 患者指導
①体幹回旋を意識しながら体幹上部を回旋させる（図 59）.
②このエクササイズは自動的または他動的に，セラピストの補助で実施してもよい.

Ⅳ 腹筋群の強化（abdominal crunch）

1. スタート・ポジション（図 60）
①レッドコード・トレーナーの下で座位をとる.
②エラスティックコードを取り付けたワイド・スリング内に前腕を入れ，その上に頭を置く.

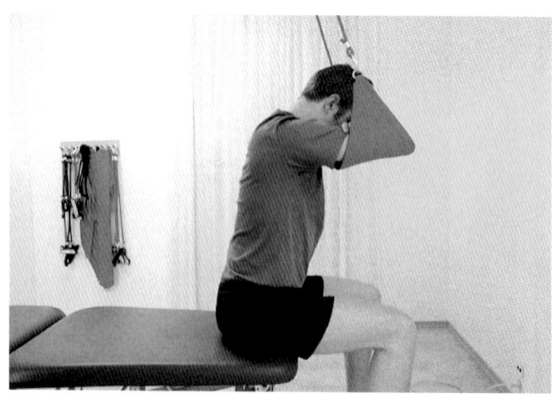

図 60

2. 患者指導
①ワイド・スリング内で，前腕部を強く下方に押させる（図 61）.

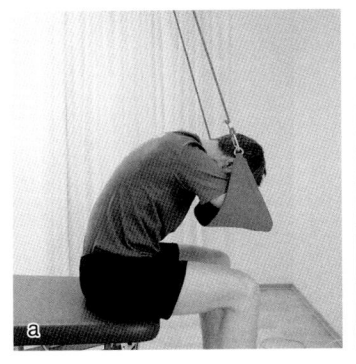

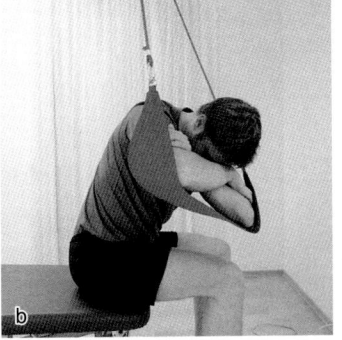

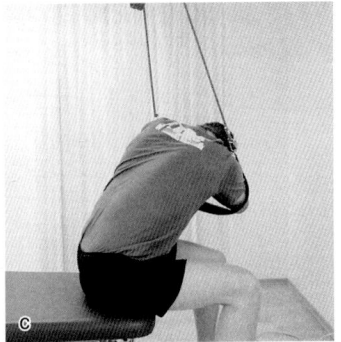

図61

3. 段階的負荷
①抵抗を増やすためには，さらにエラスティックコードを追加する．

V 背臥位での腰部牽引
1. スタート・ポジション
①背臥位．
②サスペンション・ポイントは股関節軸上とする．
③足関節をストラップ内に入れる．
④骨盤が床面から離れるまでロープを上げる（図62）．

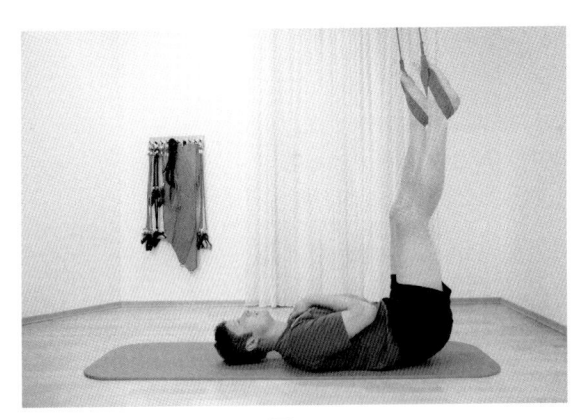

図62

2. 患者指導
①このポジションで腰部をリラックスさせる．

Ⅵ 立位での背部牽引

1. スタート・ポジション
①レッドコード・トレーナーの下で立位をとる．
②両手をストラップに通す．
③上肢が頭上でまっすぐになるまでロープを上げる（図63）．

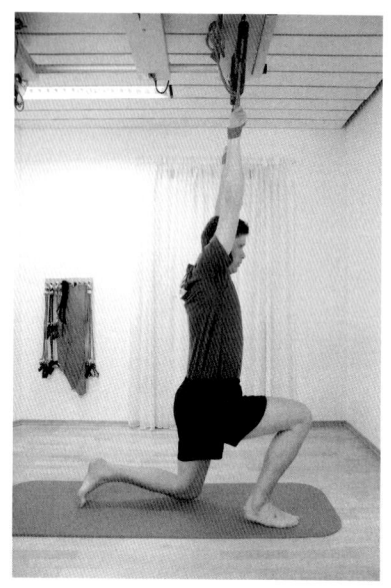

図63

2. 患者指導
①牽引に適用するために膝関節を屈曲させる．
②このポジションで腰背部をリラックスさせる．

頸部エクササイズ

I　頸部側屈のモビリティ・エクササイズ

1. スタート・ポジション（図64）
①背臥位．
②スプリット・スリング内に頭部を置く．
③2つのロープを近づけ，平行に維持するためにロープクリップを使う．
④快適な高さにスプリット・スリングを調節する．

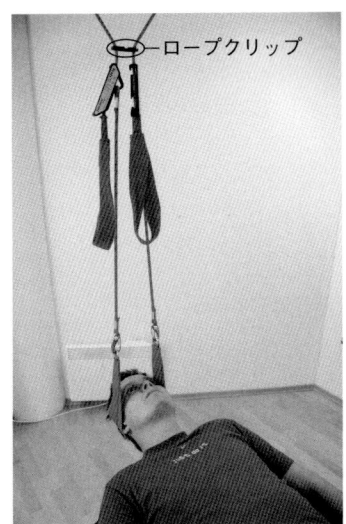

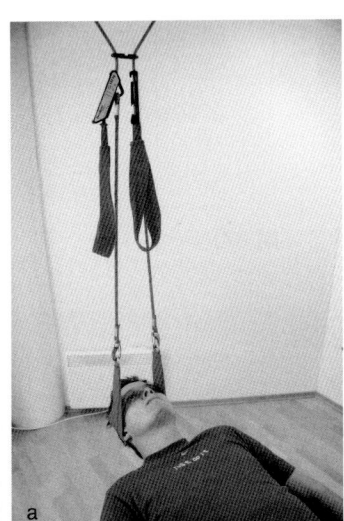

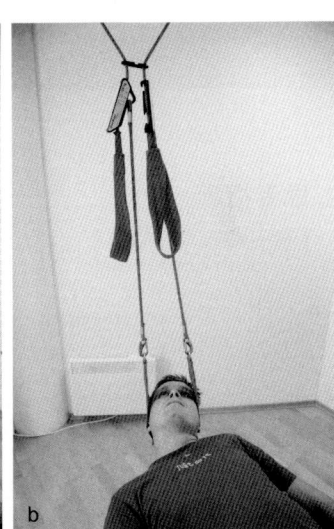

図64

図65

2. 患者指導
①頸部側屈を意識しながら頭部を横へゆっくり動かす（図65）．
②エクササイズは自動的または他動的に，セラピストの補助で実施してもよい．

II　頸部回旋のモビリティ・エクササイズ

1. スタート・ポジション（図66a）
①背臥位．
②天井フレームのプーリーにブラックロープを取り付け（図66b），スプリット・スリング内に頭部を置く．
③快適な高さにスプリット・スリングを調節する．

図66 — プーリー

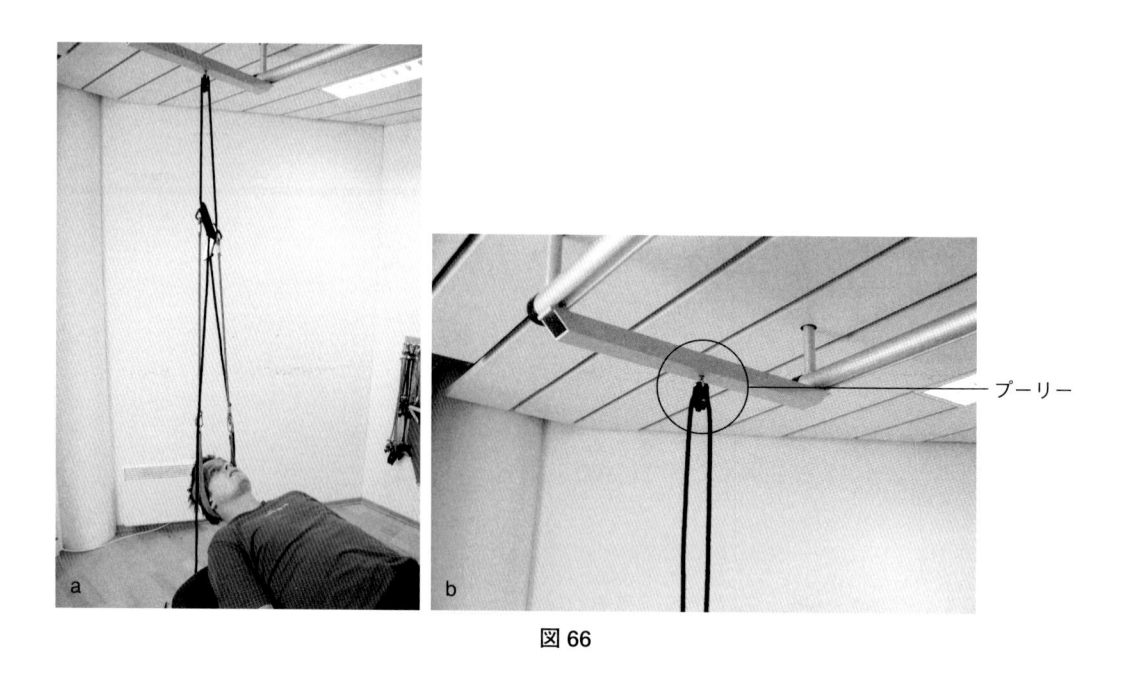

2. 患者指導

①横へゆっくり頭部を回旋させる（図67）．

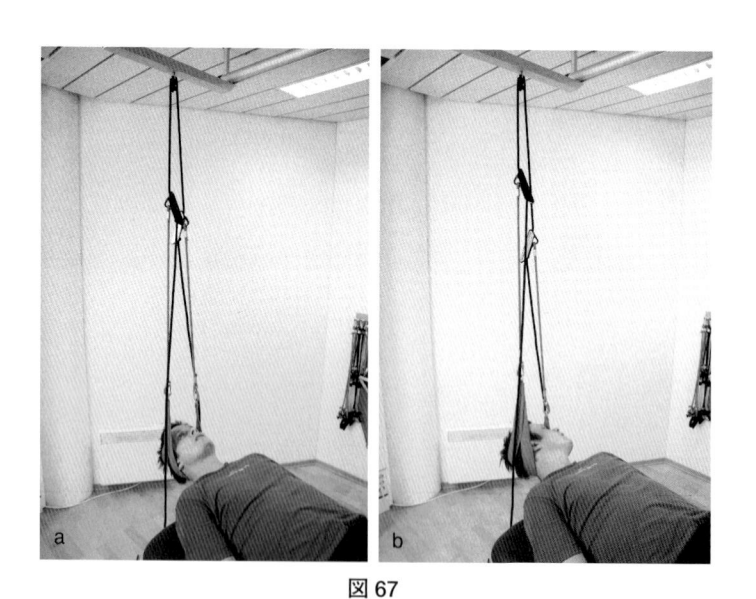

図67

②このエクササイズは自動的または他動的に，セラピストの補助で実施してもよい．

Ⅲ　頸部屈曲・伸展のモビリティ・エクササイズ

1. スタート・ポジション（図68）
　①側臥位.
　②スプリット・スリング内に頭部を置く.
　③2つのロープを近づけるためにロープクリップを使ってもよい.
　④快適な高さにスプリット・スリングを調節する.

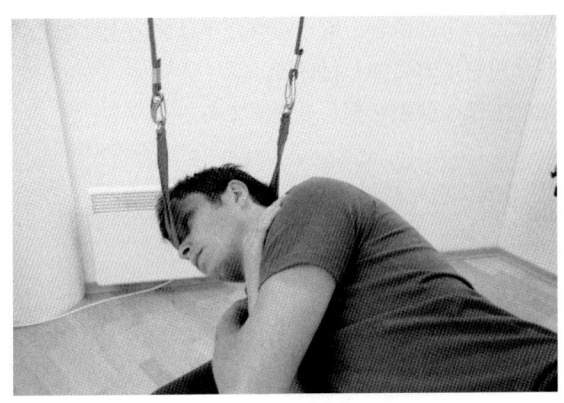

図68

2. 患者指導
　①ゆっくり屈曲・伸展方向に頭を移動させる（図69）.

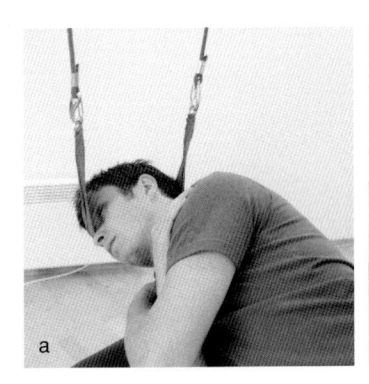

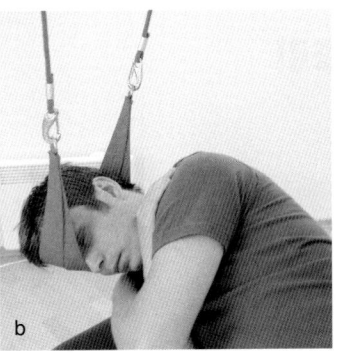

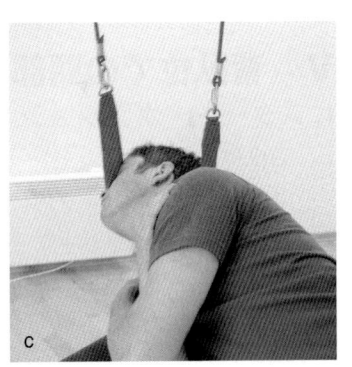

図69

　②このエクササイズは自動的または他動的に，セラピストの補助で実施してもよい.

Ⅳ　僧帽筋上部の他動的ストレッチ
1. スタート・ポジション
　①背臥位．
　②スプリット・スリング内に頭部を置く．
　③快適な高さにスプリット・スリングを調節する．

2. 手　順（図70）
　①セラピストの片手は頭部の下に置き，もう一方の手は肩の上に置く．
　②頭部を側屈し，同時に肩を下方に押し付ける．
　③このことにより僧帽筋上部の伸張を感じるはずである．

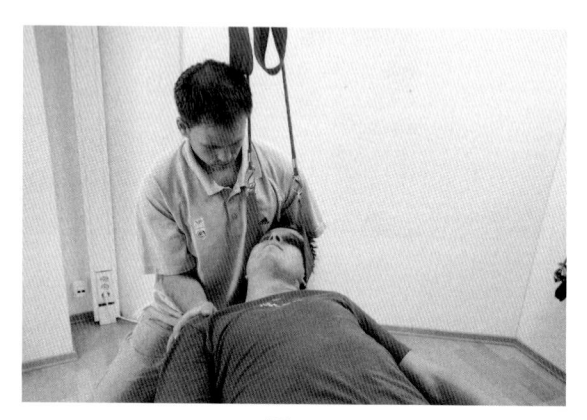

図70

Ⅴ　背臥位での頸部牽引
1. スタート・ポジション
　①背臥位．
　②スプリット・スリング内に頭部を置く．
　③適切な高さにスプリット・スリングを調節する．

2. 手　順（図71）
　①やさしく頸部を牽引する．
　②このポジションは，他の徒手テクニックにも使用できる．

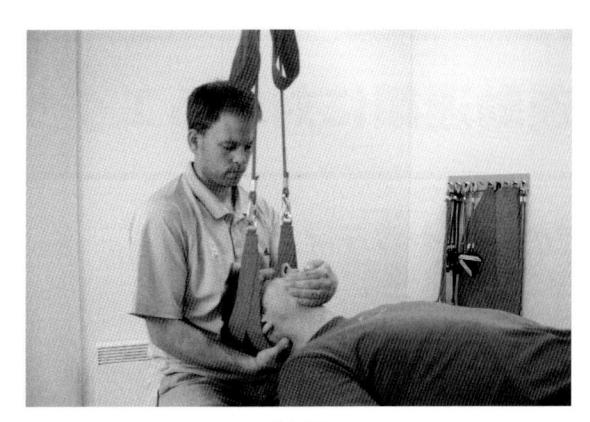

図 71

閉鎖性運動連鎖に対するエクササイズ

Ⅰ 膝立ち位での腰部セッティング

腰部の深部安定システムに対して，ニュートラル・ゾーンでの姿勢保持時間による評価と治療を述べる．

1. 適 応
①腰部疲労，関節可動域の低下，筋硬結，不快感，疼痛がある場合．
②腰部に痛みのある動作が出現した場合．
③腰部の深部安定システムの活動が低下した場合．
④腰部の神経筋コントロールが低下した場合．

2. スタート・ポジション（図72）
①レッドコード・トレーナーの下で膝立ち位をとる．
②股関節を0°にする．
③腰椎はニュートラル・ポジションをとる．
④肘関節90°屈曲位で前腕近位部にストラップを通す．

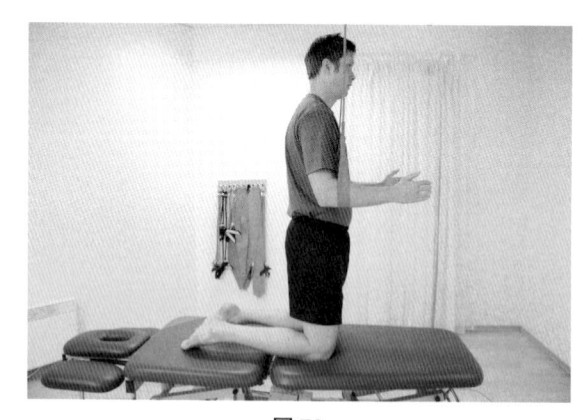

図72

⑤このポジションにより疼痛が軽減される．もし膝立ち位に問題があれば，立位で実施してもよい．

3. 保持時間のテスト（図73 a, b）
①内・外腹斜筋を触診する．
②内・外腹斜筋は，この手順を始める前にリラックスさせる．

③セラピストが内・外腹斜筋の活動を感じるまで，腰椎のニュートラル・ポジションを維持し，そのまま患者はゆっくり前方にもたれかかる．
④患者はスタート・ポジションに戻る．
⑤内・外腹斜筋の活動前に動作を止め，③〜④の手順を繰り返す．
⑥最小限の努力でポジションを維持することを患者に伝える．
⑦ポジションを維持することができる秒数を記録する．
⑧その秒数は体幹下部に疲労を感じるまで続ける．
⑨もしくは患者が休息を必要とするまで続ける．
⑩最大で120秒間保持するが，もし痛みが生じた場合はテストを中止する．

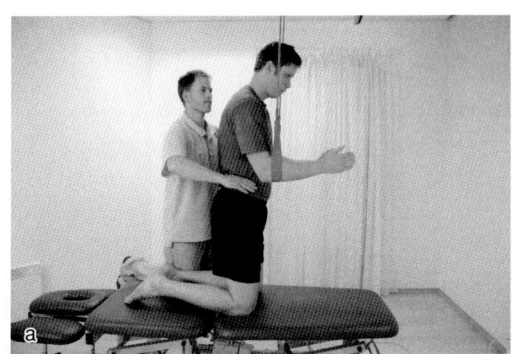

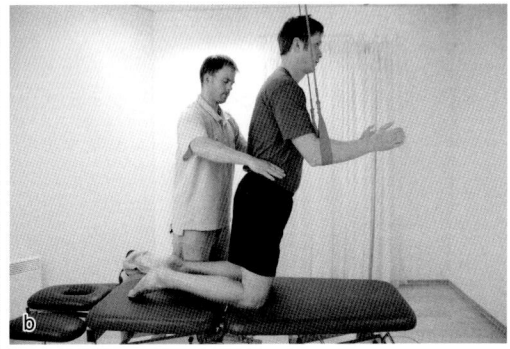

図73

4. テストの解釈

　腰痛のない正常な腰椎機能をもつ人は，少なくとも120秒間ニュートラル・ポジションを保持することができる．しかし疲労が起きた場合，または疲労と関係なく120秒間保持ができない場合には，治療を必要とするかもしれない．このことは腰部の深部安定システムの機能低下サインとして判断することになる．

5. ゴール

①腰椎のニュートラル・ゾーンでの保持時間を増大すること．
②患者はエクササイズの間，痛みを経験しないこと．
③テスト中に痛みを認識する場合は中止する．

6. 治療手順

①内・外腹斜筋を触診する．
②内・外腹斜筋が，開始時にリラックスできていることを確認する．
③セラピストが内・外腹斜筋の活動を感じるまで，腰椎ニュートラル・ポジションを維持しながら，そのまま患者は前方にゆっくりもたれかからせる．
④患者はスタート・ポジションへ戻る．

⑤この手順を繰り返し，内・外腹斜筋の活動が触診される前に動作を止める．
⑥最小限の努力でポジションを維持することを患者に伝える．
⑦患者が体幹下部に疲労を感じるまで，そのポジションを維持することができる秒数を記録する．
⑧腰部ニュートラル・ゾーン内で腰椎の位置を微修正する．
⑨患者が休憩を必要とするまで，患者がポジションを維持することができる総秒数を記録する．
⑩30秒間の休息をとる．

7. エクササイズを続けるうえでの留意点

①ポジションは腰部の疲労が現れるまで，できるだけ長く維持させる．
②ポジションは患者が休息を必要とするまで，できるだけ長く維持させる．
③エクササイズによって痛みを誘発させない．
④これらの過程をファンクショナル・テスト（functional test）で判定することができる．
⑤有効な治療を判定するためには3セットごとにファンクショナル・テストの再評価を行う．

閉鎖性運動連鎖トレーニングに対する一般的な原則

I　トレーニングの原則

痛みを起こさずに可能な CKC トレーニングを始める.
①エクササイズを 4 回繰り返す.
②4 セット行う.
③セット間に 30 秒間の休息をとる.
④容易に 4 回繰り返すか,または 4 セット以上行う時は運動強度を増やす.

閉鎖性運動連鎖でのコアエクササイズ

I　立位での体幹前方傾斜

腰部と骨盤領域へのアプローチについて述べる．

1. 適　応
①安定性が低下した場合．
②神経筋コントロールが低下した場合．
③疲労，関節可動域の低下，筋硬結，不快感，疼痛がある場合．
④動作時痛がある場合．

2. スタート・ポジション（図74）
①レッドコード・トレーナーの下で立位をとる．
②肘関節90°屈曲位で前腕近位部にストラップを通す．
③ストラップの高さはウエスト位置にする．

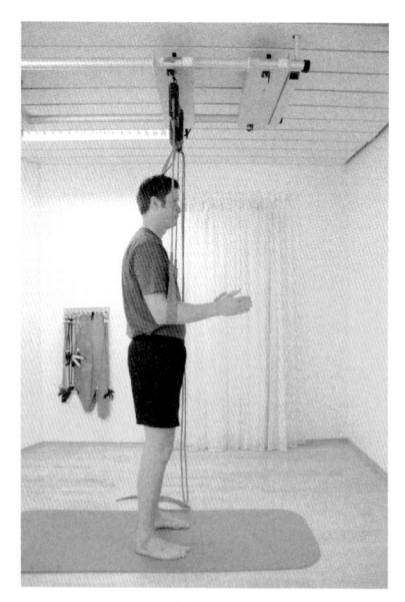

図74

3. 患者指導
①身体をまっすぐに維持させる．
②肩関節の屈曲を行いながら前方にもたれさせる（図75 a，b）．

③スタート・ポジションへ戻らせる.

4. 段階的負荷
①除々に足部を後方に移動させる（図75 c，d）.
②ストラップを下げさせる（図75 e，f）.

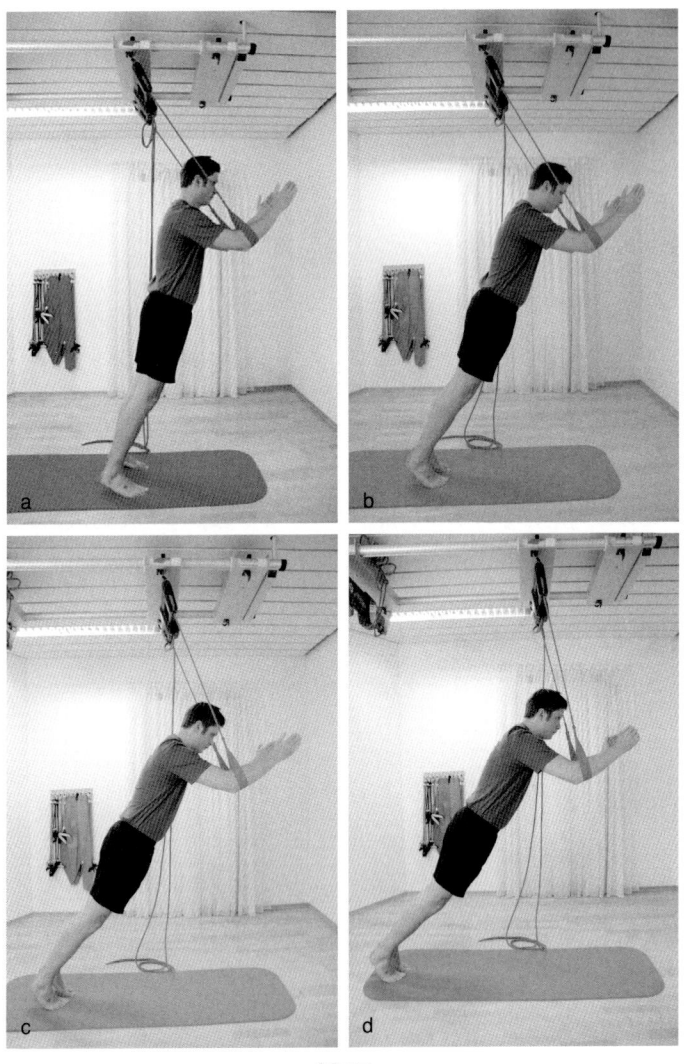

図75

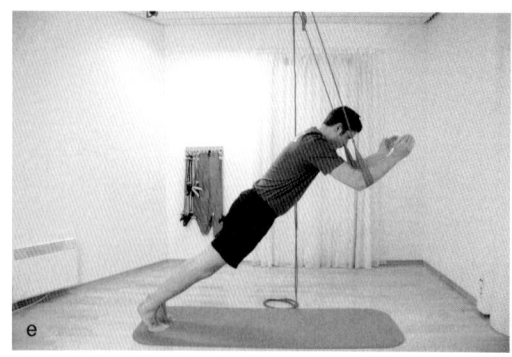

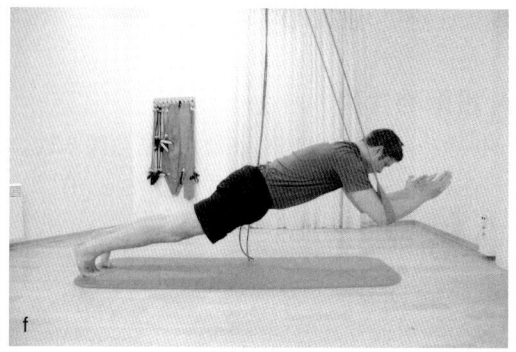

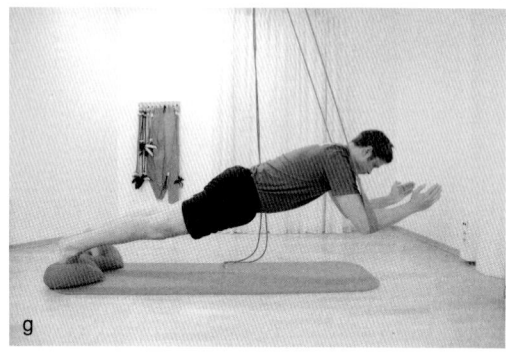

図75 つづき

③強度を増やすために両足の下のバランス・クッションは，すべての段階的負荷に追加してもよい（図75 g）．

II 背臥位でのブリッジ

腰部，骨盤，股関節領域へのアプローチについて述べる．

1. 適　応
①安定性が低下した場合．
②神経筋コントロールが低下した場合．
③疲労，関節可動域の低下，筋硬結，不快感，疼痛がある場合．
④動作時痛がある場合．

2. スタート・ポジション
①背臥位．
②胸の上に腕を置く．
③下腿近位部にナロー・スリングを通す．
④床から30 cmくらいの高さでロープが垂直になるように吊す．

3. 上肢の位置が異なるスタート・ポジション
①身体と腕を平行にする（図 76 a）．
②頭上でグリップすることによって広背筋を活動させる（図 76 b）．

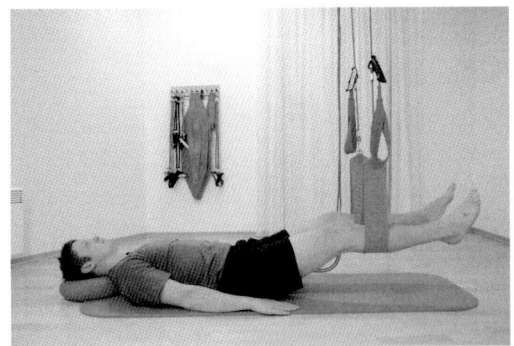

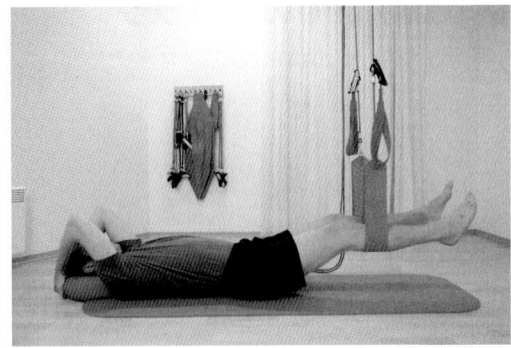

図 76

4. 患者指導
①身体がまっすぐになるまで骨盤を挙上させる．
②スタート・ポジションに戻らせる．

5. 段階的負荷
①胸の前で両上肢を組みブリッジを行わせる（図 77 a）．
②足関節方向にナロー・スリングを移動させブリッジを行わせる（図 77 b）．

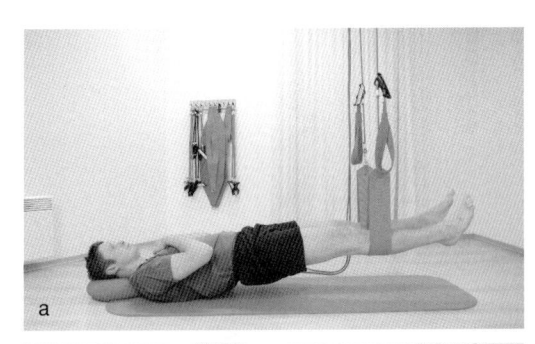

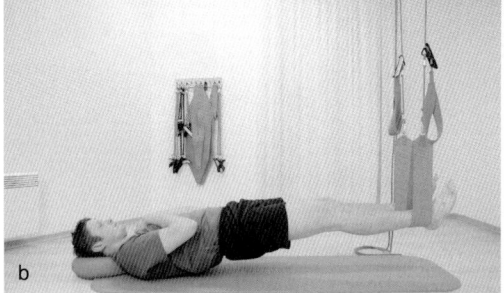

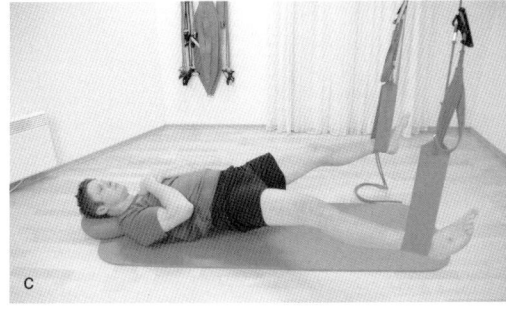

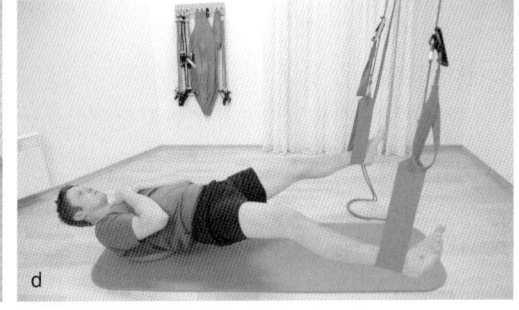

図 77

③両股関節を外転させる（図 77 c）．
④強度を増やすために両肩甲骨間のバランス・クッションは，すべての段階的負荷に追加してもよい（図 77 d）．

Ⅲ　腹臥位でのブリッジ
腰部，骨盤と股関節へのアプローチについて述べる．

1. 適　応
①安定性が低下した場合．
②神経筋コントロールが低下した場合．
③疲労，関節可動域の低下，筋硬結，不快感，疼痛がある場合．
④動作時痛がある場合．

2. スタート・ポジション（図 78）
①腹臥位．
②前腕で身体を支持する．
③腰椎の過伸展を避けるため，腹部の下にクッションを置く．
④両大腿部にナロー・スリングを通す．
⑤床から 40 cm くらいの高さでロープが垂直になるように吊す．

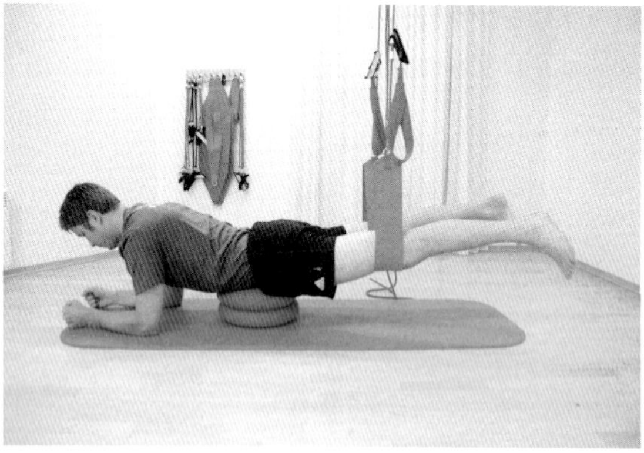

図 78

3. 患者指導
①身体がまっすぐになるまで骨盤を挙上させる（図 79 a）．
②スタート・ポジションに戻らせる．

4. 段階的負荷
①足関節方向にナロー・スリングを移動させる（図 79 b）．
②両股関節を外転させる（図 79 c）．

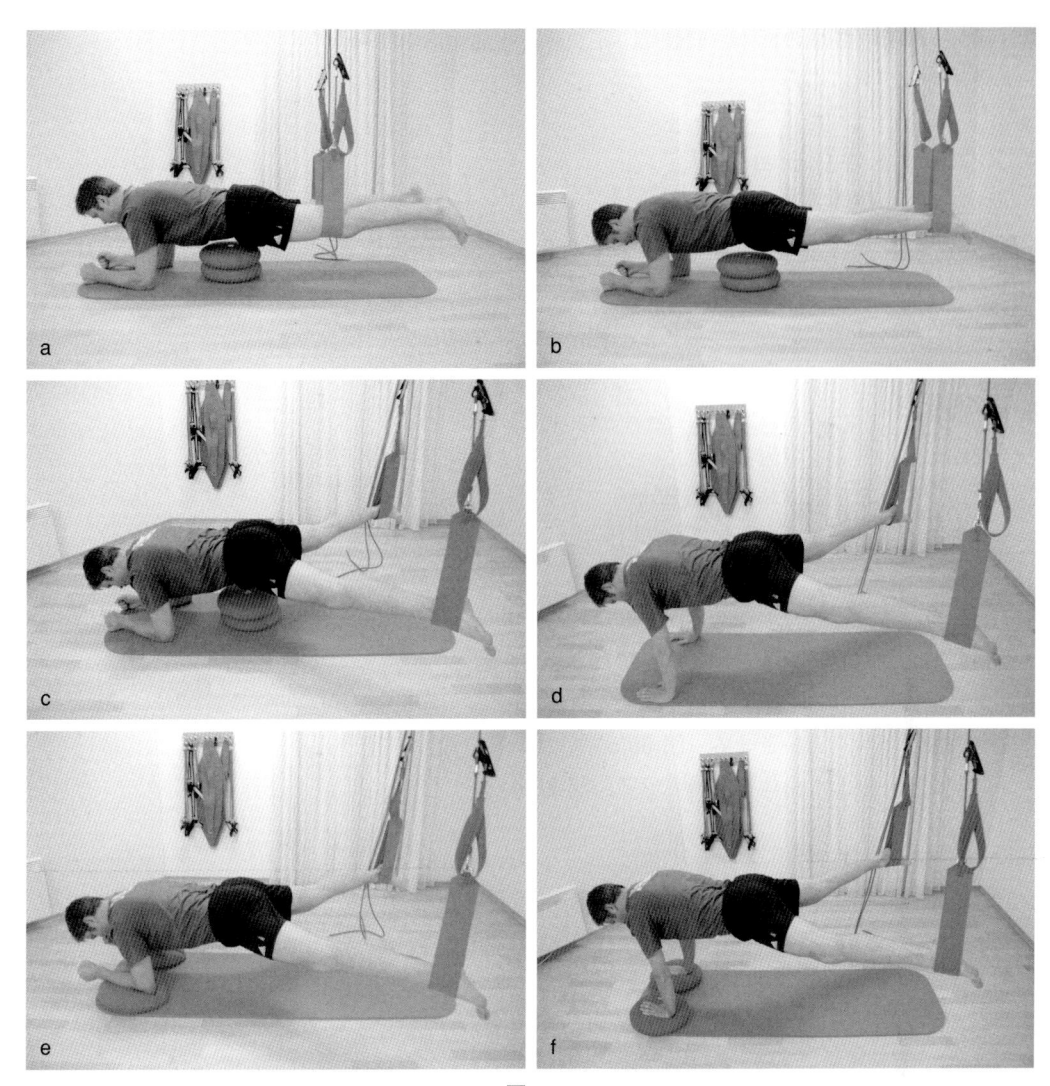

図79

③両腕で身体を支持する（図79 d）．
④強度を増やすために腕の下のバランスクッションは，すべての段階的負荷に追加してもよい（図79 e, f）．

Ⅳ　側臥位でのブリッジ

腰部，骨盤，股関節領域へのアプローチについて述べる．

1. 適　応
①安定性が低下した場合．
②神経筋コントロールが低下した場合．

③疲労，関節可動域の低下，筋硬結，不快感，疼痛がある場合．
④動作時痛がある場合．

2. スタート・ポジション
①側臥位．
②腕またはクッションの上で頭部を支持する．
③上側の腕は身体に平行にするか，または肘関節屈曲位にして置く．
④床から 30 cm くらいの高さでロープが垂直になるように吊す．

3. 患者指導
①身体をまっすぐに維持させる．
②床から骨盤を挙上させる（図 80 a）．
③スタート・ポジションへ戻らせる．

4. 段階的負荷
①足関節方向にワイド・スリングを移動させる（図 80 b）．
②ブリッジしている最中に上側の下肢を外転させる（図 80 c）．
③前腕で上半身を支持させる（図 80 d）．
④肘関節を伸展し，身体を支持させる（図 80 e）．

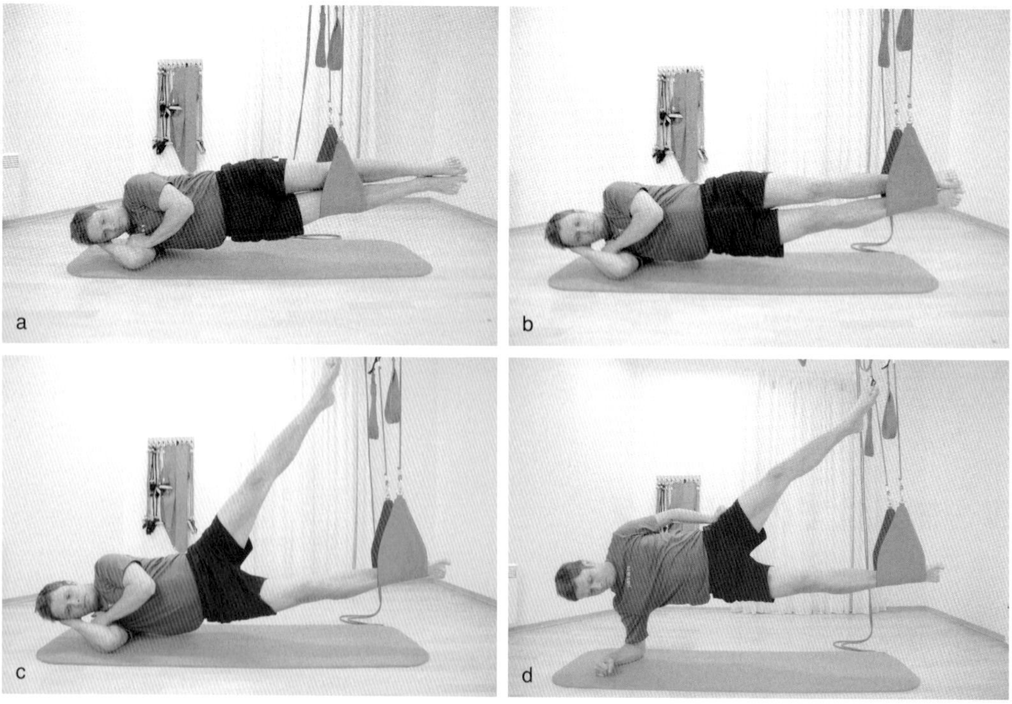

図 80

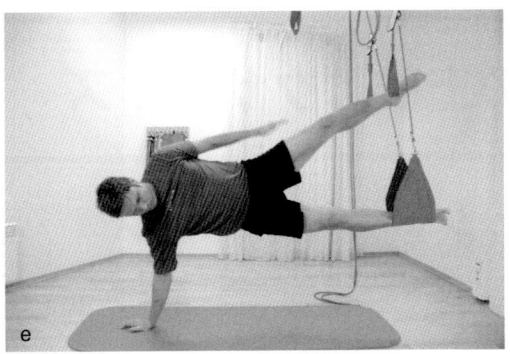

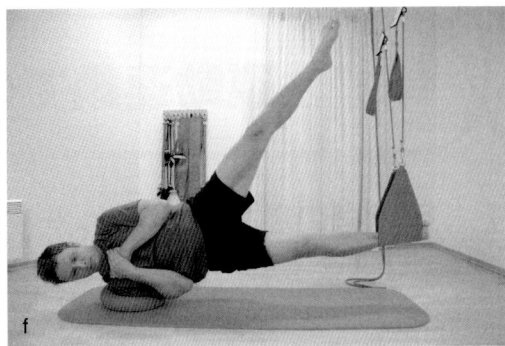

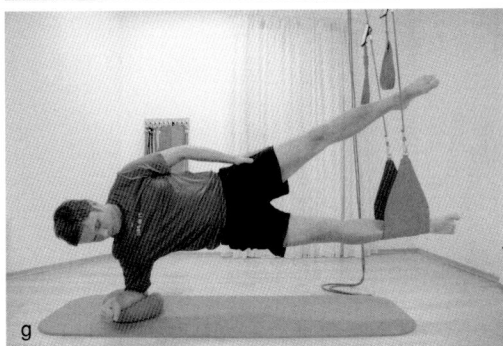

図80 つづき

⑤強度を増やすために腕または肩の下のバランスクッションは，すべての段階的負荷に追加してもよい（図80 f, g）．

閉鎖性運動連鎖での上肢エクササイズ

I 肩甲帯の動きを意識したプッシュ・アップ・プラス
肩領域と肘へのアプローチについて述べる．

1. 適 応
①肩甲骨安定性および神経筋コントロールが低下した場合．
②肩甲上腕リズムの機能障害がある場合．
③疲労，関節可動域の低下，筋硬結，不快感，疼痛がある場合．
④動作時痛がある場合．

2. スタート・ポジション（図81）
①レッドコード・トレーナーの下で膝立ち位をとる
②両手にストラップを通す．
③ストラップの高さをウエスト位置にする．

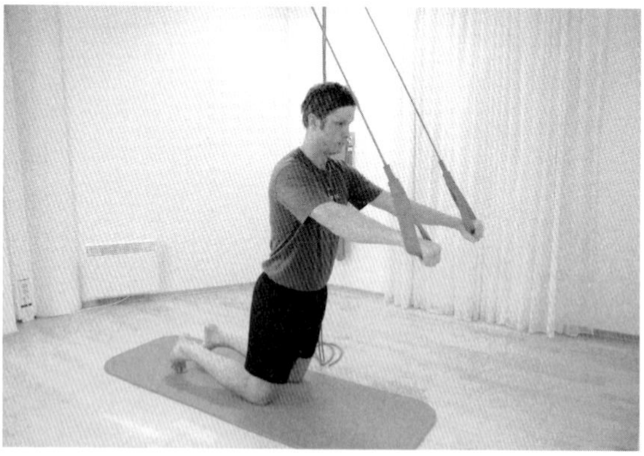

図81

3. 患者指導
①身体をまっすぐに維持させる．
②肩関節が90°屈曲位になるまで前方にもたれさせる．
③肘関節を屈曲しながら身体を下げさせる（身体から離して外側に肘を維持する；図82 a）
④肩甲帯の前方突出を維持したまま，肘関節を伸展させてスタート・ポジションに戻らせる．

4. 段階的負荷

①ロープが垂直になるまで後方に膝を移動させる（図82 b）.
②次第にストラップを下げさせる（図82 c）.
③床との接地をつま先にする（図82 d）.
④もう一つレッドコード・トレーナーを準備し，そのストラップ内に足部を通して空中姿勢にさせる（図82 e）.
⑤空中姿勢を維持したまま，足部の位置を挙上させる（図82 f）.
⑥強度を増加させるために，膝または足部下のバランスクッションは，①〜③の段階的負荷に追加してもよい（図82 g）.

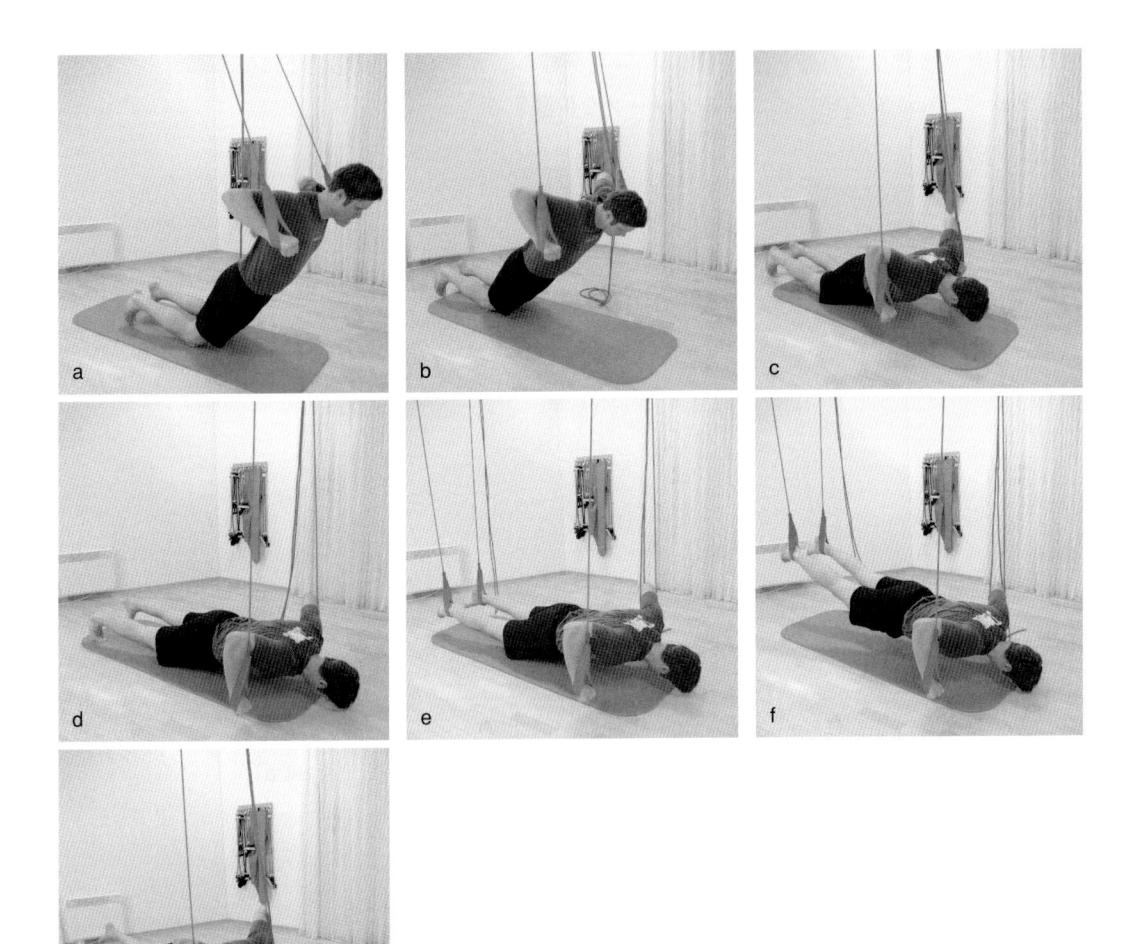

図82

Ⅱ 腕の屈曲・伸展

肩領域と肘へのアプローチについて述べる．

1. 適　応
①肩甲骨安定性および神経筋コントロールが低下した場合．
②肩甲上腕リズムの機能障害がある場合．
③疲労，関節可動域の低下，筋硬結，不快感，疼痛がある場合．
④動作時痛がある場合．

2. スタート・ポジション（図83）
①膝関節を屈曲しながらレッドコード・トレーナーの下で座位をとる．
②両手にストラップを通す．
③床から30 cmくらいの高さにストラップを位置する．

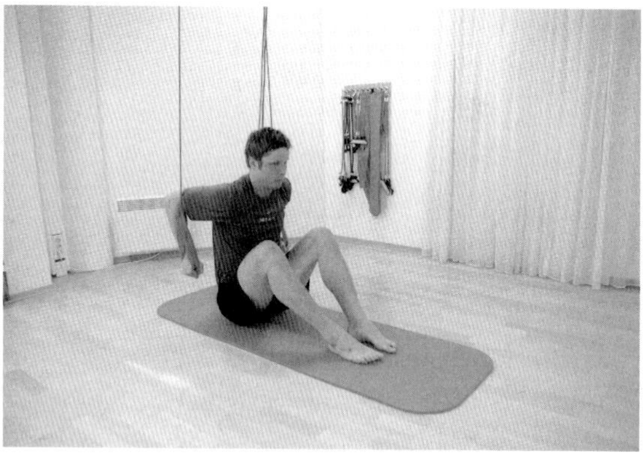

図83

3. 患者指導
①上半身をまっすぐに維持させる．
②肘関節を伸展し肩を下制させることで床から骨盤を挙上させる（図84 a）．
③スタート・ポジションに戻らせる．

4. 段階的負荷
①膝関節を伸展させる（図84 b）．
②もう一つのレッドコード・トレーナーのストラップ内に踵を通す（図84 c）．
③さらに下肢を挙上させ，空中姿勢を保させる（図84 d）．
④空中姿勢のまま立位で膝関節を屈曲させる（この時は足部のレッドコード・トレーナーは外す；図84 e）．

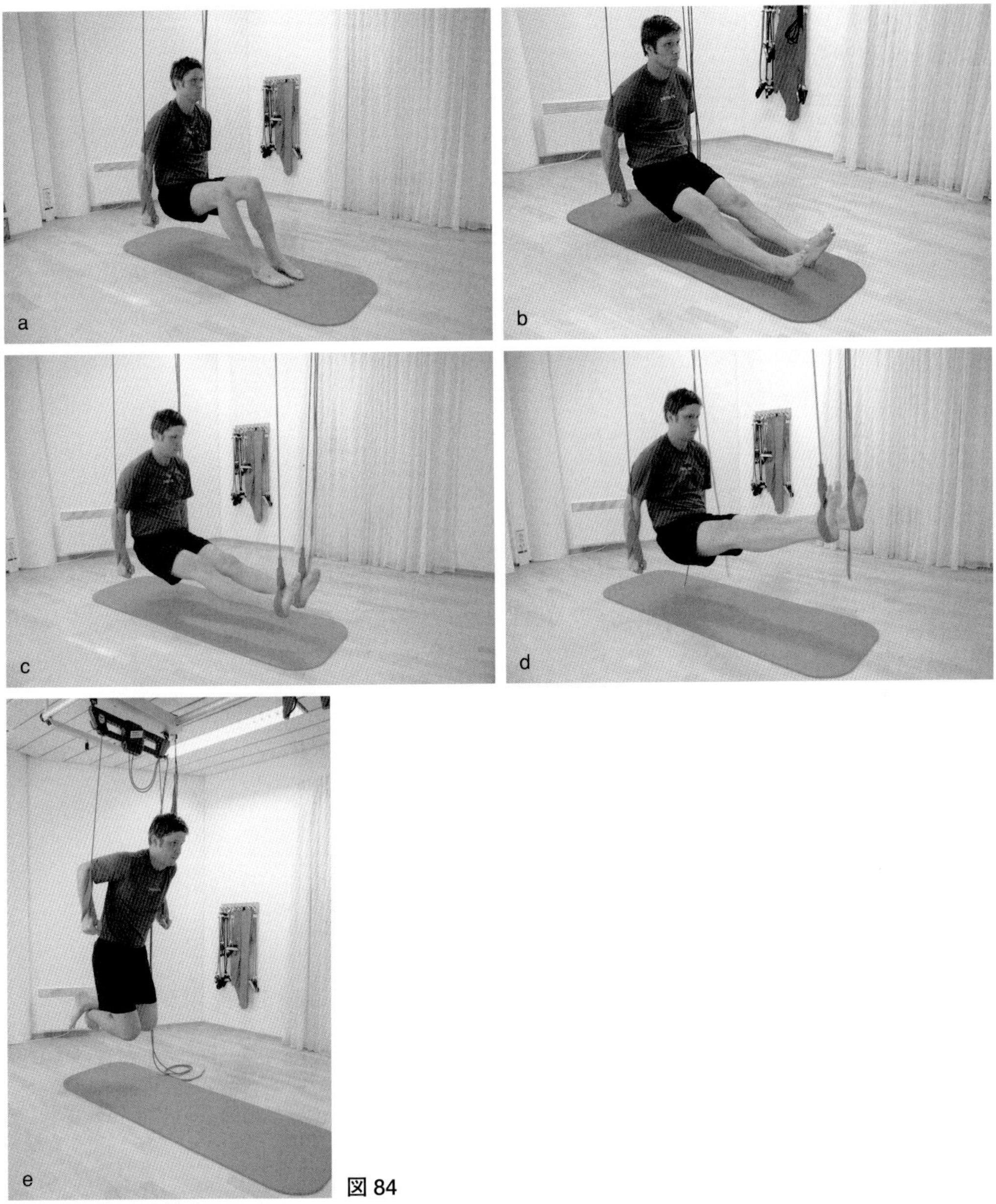

図84

III 背臥位でのプル・アップ
肩領域と肘へのアプローチについて述べる.

1. 適 応
①肩甲骨安定性および神経筋コントロールが低下した場合.
②肩甲上腕リズムの機能障害がある場合.

③疲労，関節可動域の低下，筋硬結，不快感，疼痛がある場合．
④動作時痛がある場合

2. スタート・ポジション（図85）
①膝関節を屈曲しながらレッドコード・トレーナーの下で座位をとる．
②両手にストラップを通す
③ストラップの高さを頭部の位置にする．

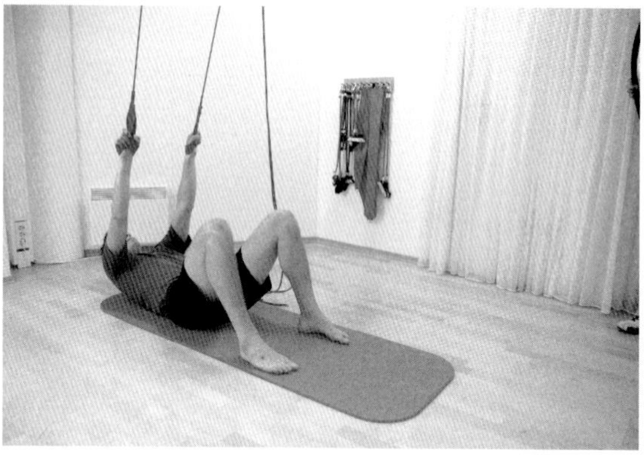

図85

3. 患者指導
①腕がまっすぐになるまで後方にもたれさせる．
②上半身をまっすぐに維持させる．
③骨盤を床につけ挙上させる．
④肘関節を屈曲させて上半身を挙上させる（身体の外側で肘を維持する；図86 a）．
⑤スタート・ポジションへ戻らせる．

4. 段階的負荷
①ロープが垂直になるまで骨盤を尾側に移動させる（図86 b）．
②膝関節を屈曲したまま骨盤を挙上させる（図86 c）．
③踵から体幹を一直線に保持させる（図86 d）．
④もう一つのレッドコード・トレーナーのストラップ内に踵を通し，空中姿勢を保持させる（図86 e）．
⑤さらに下肢を挙上させ，身体が直線になるように空中姿勢を保持させる（図86 f）．

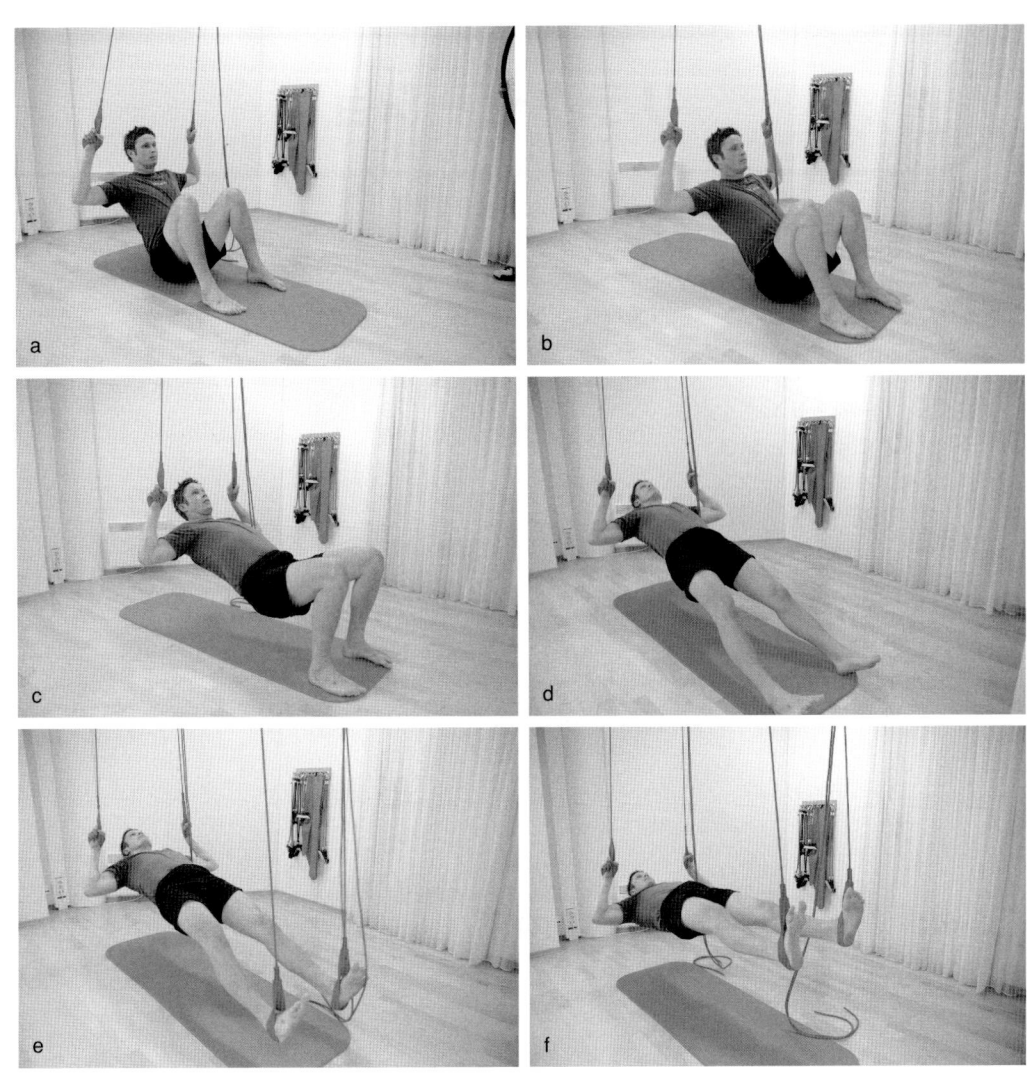

図 86

3　レッドコード・ニューラック1

リラクセーション

I　腰部リラクセーション

1. スタート・ポジション（図87）
　①背臥位．
　②骨盤の下にワイド・スリングを通す．
　③膝にナロー・スリングを通す．
　④足部にストラップを通す．

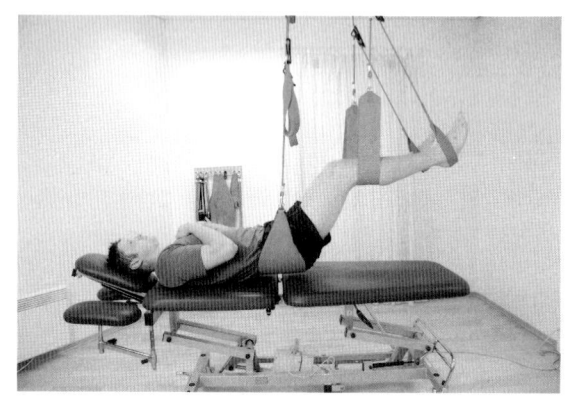

図87

2. 調　整
　①股関節と膝関節が45°屈曲位になるまでロープを上げる．
　②骨盤を床から離れるまで治療台を下げるかまたはロープを上げる．

3. 患者指導
　①このポジションで腰部をリラックスさせる．
　②このポジションは，やさしく腰部牽引をすることに適している．

腰部筋群の局所的な安定に対するニューラック・テストと治療

I　腹横筋の触診

1. スタート・ポジション
①膝関節を軽度屈曲した背臥位になる．

2. 手　順（図88）
①腹横筋を触診している際，患者に腹式呼吸するように指示し，息を吸い込むまで待つ．
②上前腸骨棘（ASIS：anterior superior illiac spine）から中心に向けて5 cmと尾側に向けて5 cmのところに指を置く．患者が息を吐いている間，組織深部にやさしく指を置き，手順全体をとおして触診している手の圧力を維持する．
③骨盤底筋を収縮させるように患者に指示し，収縮を保持させる．正常の場合，腹横筋が自動的に収縮を起こす．なお，触診の抵抗に変化をつくってはならない．
④緊張が触れるところまで，指で圧迫する．
⑤2秒後に骨盤底筋をリラックスさせるように患者に伝える．この時，指の下で緊張が消失するのは，腹横筋の作用である．

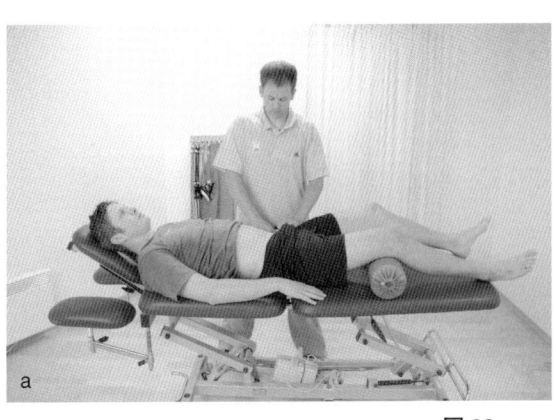

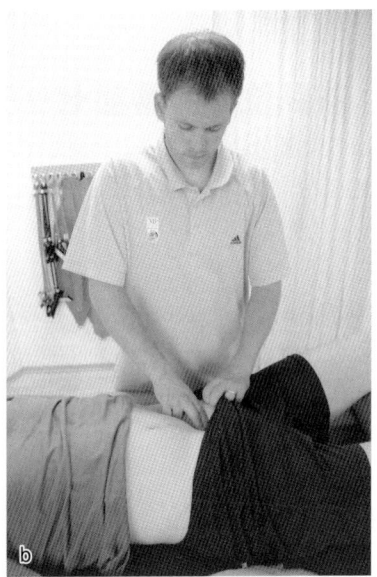

図88

3. テストの目的
①患者が腰部の深部安定システムを認識し，活動できるようにする．

4. 一般的な誤り
①腹横筋の収縮を感じるため深く触診しない．
②骨盤底筋の収縮が不十分な患者は，内・外腹斜筋の同時収縮を引き起こす．これは触診している手指に反して増加した圧迫として容易に感じ，腹横筋を触診することを困難にする．
③患者は正確に骨盤底筋の収縮をすることができない代わりに骨盤底部を押し下げるか，または大殿筋を収縮する．

5. 患者指導
①身体内部で骨盤底部を挙上させる．
②トイレに行っていることをイメージし，排尿を途中で止めるよう指示する．

6. この活動を利用する時
①診断ツールとしては，腰部の深部安定性システムの活動性に対する効果を評価するため，骨盤底筋の収縮を伴う機能的テストの評価を行う．
②患者の日常生活活動における補助ツールとしては，フィードフォワード・メカニズム（FFM）が適切に機能しない時，患者は痛みを減少させるか，または避けるためにこの活動を利用する．
③パフォーマンスを改善するため，または痛みを減少させるためのエクササイズ中のテクニックとして利用する．

Ⅱ　腹臥位での腰部セッティング

腰部の深部安定性システムに対して，ニュートラル・ゾーンでの腰椎保持時間による評価と治療を述べる．

1. 適　応
①神経筋コントロールが低下した場合．
②疲労，関節可動域の低下，筋硬結，不快感，疼痛がある場合．
③動作時痛がある場合．
④深部安定性システムの活動性が低下した場合．

2. スタート・ポジション（図89）
①腹臥位．
②黒いエラスティックコードを取り付けたスプリット・スリングで頭部を支持する．
③胸の下にワイド・スリングを取り付ける．
④エラスティックコードを取り付け，半分に折ったワイド・スリングを，ASISに触れないように腹部に通す．
⑤大腿遠位部にナロー・スリングを通す．

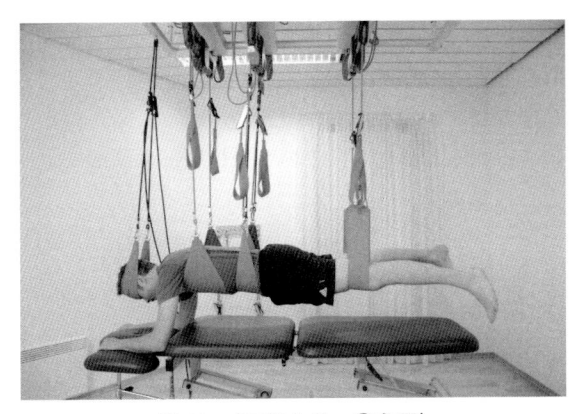

図89　（口絵カラー①参照）

3. 調　整
①患者を吊るため治療台を下げる．患者は前腕で体重を支持しない．
②腰部を水平位にする．
③腹部の下に取り付けたエラスティックコードは，セラピストが微力で前弯を修正するために十分に張る必要がある．
④このポジションは痛みなく，患者はリラックスして快適でなければならない．

4. 保持時間のテスト
①仙骨に手を置き，もう一方の手は腹部の下に置く（図90 a）．
②2 mm 程度，腰椎前弯を減少させるために両方の手をやさしく絞る（図90 b）．これを腰部セッティングという．
③ゆっくり両手を離し，最小限の努力で修正したポジションを維持するように患者に伝える．
④腰部に疲労を感じ，休息を必要とするまで，ポジションを維持できる時間を記録する．
⑤最大保持時間は 120 秒であるが，痛みがある場合は中止する．

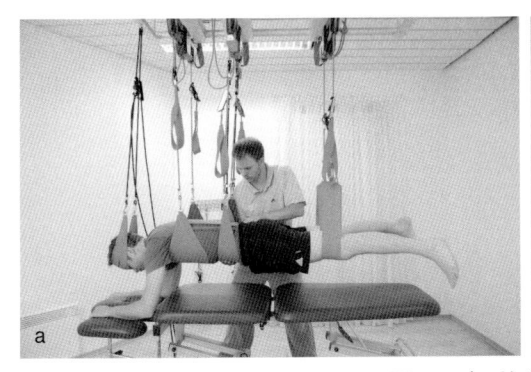

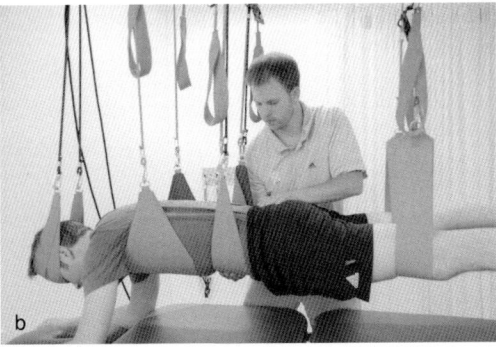

図90　（口絵カラー①参照）

5. テストの解釈

腰痛のない正常な腰椎機能をもつ人は，少なくとも 120 秒間のニュートラル・ポジションを保持することができる．しかし疲労が起きた場合，または疲労と関係なく 120 秒間保持ができない場合には，治療を必要とするかもしれない．このことは腰部の深部安定性システムの機能低下のサインとして判断することになる．

6. レッドコード・ニューラック・トリートメント

1) ゴール
①腰部のニュートラル・ゾーンでの保持時間を増大することである．
②エクササイズの間，患者に痛みを経験させない．
③このテスト中に痛みを認識する場合は中止する．

2) 手　順
①仙骨上に手を置き，もう一方の手は腹部の下に置く．
②腰椎前弯を減少させるために両方の手をやさしく絞る腰椎セッティングを行う．
③ゆっくり両手を動かし，最小限の努力で修正したポジションを維持するよう患者に伝える．
④腰部に疲労を感じ，休息を必要とするまで，ポジションを維持できる時間を記録する．
⑤腹横筋を活動させることを患者に伝えポジションを維持し，そして徒手的にロープを揺らす．
⑥患者が休息を必要とするまで，ポジションを保持できる総秒数を記録する．
⑦休息は 30 秒間とる．

3) 治療を続けるうえでの留意点
①ポジションは腰部の疲労が起こるまで，できるだけ長く維持させる．
②ポジションは休息を必要とするまで，できるだけ長く維持させる．
③エクササイズで痛みを誘発させない．
④これらの過程はファンクショナル・テストとして判定することができる．
⑤有効な治療を判定するためには 3 セットごとにファンクショナル・テストの再評価を行う．

下肢へのウィーク・リング・テストとニューラック・トリートメント

ここではウィーク・リンク・テストと，下肢の筋群に対する治療について，以下のことを含めながら述べる．
　①領域と筋群．
　②適応．
　③スタート・ポジション．
　④患者教育．
　⑤片側荷重に対する段階的負荷．

1. ウィーク・リンク・テスト

　常に痛みを誘発することなく正確に動作を遂行させるためには，無負荷状態にし，ロープにエラスティックコードを取り付けて開始する．患者が口頭指示で正確なポジションをみつけることができない場合には，徒手的に正確な動作を患者に誘導する．
　【テストを正確に遂行する場合】
　①患者が正確にテストを行うことができなくなるまで続ける．
　②動作またはポジションが痛みを誘発するまで段階的負荷をかける．
　③動作が行えないレベルを記録する．
　④比較のため他方側にも同様の手技を行う．弱いほうは初期のレッドコード・ニューラック・トリートメントに注意を払う必要がある．多くの患者が両側に弱点を有する．

2. レッドコード・ニューラック・トリートメント

1) ゴール
　①それぞれのエクササイズにおいて左右均等にパフォーマンスが行える．
　②それぞれのエクササイズにおいてパフォーマンスの改善がみられる．改善していくことで，ファンクショナル・テストと日常生活活動を判定する必要がある．

2) 一般的な原則
　ウィーク・リンク・テストで確認される機能レベルの劣った側から治療を開始する．なお，特定の機能低下はそれぞれのエクササイズに対して明らかにされる．
　①正確な身体コントロールによって4回繰り返す．
　②セラピストは不安定性を増大させるためにロープを揺らしてもよい．
　③セット間は30秒間の休息をとる．
　④アップグレードするには，エラスティックコードの支持を減らし，段階的負荷を上げる．

3) 治療を続けるうえでの留意点
　①レベルは少なくとも2セットごとにアップする．
　②エクササイズで痛みを誘発させない．

③これらの過程はファンクショナル・テストとして判定するとができる．
④有効な治療を判定するために3セットごとにファンクショナル・テストの再評価を行う．

3. トレーニング

患者に痛みの誘発がなく，正確にエクササイズを行うことができる段階的負荷レベルで，CKCトレーニングを始める．もし対象者の能力に非対称性が認められた場合，弱い部分をエラスティックコードによって調整するが，調整が不十分な場合は両側負荷のエクササイズを行う．

1) トレーニングの原則

①エクササイズごとに4回繰り返す．
②4セット行う．
③セット間は30秒間の休息をとる．
④患者が容易に4回繰り返して行えるか，またはそれ以上行える時は，エクササイズ強度を増加する．

I　骨盤帯の挙上

腰椎，骨盤，股関節領域へのアプローチについて述べる．

1. 適　応

①神経筋コントロールが低下した場合．
②疲労，関節可動域の減少，筋硬結，不快感または疼痛がある場合．
③動作時痛がある場合．
④安定性が低下した場合．

2. スタート・ポジション（図91）

①背臥位．
②胸の上に腕を置く．
③膝関節を屈曲して片方の膝に，ストラップまたはナロー・スリングを通す．
④床から30cmくらいの高さでロープが垂直になるように吊す．
⑤骨盤帯にエラスティックコードを取り付けたワイド・スリングで支持する．

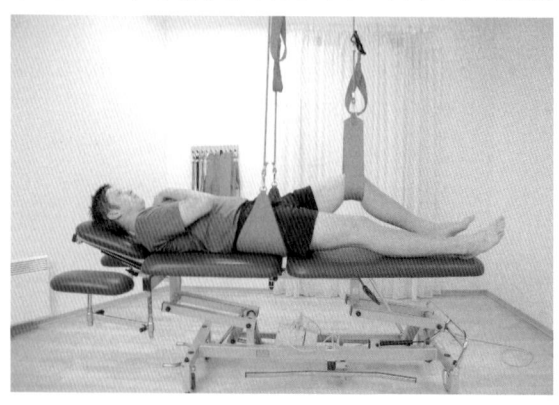

図91

3. 上肢の位置が異なるスタート・ポジション
①腕は身体に平行にする（図92a）．
②頭上でのグリッピングで広背筋を活動させる（図92b）．
③広背筋が活動し，エラスティックコードによって他側の下肢は支持されている（図92c）．

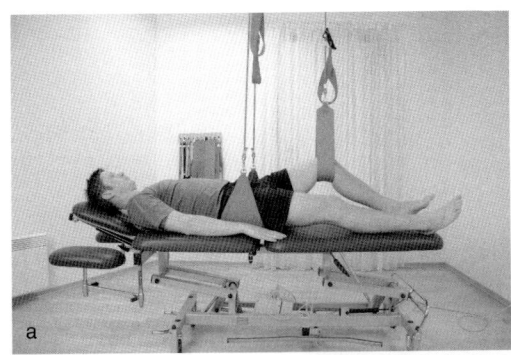

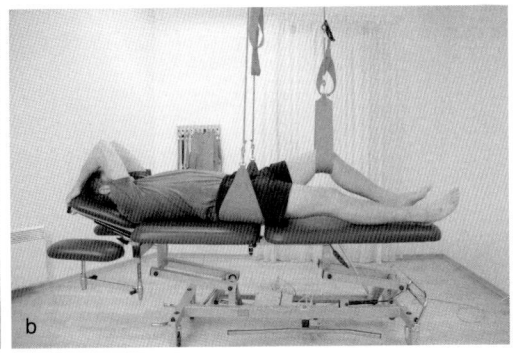

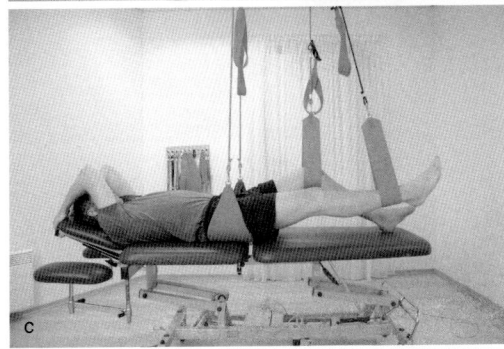

図92

4. 患者指導
①ナロー・スリング内で膝関節を伸展させる（図93a）．
②自由になっている下肢（ここでは右下肢）を挙上させ，もう一方の下肢と平行にさせる．
③身体の位置がまっすぐになるまでナロー・スリング内の下肢を下方に押させ，骨盤を挙上させる．

5. 段階的負荷
①ワイド・スリングに取り付けたエラスティックコードの支持を減らす（図93b）．
②上肢を身体の横に置き，骨盤を回旋させる．下肢で支持しながら身体の縦軸に骨盤を回旋させる．全可動域で回旋することを判断する（図93c）．
③上肢を胸の上に置いた状態で骨盤を回旋させる．全可動域で回旋することを判断する（図93d）．
④上肢を身体の横に置き，水平位で骨盤を維持しながら自由な下肢を外転させる．動作を行えなかったレベルの股関節外転可動域を記録する（図93e）．
⑤上肢を身体の横に置き，自由な下肢の最大外転と骨盤の回旋を組み合わせる（図93f）．

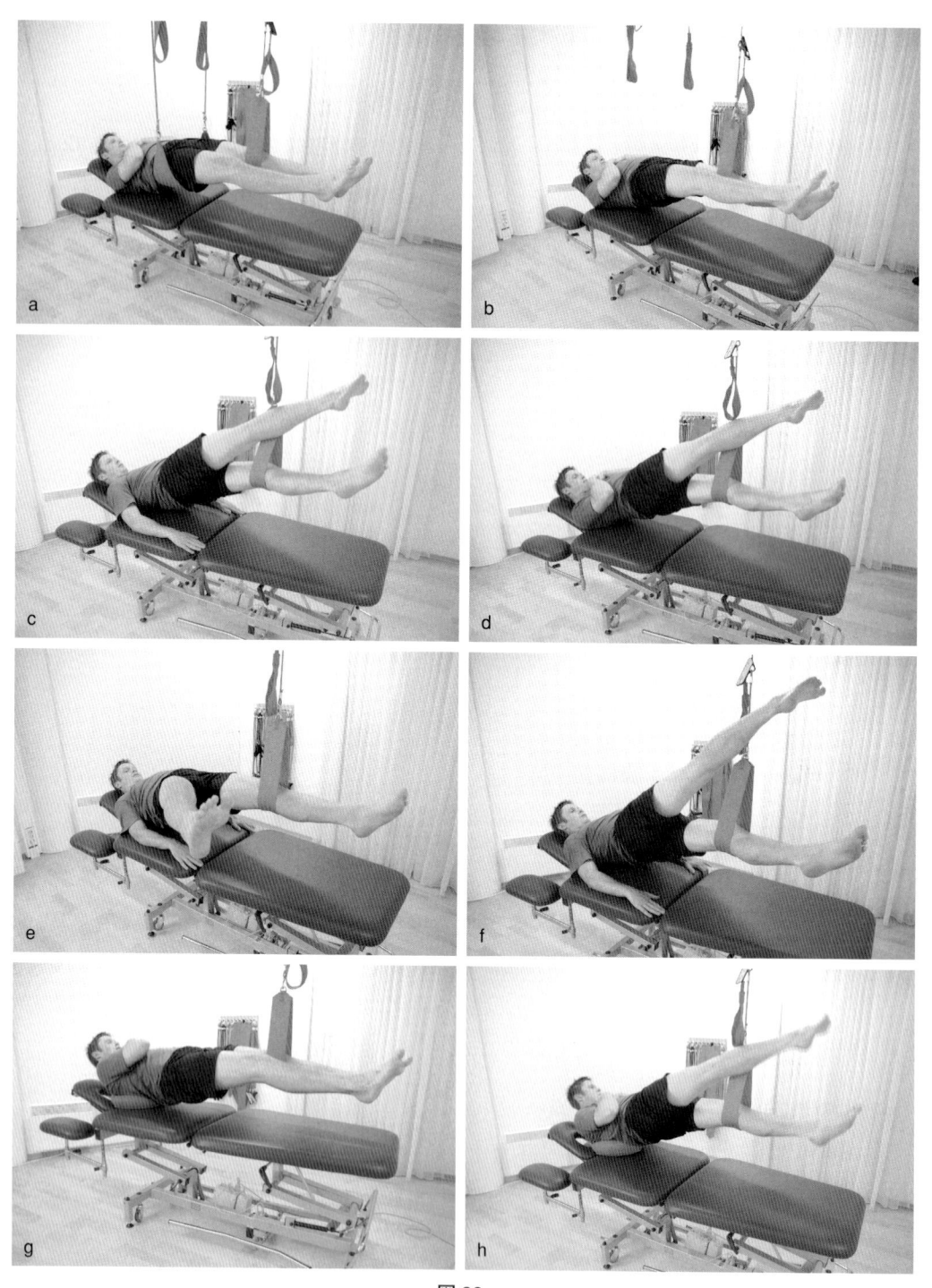

図93

⑥肩甲骨間に入れるバランスクッションは，胸の上に腕を置いた状態で強度を増大させるために行い，すべての段階的負荷に追加してもよい（図 93 g, h）．

6. ウィーク・リンク・テスト
1）判　定
　①骨盤は水平レベルに保持することができる．
　②腰椎は正常の前弯を維持することができる．
　③骨盤の回旋，または体幹の側屈がない．
2）テストが正確に遂行できないか，または痛みを誘発する場合
　①体幹と平行に腕を置くことによって支持基底面を広げる．
　②頭上のグリッピングを下方に引くことによって反対側を支持している下肢の広背筋を活動させる．
　③下肢にエラスティックコードを取り付けたナロー・スリングを通すことで自由な下肢を無負荷にする．
　④腹横筋を活動させる．
　⑤両側負荷を利用する．
　⑥上記の要素を組み合わせる．

7. レッドコード・ニューラック・トリートメント
　ウィーク・リンク・テストで正常に動作が遂行できるレベルにグレードダウンさせて，弱い側から治療を開始する．以下のようにグレードダウンする．
　①骨盤にエラスティックコードを取り付けたワイド・スリングを通すことで，身体の負荷を軽くする．
　②エラスティックコードを取り付けたナロー・スリングを下肢に通すことで，自由な下肢の自重を軽くする．
　③上肢を身体の横に平行にすることで，支持基底面を広げる．
　④支持している下肢の反対側の広背筋を活動させることによって，腰部の安定性を改善させる．
　⑤両側の広背筋を活動させることによって，腰部の安定性を改善させる．

8. トレーニング
1）両側での段階的負荷
　a. 上肢を身体の横に平行に置く（図94）．

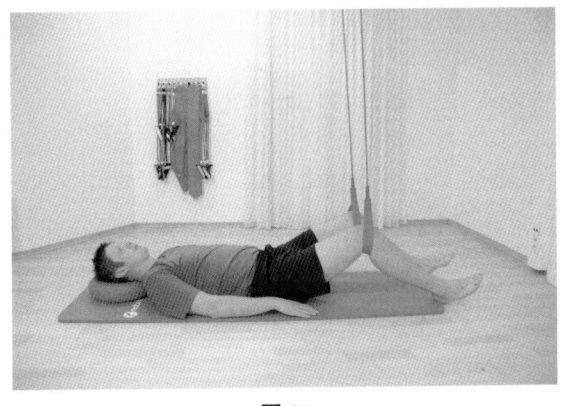

図94

①骨盤挙上を行わせる（**図 95 a**）．
②骨盤挙上と両側股関節外転を行わせる（**図 95 b**）．
③骨盤挙上と片側股関節外転を行わせる（**図 95 c**）．

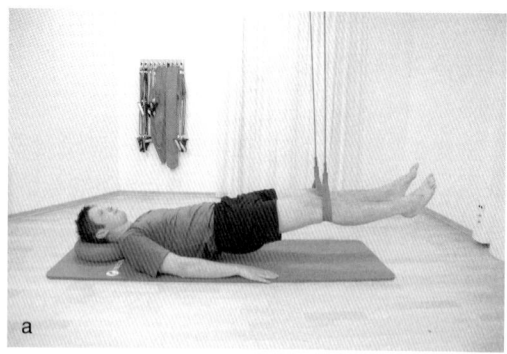

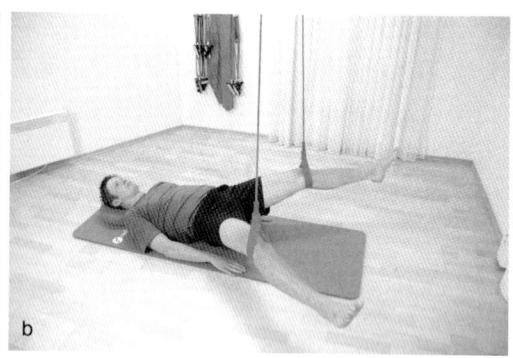

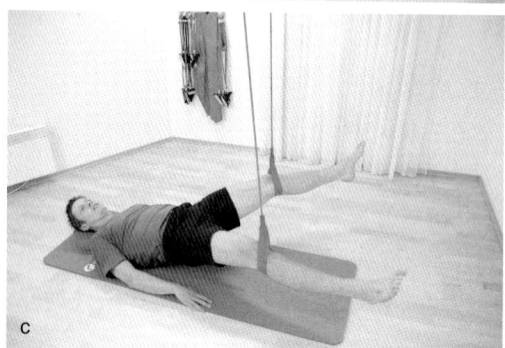

図 95

b．胸の上に腕を置く（**図 96**）．

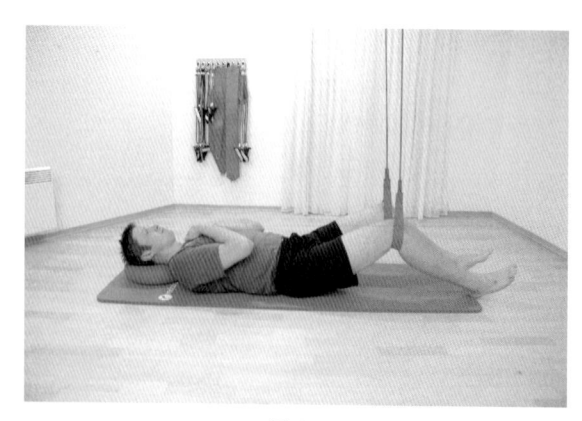

図 96

①骨盤挙上を行わせる（**図 97 a**）．

②骨盤挙上と両側股関節外転を行わせる（図 97 b）．
③骨盤挙上と片側股関節外転を行わせる（図 97 c）．

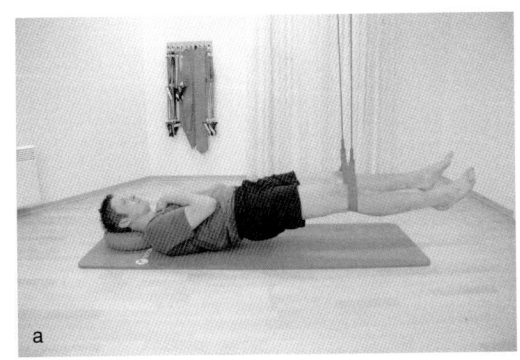

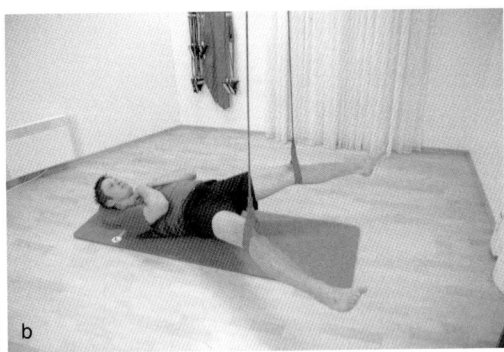

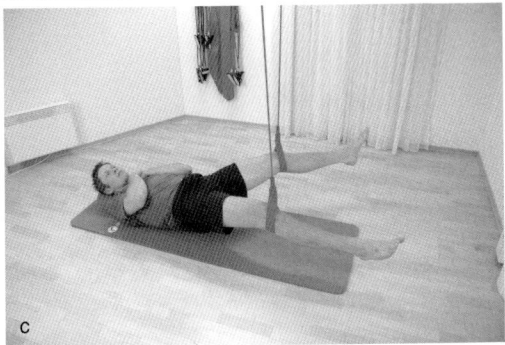

図 97

c．胸の上に腕を置き，両肩甲骨間の下にバランスクッションを入れる（図 98）．

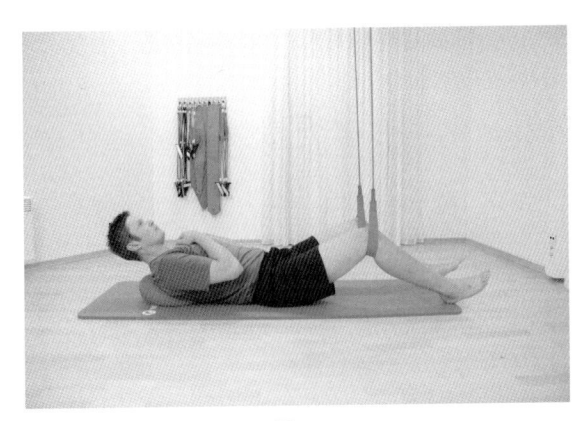

図 98

①骨盤挙上を行わせる（図 99 a）．
②骨盤挙上と両側股関節外転を行わせる（図 99 b）．
③骨盤挙上と片側股関節外転を行わせる（図 99 c）．

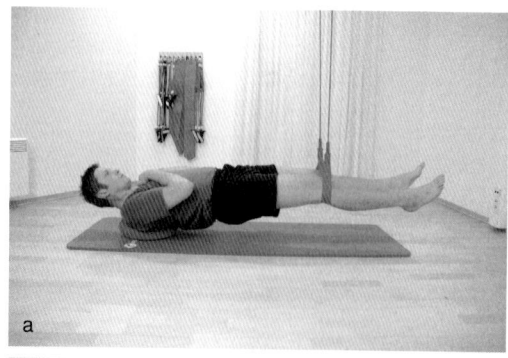

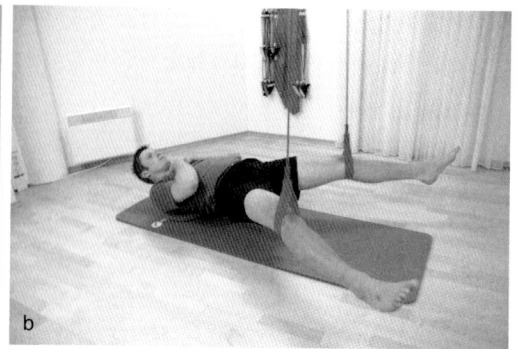

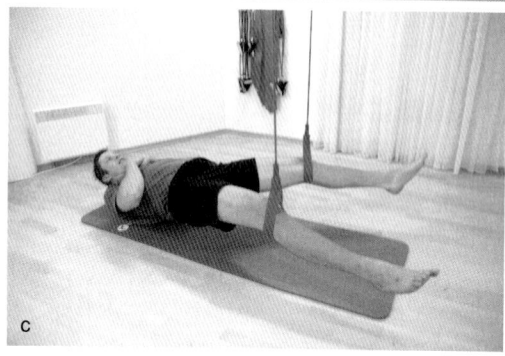

図99

Ⅱ　腹臥位でのブリッジ

腰椎，骨盤，股関節領域へのアプローチについて述べる．

1. 適　応
①神経筋コントロールが低下した場合．
②疲労，関節可動域の減少，筋硬結，不快感または疼痛がある場合．
③動作時痛がある場合．
④安定性が低下した場合．

2. スタート・ポジション（図100）
①腹臥位．
②前腕で上半身を支持する．
③腰椎の過伸展を避けるために腹部の下にクッションを置く．
④片側の大腿部にナロー・スリングを通す．
⑤床から40cmくらいの高さでロープが垂直になるように吊す．
⑥腹部にエラスティックコードを取り付けたワイド・スリングで支持する．

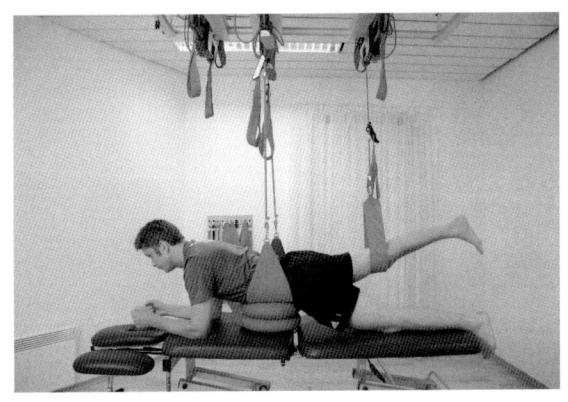

図 100

3. 他側の下肢をエラスティックコードによって支持した異なるスタート・ポジション（図 101）

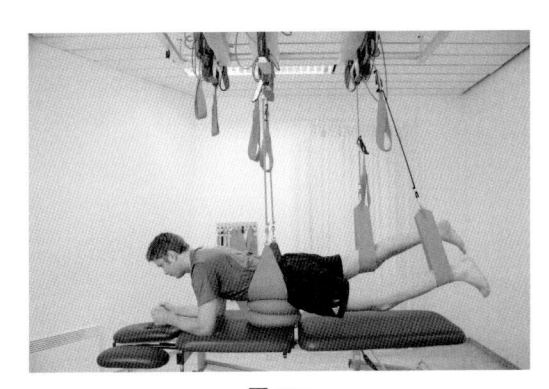

図 101

4. 患者指導
① 自由な下肢を挙上させ，反対の下肢と平行にさせる．
② 身体の位置がまっすぐになるまでナロー・スリング内の下肢を下方に押させ，骨盤を挙上させる（図 102 a）．

5. 段階的負荷
① エラスティックコードの支持を減らす（図 102 b）．
② 足部方向にナロー・スリングを移動させることでレバーアームが増大する（図 102 c）．
③ 支持している下肢上の縦軸に骨盤を回旋させる．全可動域で回旋することを評価する（図 102 e）．
④ 水平位で骨盤を維持し自由な下肢を外転させる．動作が行えなかったレベルの股関節外転可動域を記録する（図 102 f）．

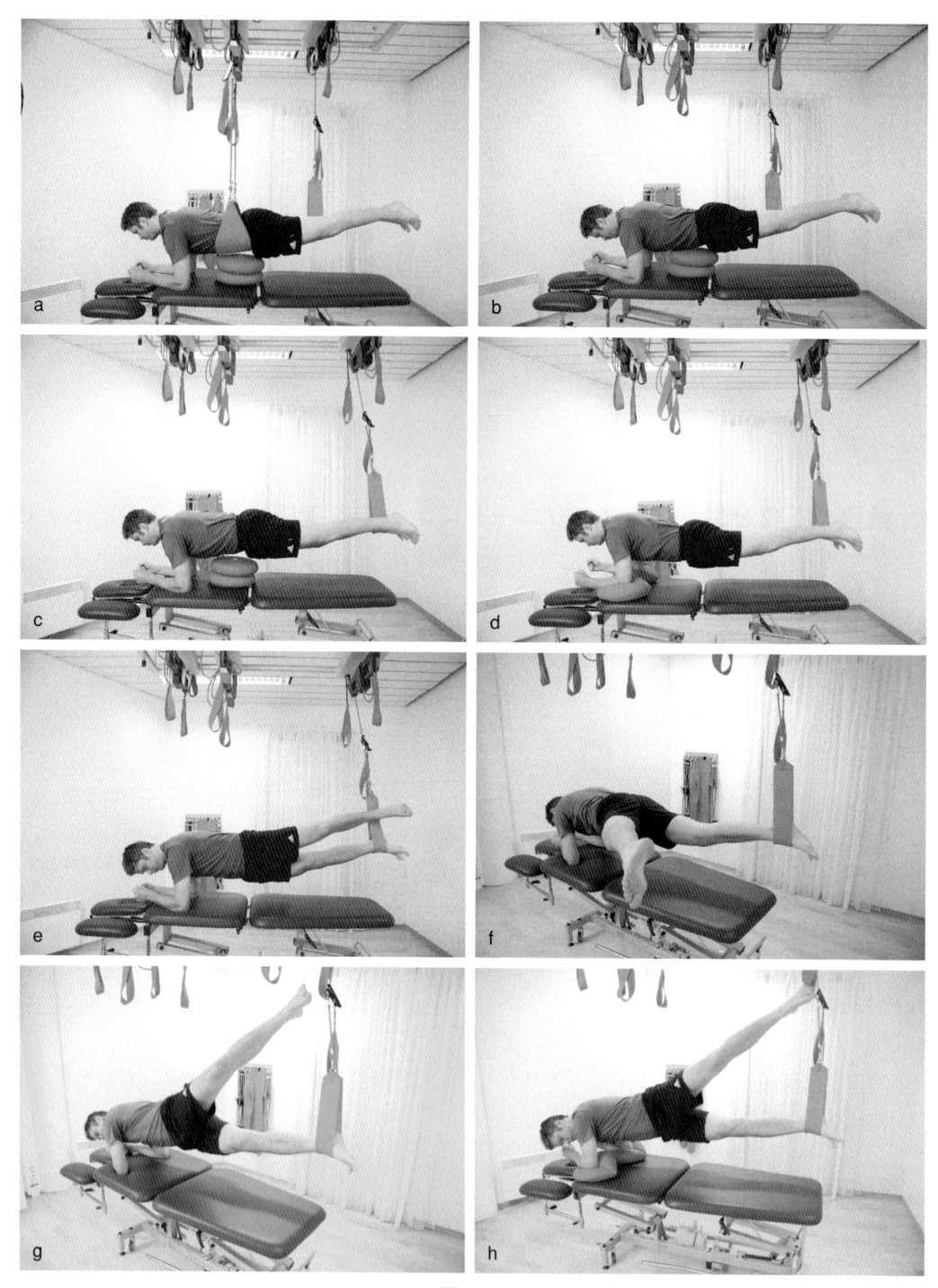

図102

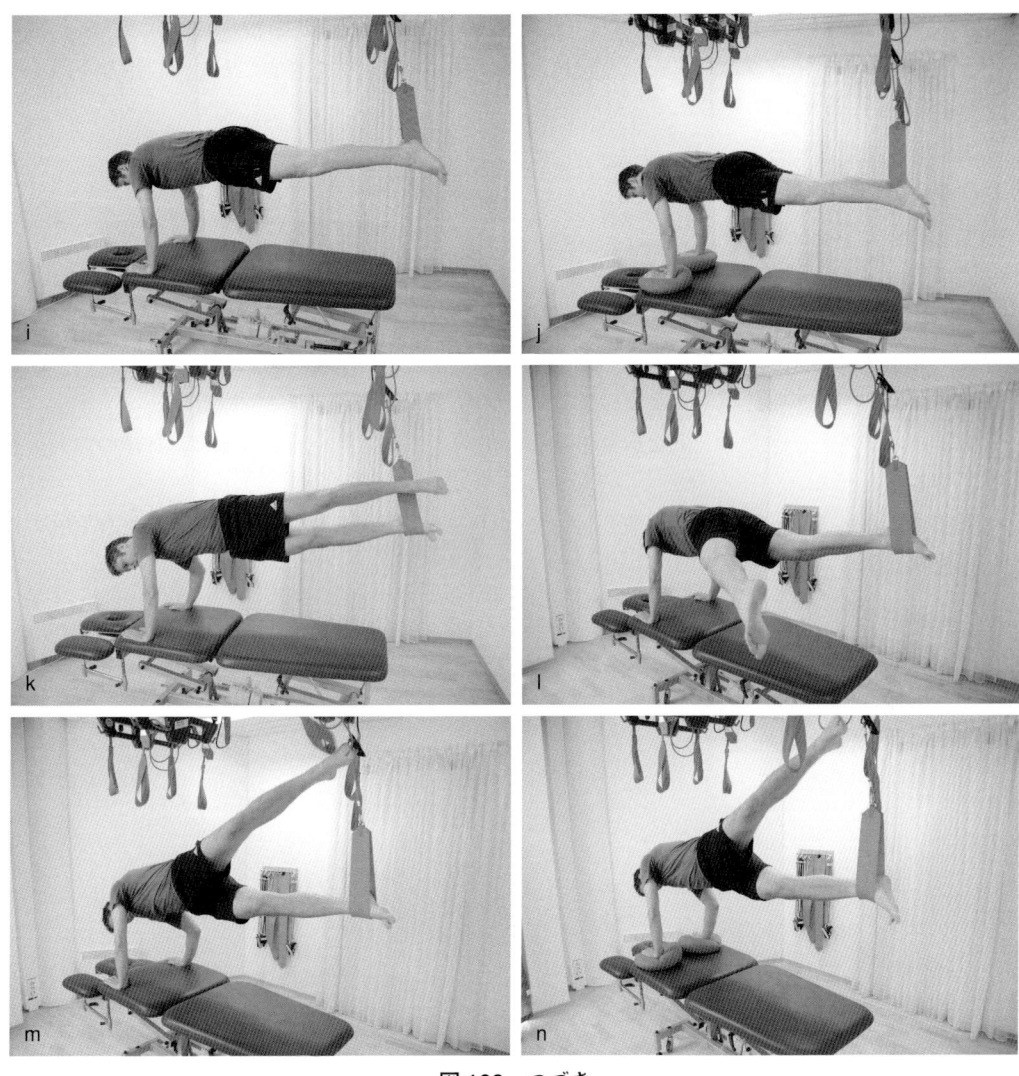

図102 つづき

⑤自由な下肢の最大外転と骨盤の回旋を組み合わせる（図102 g）．
⑥段階的負荷は両上肢伸展位で上半身を支持して行わせる（図102 i, k, l, m）．
⑦強度を増やすために両腕の下のバランスクッションは，すべての段階的負荷に追加してもよい（図102 d, h, j, n）．

6. ウィーク・リンク・テスト
1) 判　定
①骨盤は水平位で保持することができる．
②腰椎は正常な前弯を維持することができる．
③骨盤の回旋または体幹の側屈がない．

2）テストが正確に遂行できないか，または痛みを誘発する場合
①下肢にエラスティックコードを取り付けたナロー・スリングを通すことで，自由な下肢を無負荷にする．
②腹横筋を活動させる．
③両側負荷を利用する．
④上記要素を組み合わせる．

7. レッドコード・ニューラック・トリートメント
ウィーク・リンク・テストで正常に動作が遂行できないレベルからグレードダウンさせて，弱い側から治療を開始する．以下のようにグレードダウンする．
①腹部にエラスティックコードを取り付けたワイド・スリングを通すことで，身体の負荷を軽くする．
②下肢にエラスティックコードを取り付けたナロー・スリングを通すことで，自由な下肢の自重を軽くする．

8. トレーニング
1）両側での段階的負荷
a. 床に前腕を置く（図103）．

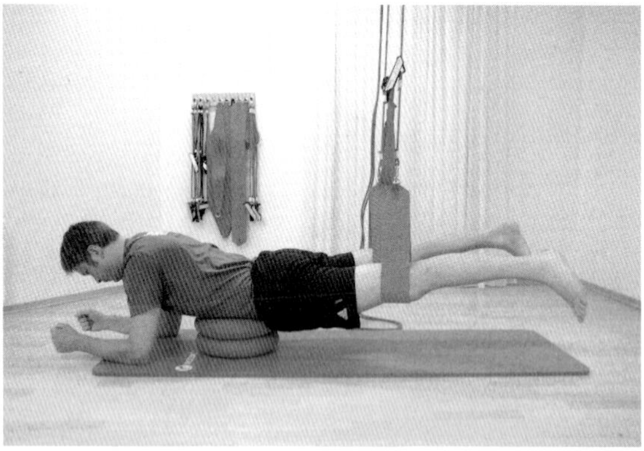

図103

①レバーアームを増強しながらブリッジさせる（図104 a）．
②ブリッジに両側股関節外転を追加する（図104 b）．
③ブリッジに片側股関節外転を追加する（図104 c）．

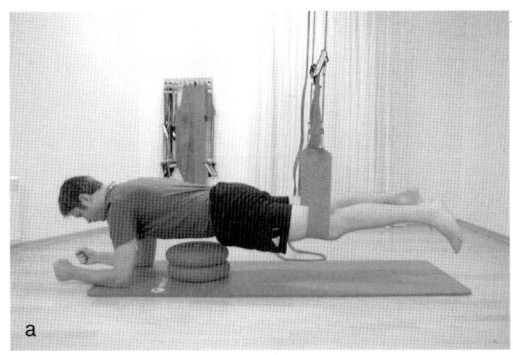

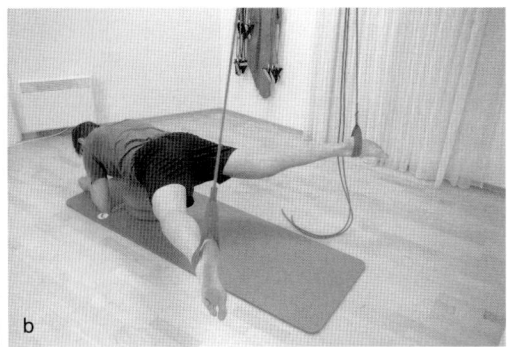

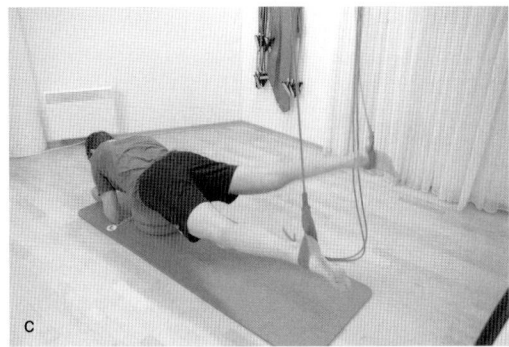

図 104

b. バランスクッション上に前腕を置く（図 105）.

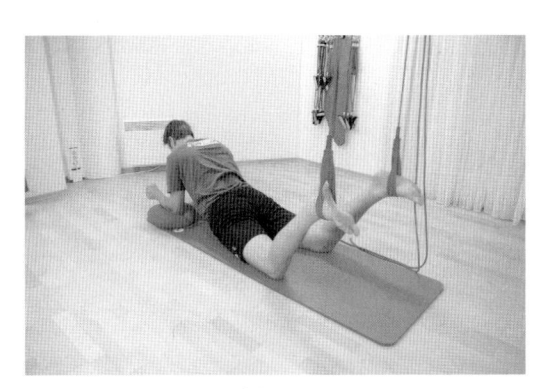

図 105

①最大限のレバーアームでブリッジさせる（図 106 a）.
②ブリッジに両側股関節外転を追加する（図 106 b）.
③ブリッジに片側股関節外転を追加する（図 106 c）.

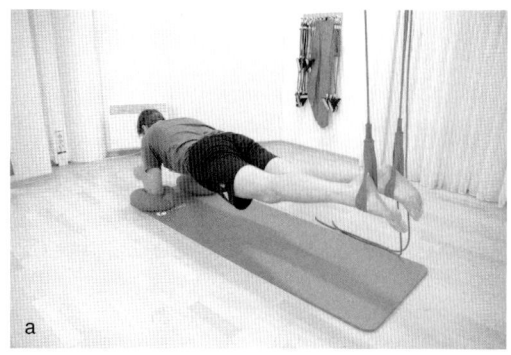

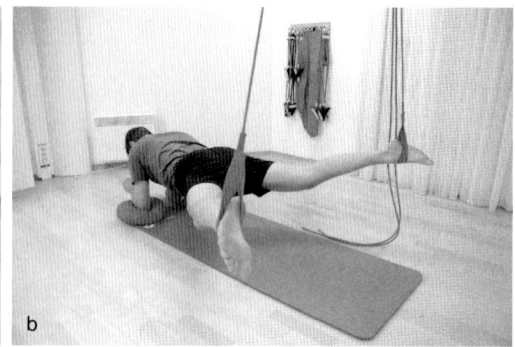

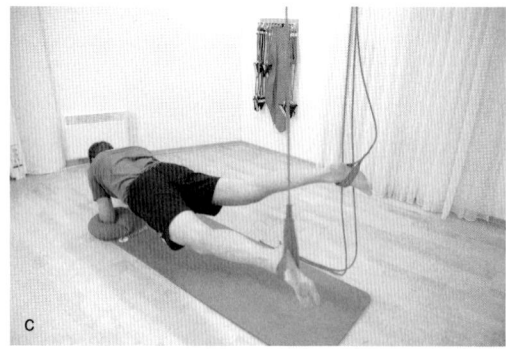

図106

c. 両手で支持する（図107）．

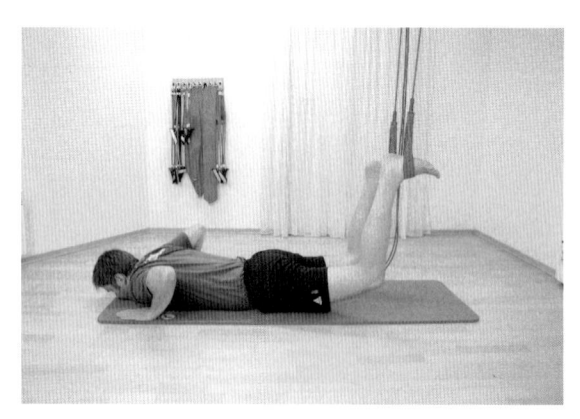

図107

①最大限のレバーアームでブリッジさせる（図108 a）．
②ブリッジに両側股関節外転を追加する（図108 b）．
③ブリッジに片側股関節外転を追加する（図108 c）．

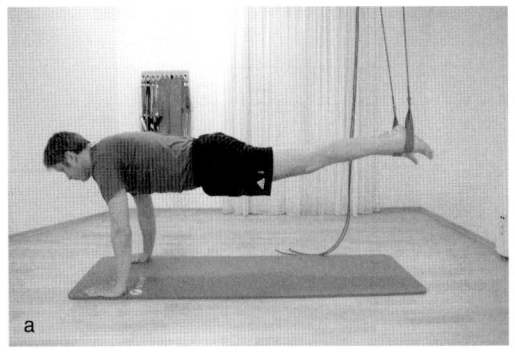

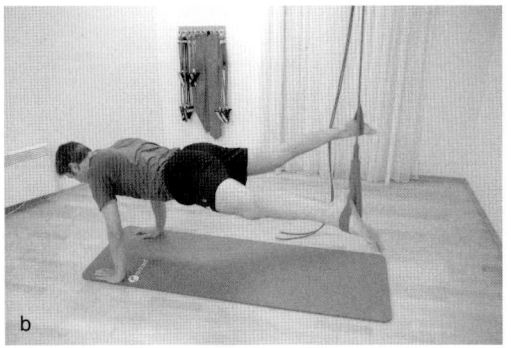

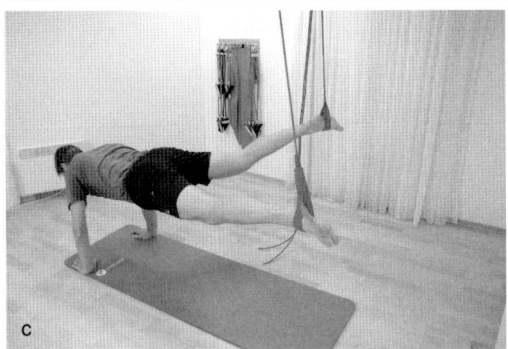

図 108

d. バランスクッション上に両手を置く（図 109）.

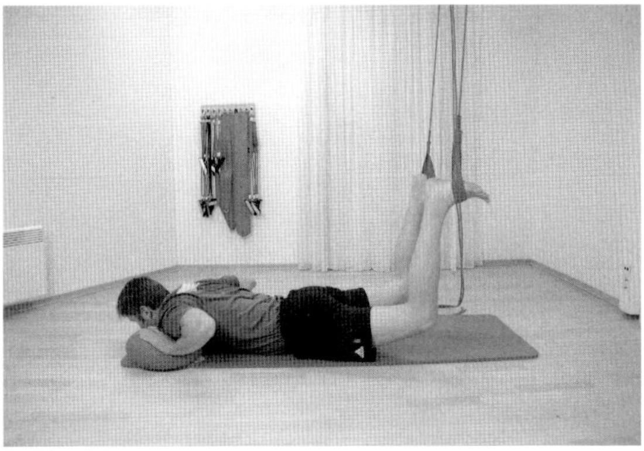

図 109

①最大限のレバーアームでブリッジさせる（図 110 a）.
②ブリッジに両側股関節外転を追加する（図 110 b）.
③ブリッジに片側股関節外転を追加する（図 110 c）.

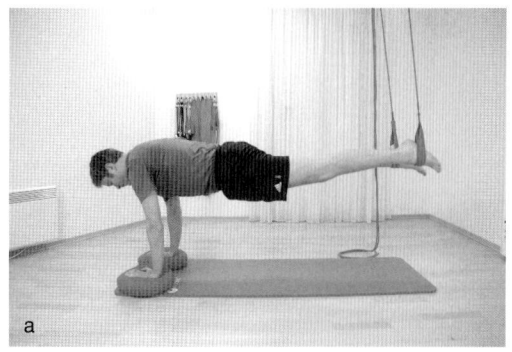

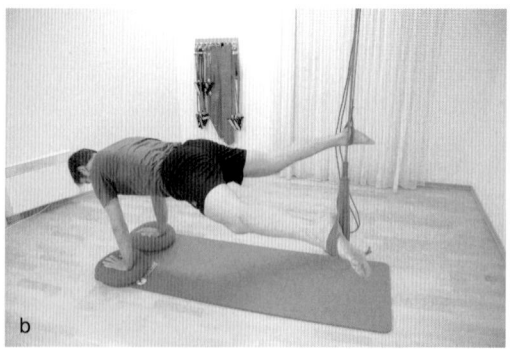

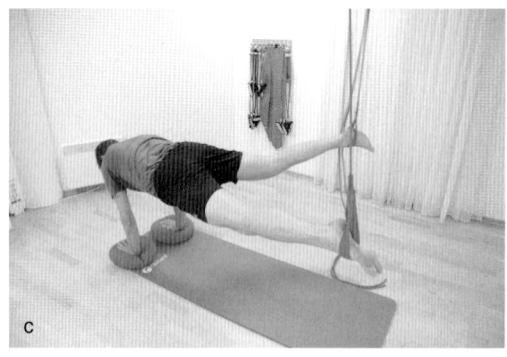

図110

Ⅲ　側臥位での股関節外転

股関節，特に中殿筋へのアプローチについて述べる．

1. 適　応
①トレンデレンブルグ徴候が陽性の場合．
②片脚バランスと安定性が低下した場合．
③神経筋コントロールが低下した場合．
④疲労，関節可動域の減少，筋硬結，不快感または疼痛がある場合．
⑤動作時痛がある場合．
⑥安定性が低下した場合．
⑦下腿から足部にアライメント異常がある場合．

2. スタート・ポジション（図111）
①側臥位．
②クッション上に頭部を置くか，または腕で頭部を支持する．
③胸の上に腕を置く．
④下側の膝にワイド・ストリングを通す．
⑤床から30 cmくらいの高さでロープが垂直になるように吊す．
⑥骨盤にエラスティックコードを取り付けたワイド・スリングを通す．

⑦上側の下肢は外転させ，エラスティックコードを取り付けたストラップ・スリングによって支持する．

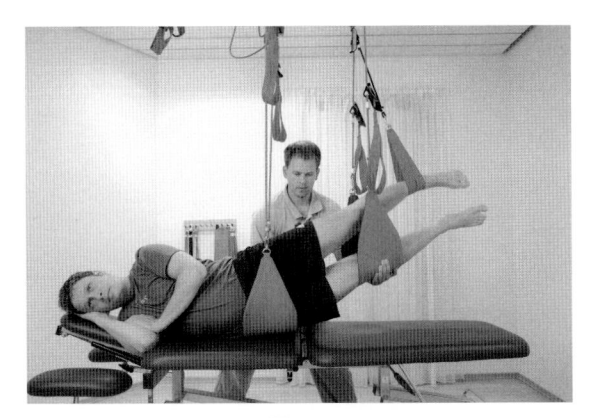

図 111

3. 頭上でのグリッピングにより広背筋を活性化させたスタート・ポジション
（図 112）

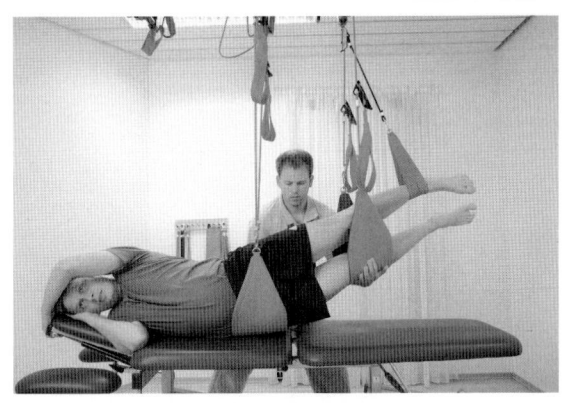

図 112

4. 患者指導
①腰椎の前弯を増大させないように，下側の股関節を伸展させる．
②下側の股関節を外転させ，骨盤を挙上させる（図 113 a）．
③股関節伸展位を保持できない場合，セラピストは股関節を伸展させる．

5. 段階的負荷
①エラスティックコードでの支持を減らす（図 113 b）．
②足部方向にワイド・スリングを移動させることでレバーアームが増大する（図 113 c）．
③前腕で上半身を支持させる（図 113 d）．

④強度を増やすために肩または腕の下のバランスクッションは，すべての段階的負荷に追加してもよい（図113 e，f）．

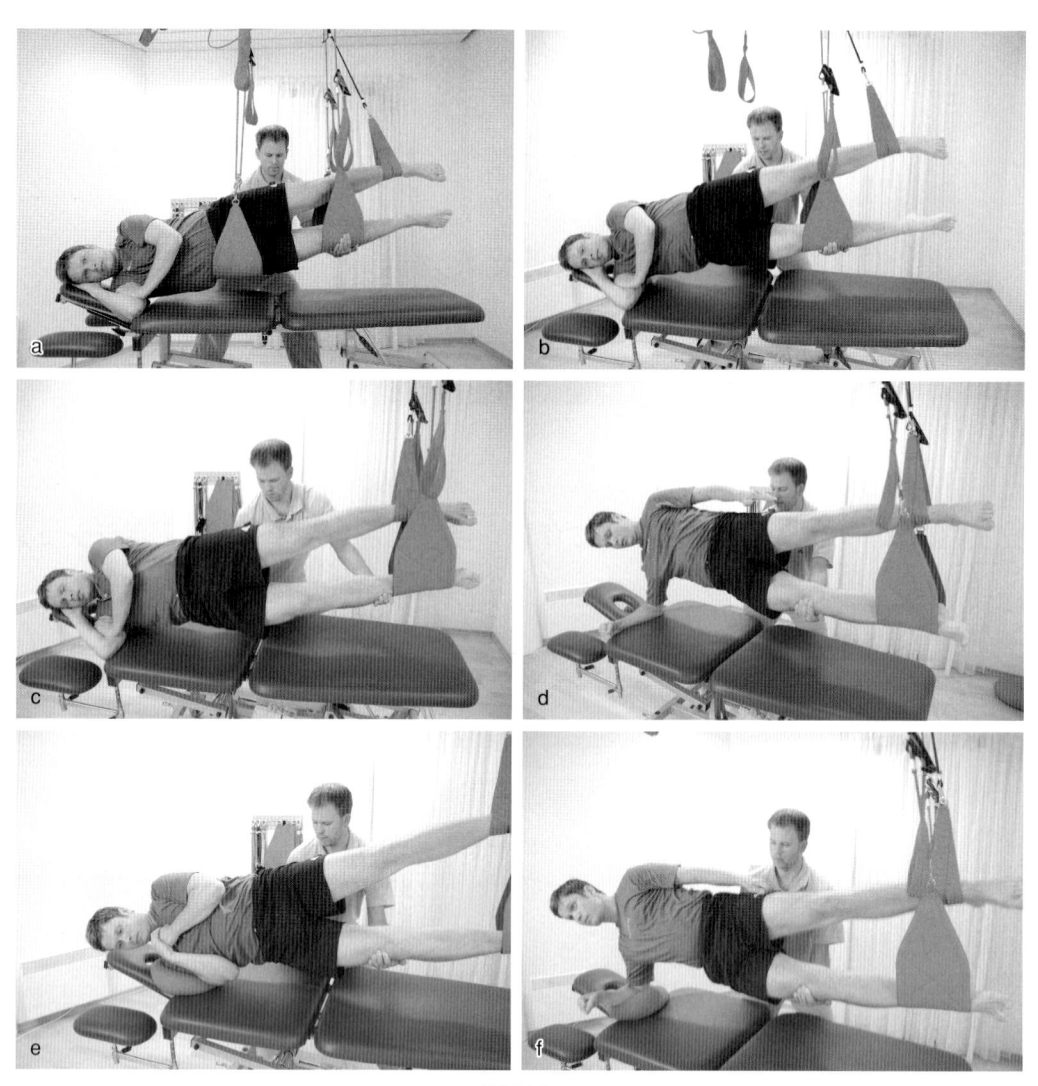

図113

6. ウィーク・リンク・テスト
1) 判　定
①身体がまっすぐなポジションになるまで挙上することができる．
②腰椎は正常な前弯を維持することができる．
③体幹の回旋がない．
2) テストが正確に遂行できないか，または痛みを誘発する場合
①頭上のグリッピング側を下方に引くことによって反対側を支持している下肢の広背筋を活動させる．

②腹横筋を活動させる．
③上記の要素を組み合わせる．

7. レッドコード・ニューラック・トリートメント

ウィーク・リンク・テストで正確に動作が遂行できるレベルにグレードダウンさせて，弱い側から治療を開始し，以下のようにグレードダウンする．

①骨盤帯にエラスティックコードを取り付けたワイド・スリングを通すことで，身体の負荷を軽くする．
②支持している反対側の広背筋を活動させることによって，腰椎の安定性を改善させる．

8. トレーニング

①図114 a ようにスタートポジションをとる（**図114 a**）．
②両下肢を揃えて身体を挙上させ，上側の下肢を外転させる（**図115 a**）．

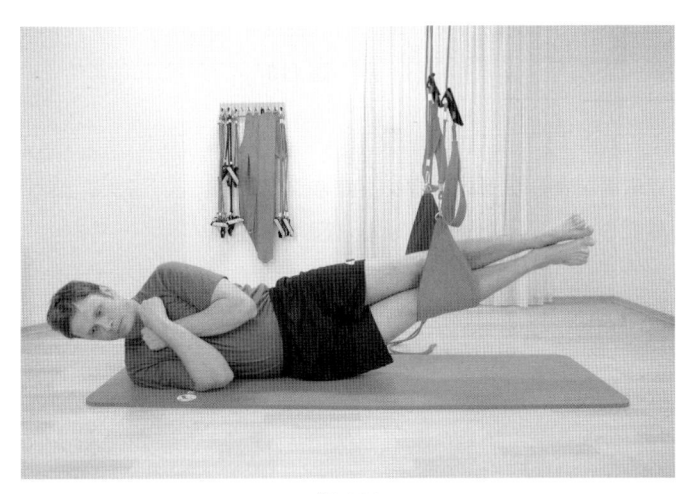

図114

③レバーアームを増やしながら股関節を外転させる（**図115 b**）．
④レバーアームを最大限にし，バランスクッション上に肩を置き，股関節外転を行わせる（**図115 c**）．

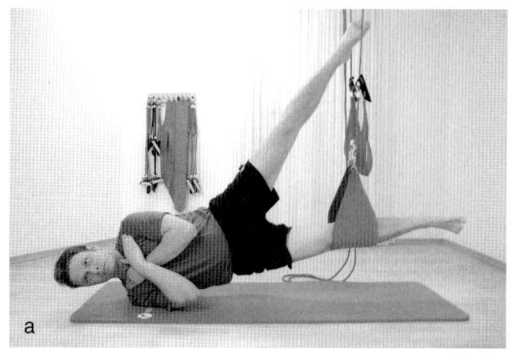

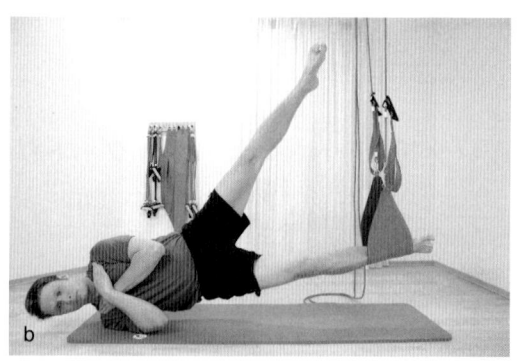

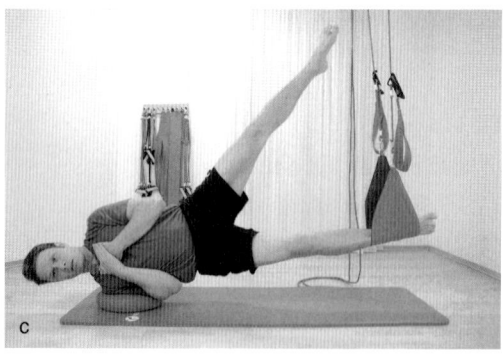

図115

①膝下に通したワイド・スリングの位置を上げる（図116）．
②上側の下肢を外転させ，身体を挙上させる（図117 a）．

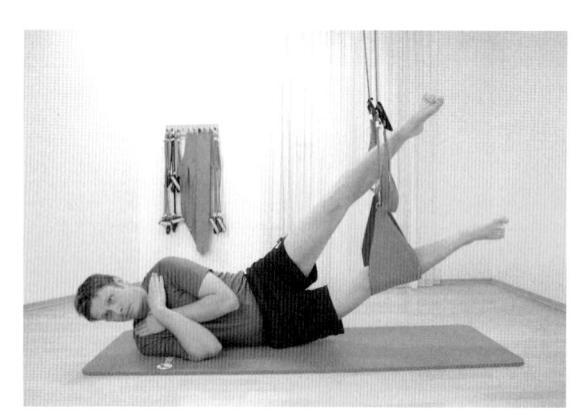

図116

③レバーアームを増強させながら股関節を外転させる（図117 b）．
④レバーアームを最大限にし，バランスクッション上に肩を置き，股関節を外転させる（図117 c）．
⑤前腕で上半身を支持しながらレバーアームを最大限にして股関節を外転させる（図117 d）．
⑥レバーアームを最大限にし，バランスクッション上に前腕を置き，股関節を外転させる（図

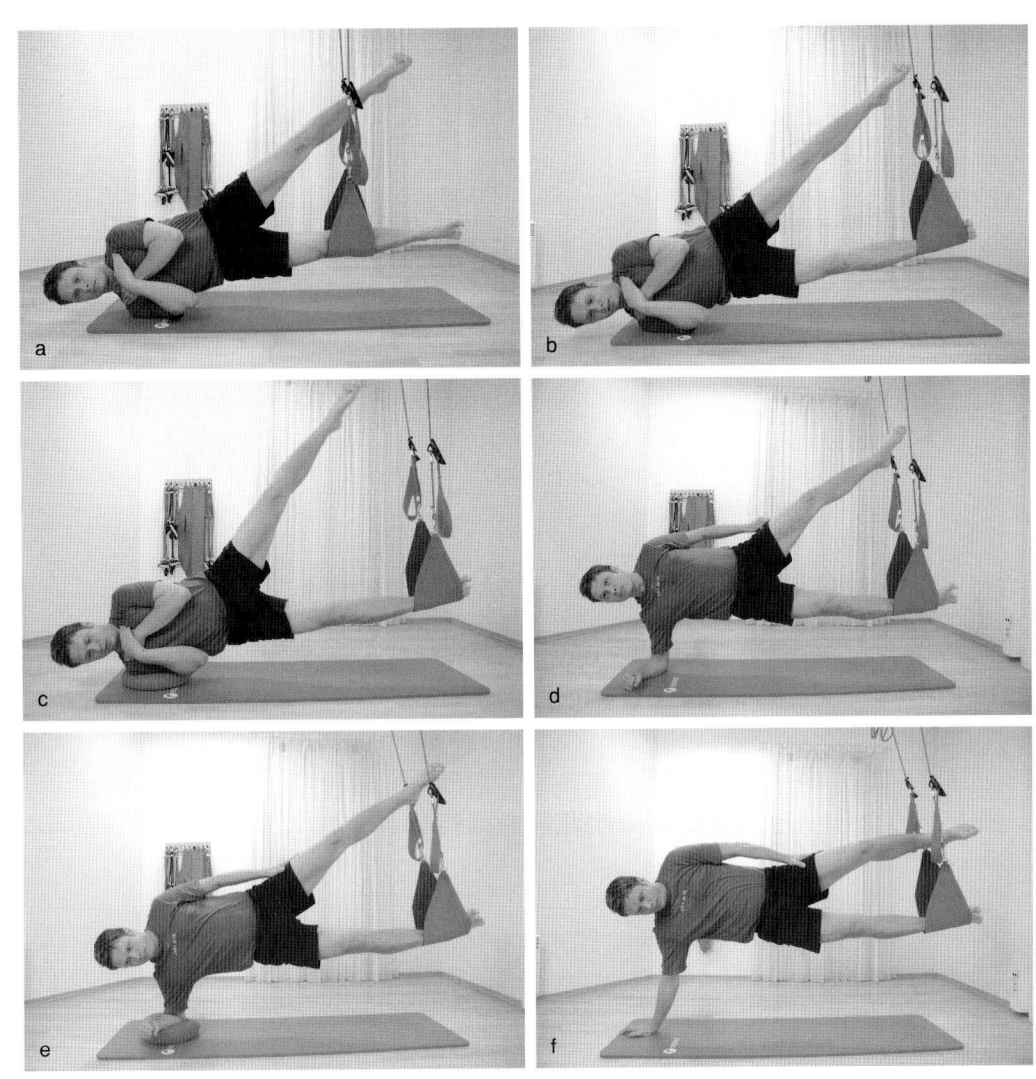

図117

117 e).
⑦片手で上半身を支持しながらレバーアームを最大限にして股関節を外転させる（図117 f）.
⑧レバーアームを最大限にし，バランスクッション上に片手を置き，股関節を外転させる．

Ⅳ　側臥位での股関節内転

特に股関節内転筋群へのアプローチについて述べる．

1. 適　応
①神経筋コントロールが低下した場合．
②疲労，関節可動域の減少，筋硬結，不快感または疼痛がある場合．
③動作時痛がある場合．
④安定性が低下した場合．

2. スタート・ポジション（図118）
①側臥位．
②クッション上に頭部を置くか，または腕で頭部を支持する．
③胸の上に腕を置く．
④上側の大腿部にワイド・スリングを通す．
⑤床から50 cmくらいの高さでロープが垂直になるように吊す．
⑥骨盤帯にエラスティックコードを取り付けたワイド・スリングを支持する．

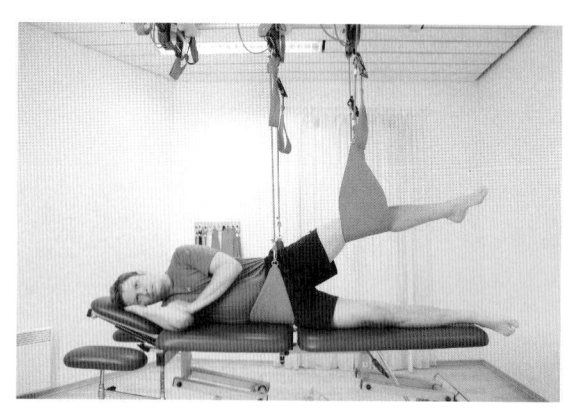

図118

3. 頭上でのグリッピングにより広背筋を活性化させたスタート・ポジション（図119）

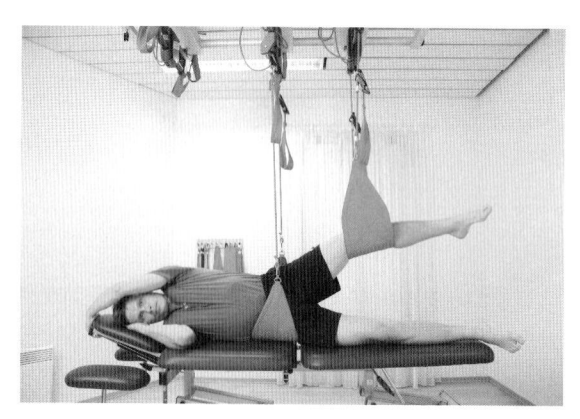

図119

4. 患者指導
①下側の下肢を床から挙上させる（股関節内転）．
②骨盤を挙上させるために，ワイド・スリング内の下肢を下方に押させる（図120 a）．

5. 段階的負荷
①エラスティックコードの支持を減らしていく（図120 b）．

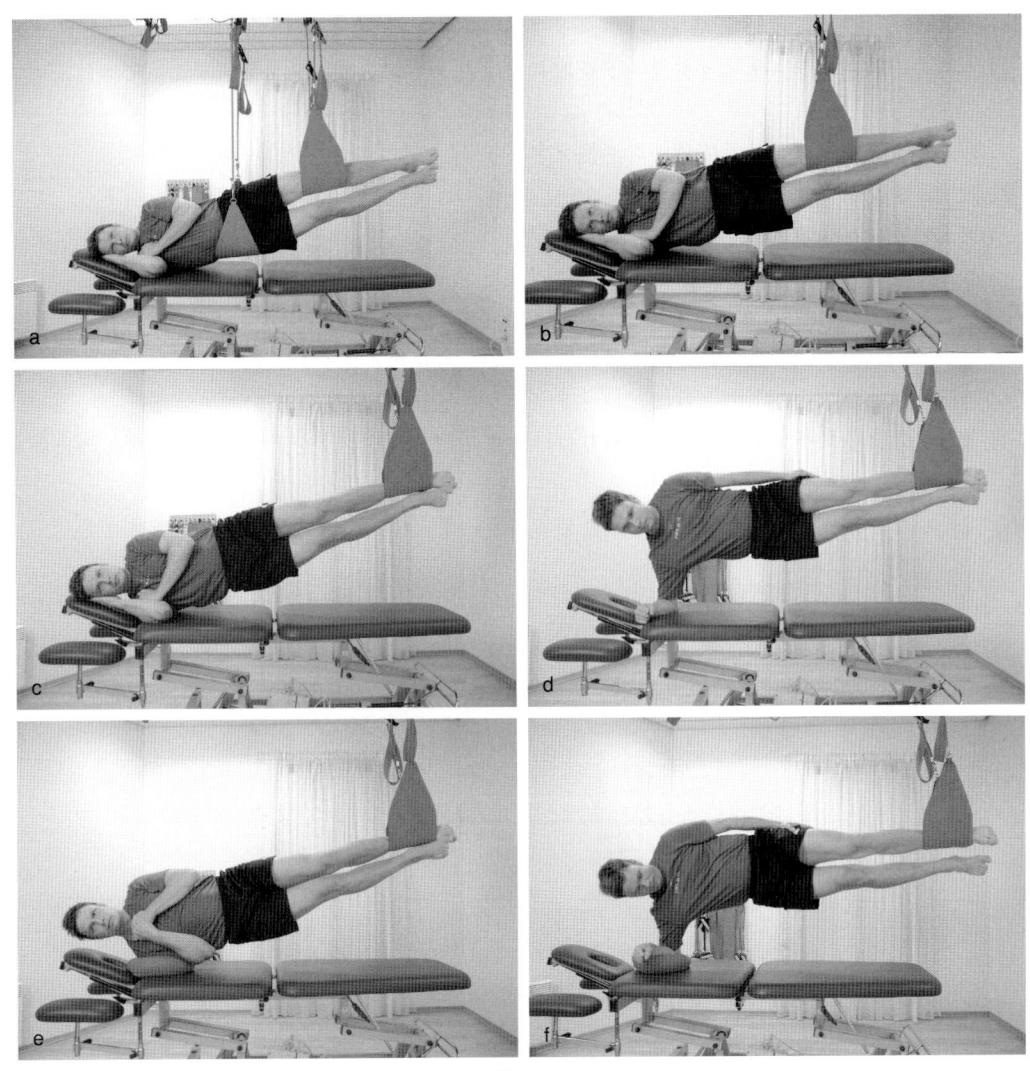

図120

②足部方向にワイド・スリングを移動させることでレバーアームが増大する（**図 120 c**）．
③前腕で上半身を支持させる（**図 120 d**）．
④強度を増すために肩または腕の下のバランスクッションは，すべての段階的負荷で追加してもよい．（**図 120 e，f**）．

6. ウィーク・リンク・テスト
1）判　定
①身体がまっすぐなポジションになるまで挙上することができる．
②腰椎は正常な前弯を維持することができる．
③体幹の回旋がない．

2）テストが正確に遂行できないか，または痛みを誘発する場合
　①下側の下肢にエラスティックコードを取り付けたワイド・スリングを通すことで無負荷にする．
　②頭上でグリッピングし，広背筋を活性化させる．
　③腹横筋を活動させる．
　④上記の要素を組み合わせる．

7. レッドコード・ニューラック・トリートメント

ウィーク・リンク・テストで正常に動作が遂行できるレベルにグレードダウンさせて，弱い側から治療を開始する．以下のようにグレードダウンする．
　①骨盤帯にエラスティックコードを取り付けたワイド・スリングを通すことで，身体の負荷を軽くする．
　②支持している反対側の広背筋を活動させることによって，腰部の安定性を改善させる．

8. トレーニング

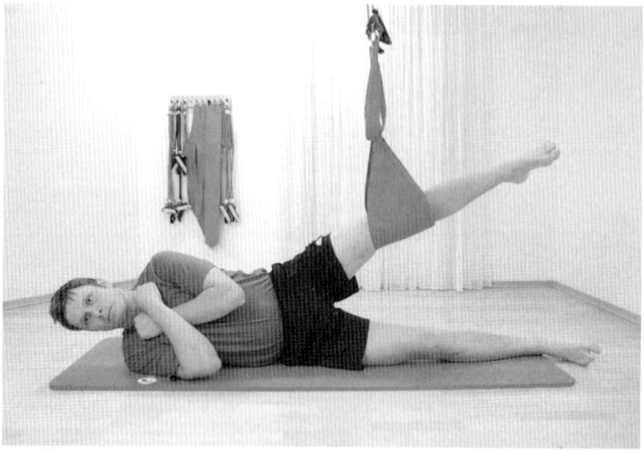

図 121

①図 121 に示すようにスタート・ポジションをとり，下側の下肢を内転させる（図 122 a）．
②次第にレバーアームを増やしながら股関節を内転させる（図 122 b）．
③レバーアームを最大限にし，バランスクッション上に肩を置き，股関節を内転させる（図 122 c）．
④前腕で上半身を支持しながらレバーアームを最大限にして股関節を内転させる（図 122 d）．
⑤レバーアームを最大限にし，バランスクッション上に前腕を置き，股関節を内転させる（図 122 e）．
⑥片手で上半身を支持しながらレバーアームを最大限にして股関節を内転させる（図 122 f）．
⑦レバーアームを最大限にし，バランスクッション上に片手を置き，股関節を内転させる．

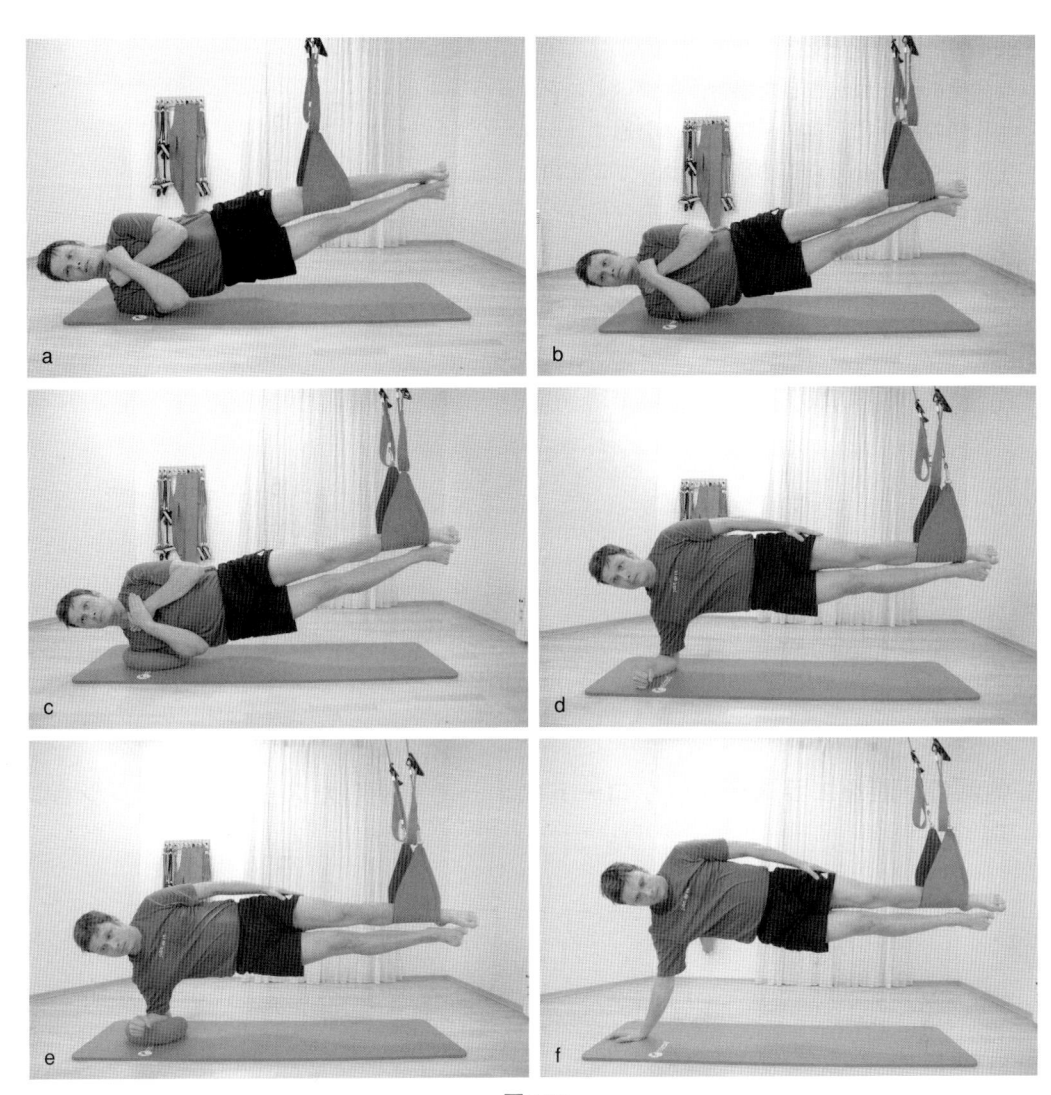

図 122

V 腹臥位での股関節屈曲

股関節屈筋群へのアプローチについて述べる．

1. 適 応
①神経筋コントロールが低下した場合．
②疲労，関節可動域の減少，筋硬結，不快感または疼痛がある場合．
③動作時痛がある場合．
④安定性が低下した場合．

2. スタート・ポジション（図 123）
①腹臥位．

3 レッドコード・ニューラック1

②前腕で上半身を支持させる．
③腰椎に過伸展が生じた場合，腹部の下にクッションを置く．
④片側の膝下にナロー・スリングを通す．
⑤床から 40 cm くらいの高さでロープが垂直になるように吊す．
⑥腹部にエラスティックコードを取り付けたワイド・スリングで支持する．

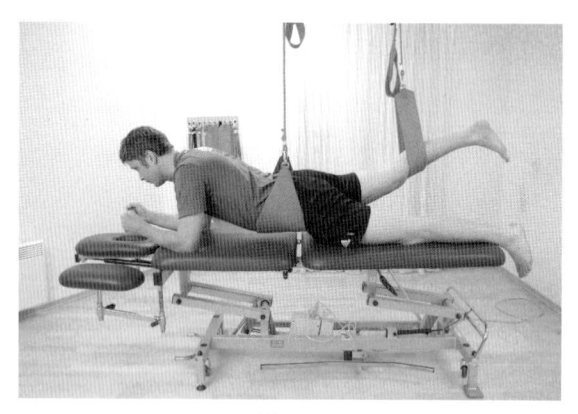

図 123

3. 他側の下肢をエラスティックコードによって支持したスタート・ポジション
（図 124）

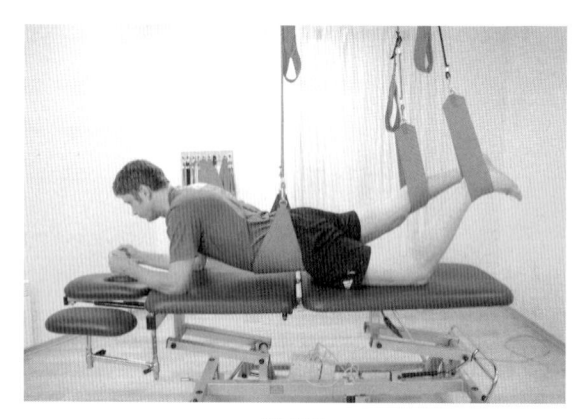

図 124

4. 患者指導

①自由な下肢（ここでは左下肢）を挙上させ，もう一方の下肢も平行にさせる．
②身体の位置がまっすぐになるまでナロー・スリング内の下肢を下方に押させ，骨盤を挙上させる．
③骨盤を挙上させ，可能なかぎり胸のほうに膝を引きつけるよう股関節を屈曲させる（図 125 a）．

5. 段階的負荷
①エラスティックコードの支持を減らす（図 125 b）．
②足部方向へナロー・スリングを移動させることでレバーアームが増大する（図 125 c）．
③段階的負荷は両手で上半身を支持して行わせる（図 125 d）．
④強度を増やすために腕の下のバランスクッションは，すべての段階的負荷で追加してもよい（図 125 e，f）．

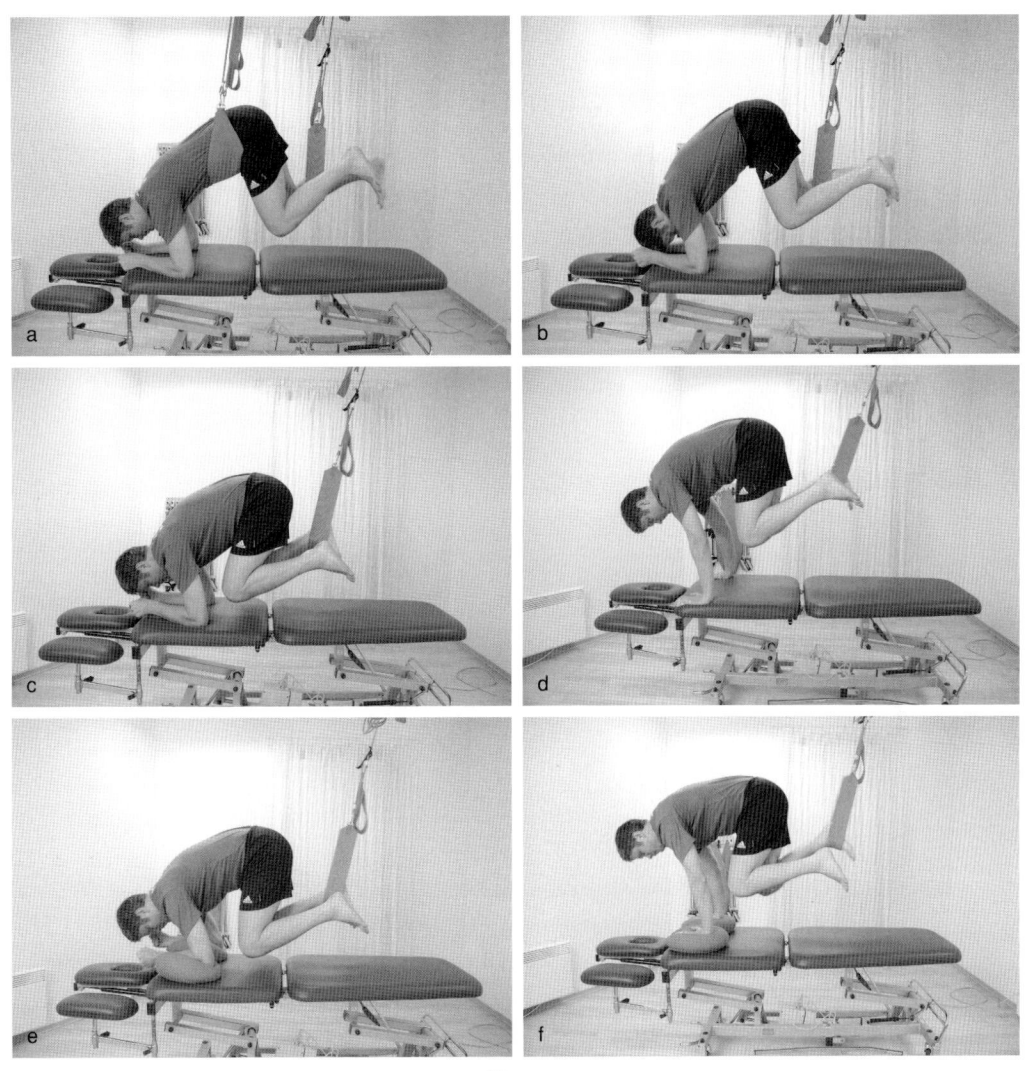

図 125

6. ウィーク・リンク・テスト
1）判　定
①股関節屈曲角度が 90°以上である．

②骨盤は水平位で保持することができる．
③体幹の回旋または側屈がない．

2）テストが正確に遂行できないか，または痛みを誘発する場合
①自由な下肢にエラスティックコードを取り付けたナロー・スリングを通すことで無負荷にする．
②腹横筋を活動させる．
③両側負荷を利用する．
④上記の要素を組み合わせる．

7. レッドコード・ニューラック・トリートメント

ウィーク・リンク・テストで正常に動作が遂行できないレベルからグレードダウンさせて，弱い側から治療を開始する．以下のようにグレードダウンする．
①腹部にエラスティックコードを取り付けたワイド・スリングを通すことで，身体の負担を軽くする．
②下肢にエラスティックコードを取り付けたナロー・スリングを通すことで自由な下肢の自重を軽くする．

8. トレーニング
1）両側での段階的負荷

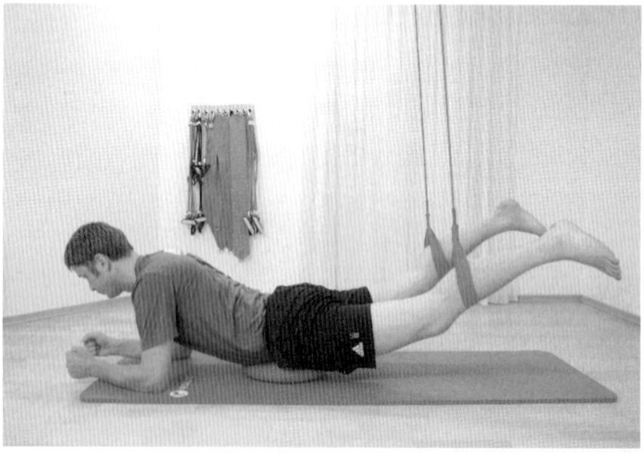

図 126

①図 126 がスタート・ポジション，図 127 a が運動のエンド・ポジションである．
②レバーアームを増やしながら股関節を屈曲させる（図 127 b）．
③レバーアームを最大限にし，バランスクッション上に前腕を置き，股関節を屈曲させる（図 127 c）．
④レバーアームを最大限にして股関節を屈曲し，両手で上半身を支持させる（図 127 d）．
⑤レバーアームを最大限にし，バランスクッション上に両手を置き，股関節を屈曲させる（図 127 e）．

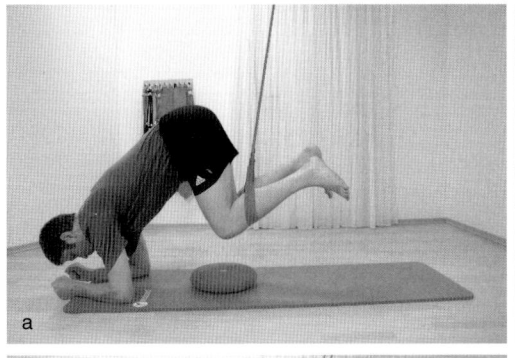

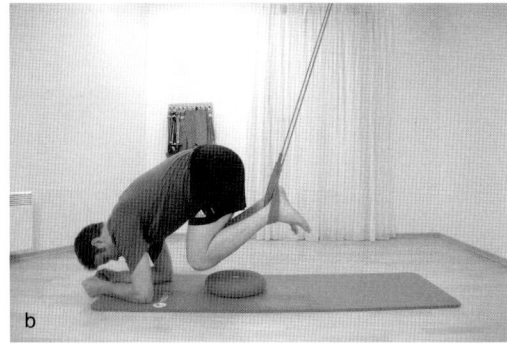

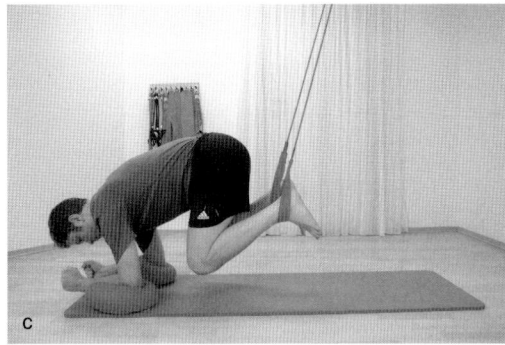

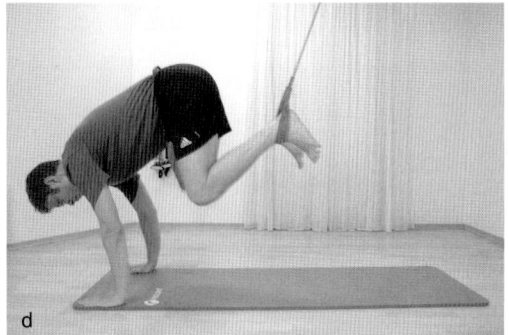

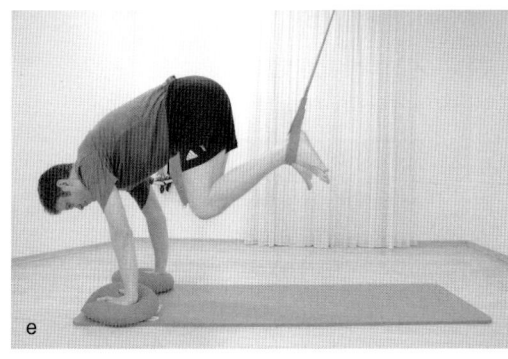

図127

Ⅵ　バランス・スクワット

特に内側広筋へのアプローチについて述べる．

1. 適　応
①神経筋コントロールが低下した場合．
②疲労，関節可動域の減少，筋硬結，不快感または疼痛がある場合．
③動作時痛がある場合．
④安定性が低下した場合．

2. スタート・ポジション（図128）
①バランスクッション上で片脚立位をとる．
②軽度の股関節屈曲をさせながら自由な下肢（ここでは左下肢）をまっすぐにさせる．

③バランスを維持するためストラップ内に指 1〜2 本を置く．

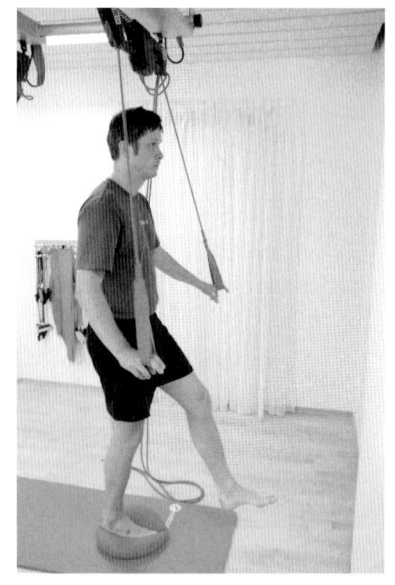

図 128

3. ワイド・スリングを用いたスタート・ポジション（図 129）

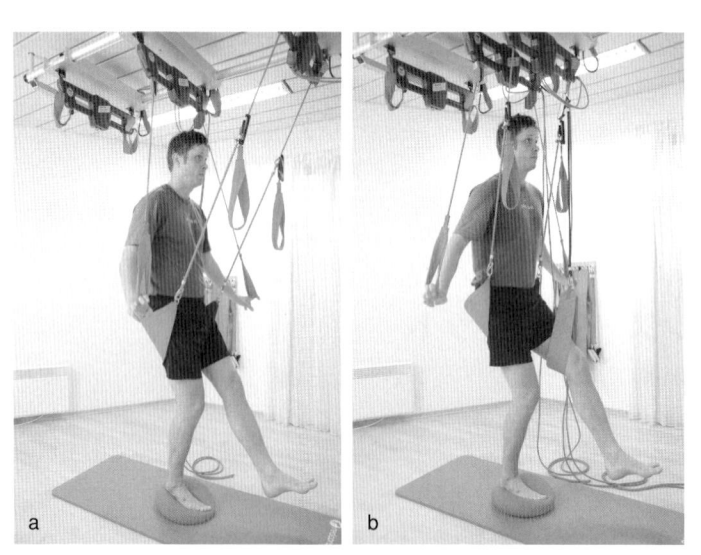

図 129 （口絵カラー②参照）

4. 患者指導

①片脚スクワットをできるだけ深く行わせる（図 130 a）．
②自由になっている下肢を空中で維持させる．
③腰椎は正常な前弯を維持させる．

5. 段階的負荷

①支持側の下肢と反対側上肢のストラップ内に指 1〜2 本置く（図 130 b）．
②ストラップは利用しない（図 130 c）．
③胸の上に腕を置く（図 130 d）．
④ウェイトベストを身に付け胸の正面に腕を置く（図 130 e）．

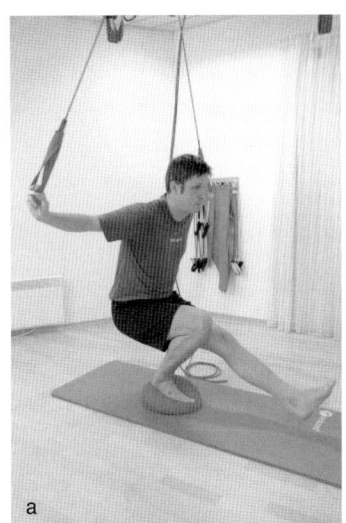

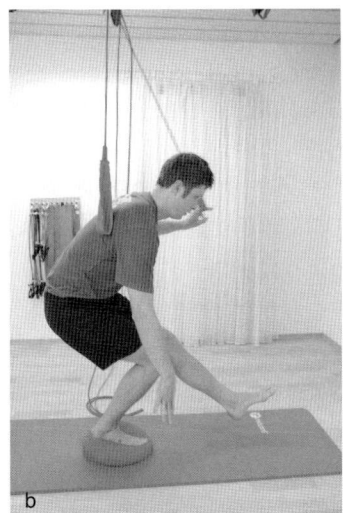

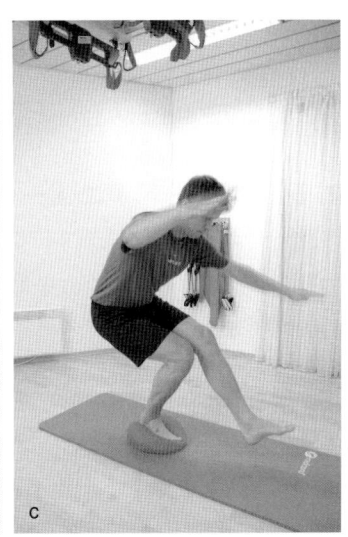

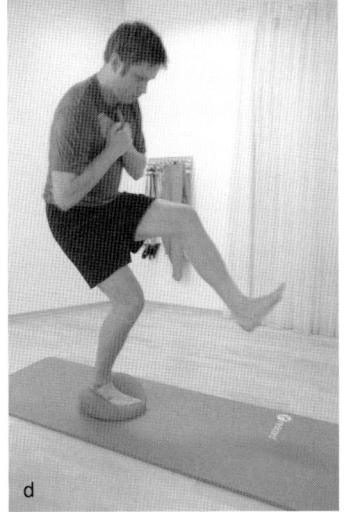

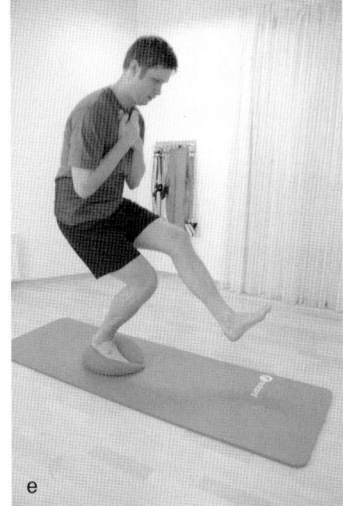

図 130 （口絵カラー②参照）

6. ウィーク・リンク・テスト
1）判　定
　①膝関節屈曲角度をみる．
　②トータルバランスと動作のコントロールをみる．
　③膝蓋骨は第 2 足趾に向く．
　④下肢のアライメントは正常である．
　⑤いつ踵が挙上するかをみる．
2）テストが正確に遂行できないか，または痛みを誘発する場合
　①骨盤にエラスティックコードを取り付けたワイド・スリングを通すことで無負荷にする．
　②空中に維持された下肢にエラスティックコードを取り付けたナロー・スリングを通すことで，下肢の自重を軽減する．
　③腹横筋を活動させる．
　④両側負荷を利用する．
　⑤上記の要素を組み合わせる．

7. レッドコード・ニューラック・トリートメント
　ウィーク・リンク・テストで正常に動作が遂行できないレベルからグレードダウンさせて，弱い側から治療を開始する．以下のようにグレードダウンする．
　①骨盤にエラスティックコードを取り付けたワイド・スリングを通すことで，身体の荷重を軽くする．
　②空中に維持された下肢にエラスティックコードを取り付けたナロー・スリングを通すことで下肢の自重を軽減する．
　③機能低下または痛みが出現する前に動作を止める．
1）手　順
　①膝関節 45°屈曲位まで片脚スクワットを行い保持させる．
　②空中に維持された下肢をそのまま維持させる．
　③腰椎は正常な前弯を維持させる．
　④徒手的に 10 秒間膝をゆする．
　⑤スタート・ポジションに戻らせる．
　⑥30 秒間休息をとる．
　⑦膝関節 90°屈曲位まで 4 回スクワットを行わせるか，または十分にコントロールしながらできるだけ深く行わせる．
　⑧30 秒間休息をとる．
　⑨エラスティックコードの支持を減らすことで，設定されたレベルをグレードアップ，または階段的負荷の原則に従い，次のレベルまで継続する．

8. トレーニング
1) 両側での段階的負荷（図131, 132）
　a. バランスを支持するため両ストラップ内1～2本の指を置く

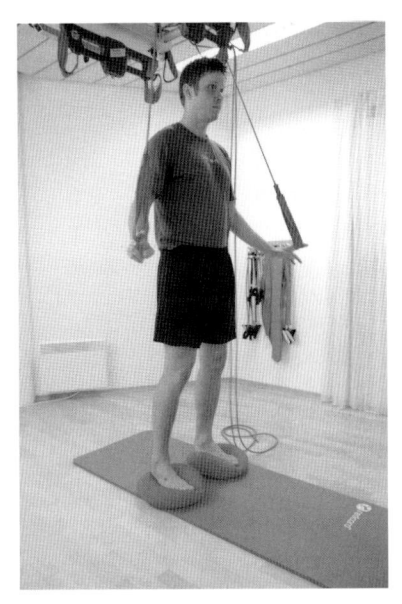

図131

①深くスクワットをさせる.
②スピードを上げる.

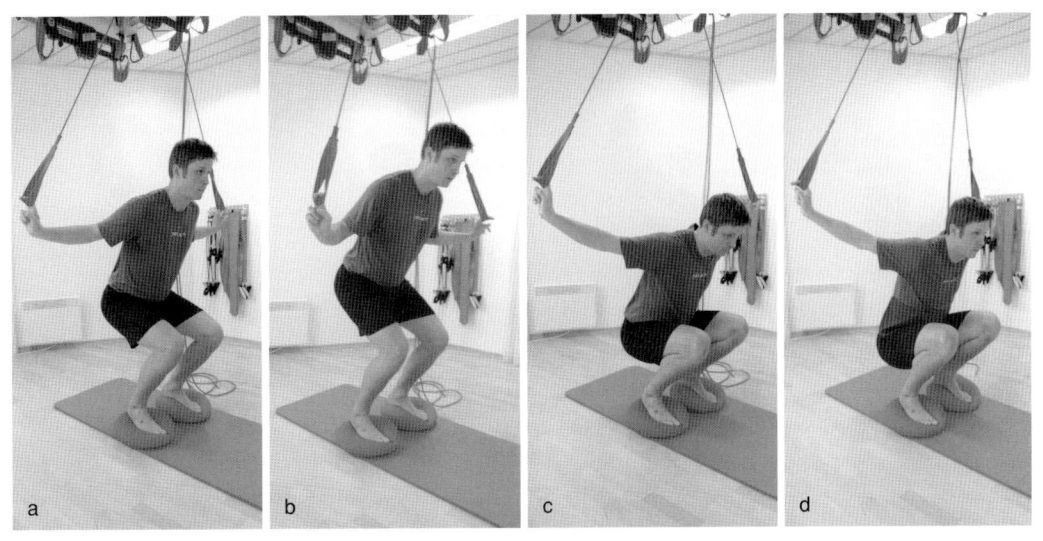

図132

b. バランス支持のためストラップを使わない（図133，134）

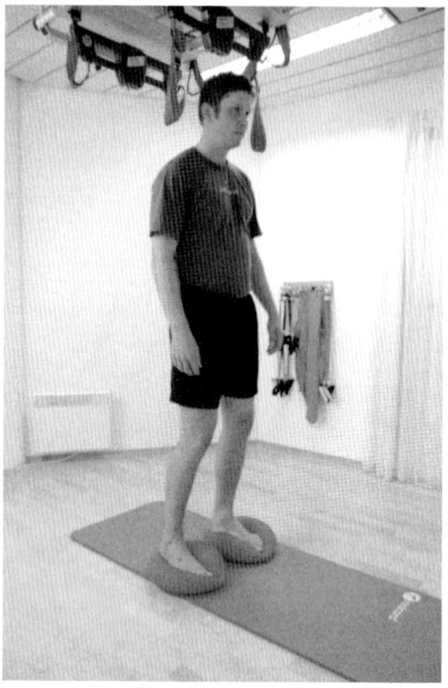

図133

① 深くスクワットをさせる．
② スピードを上げる．
③ ウェイトベストを利用する．

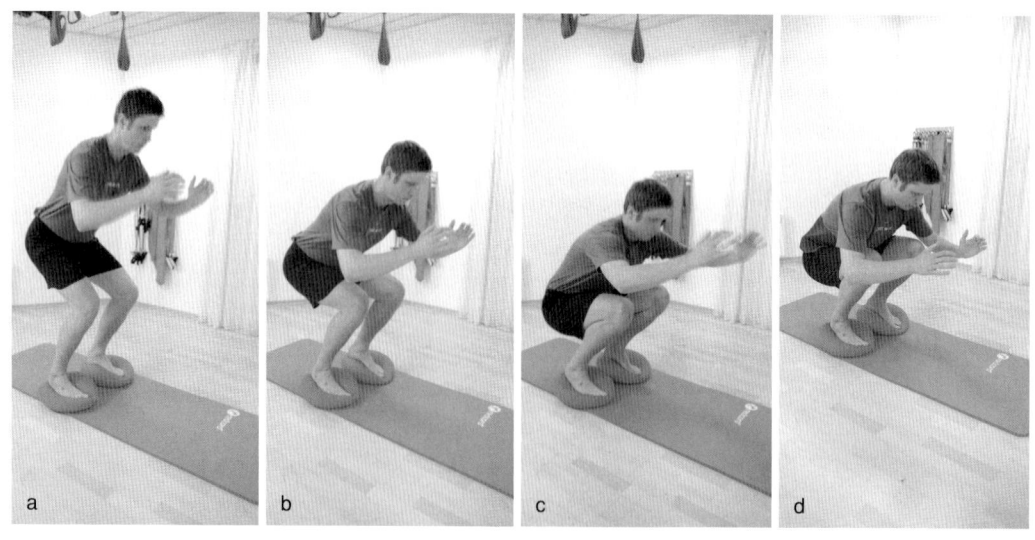

図134

c. 胸の上に腕を置く（図 135, 136）

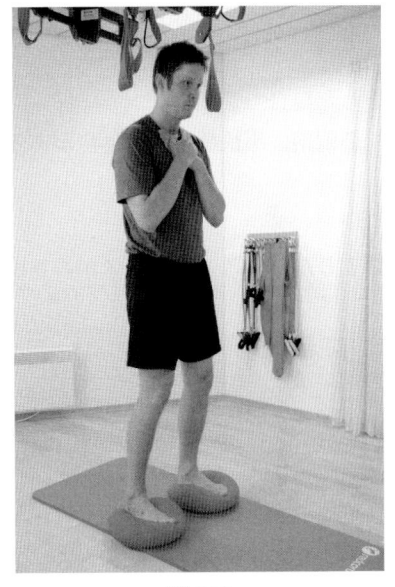

図 135

① 深くスクワットをさせる.
② スピードを上げる.
③ ウェイトベストを利用する.

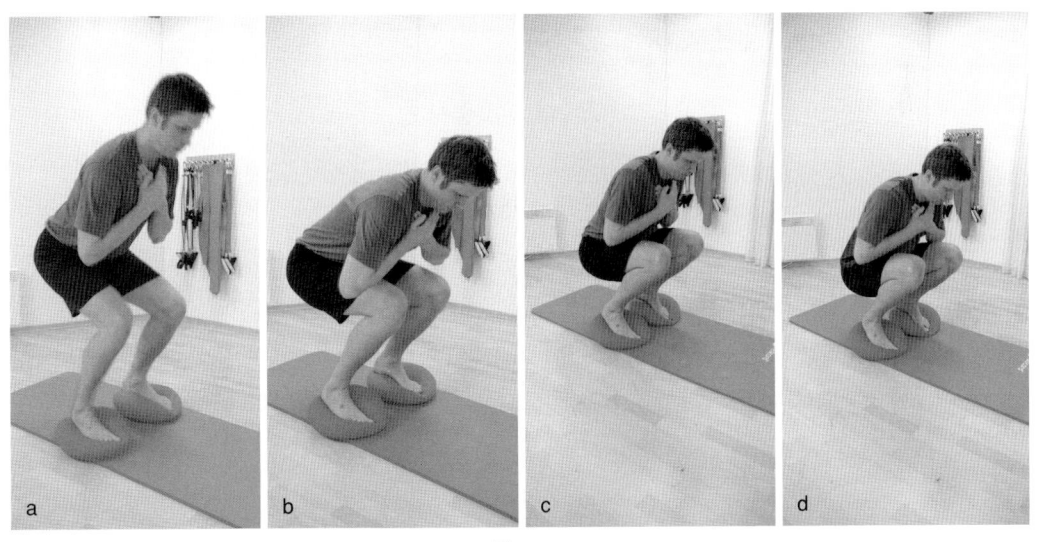

図 136

Ⅶ 背臥位での膝関節屈曲

特に膝，股関節領域のハムストリングスへのアプローチについて述べる．

1. 適　応
①神経筋コントロールが低下した場合．
②疲労，関節可動域の減少，筋硬結，不快感または疼痛がある場合．
③動作時痛がある場合．
④安定性が低下した場合．
⑤硬くなって短縮し，筋力低下したハムストリングスがある場合．

2. スタート・ポジション（図137）
①背臥位．
②胸の上に腕を置く．
③片側の踵にストラップを通す．
④床から30cmくらいの高さでロープが垂直になるように吊す．
⑤骨盤帯にエラスティックコードを取り付けたワイド・スリングで支持する．

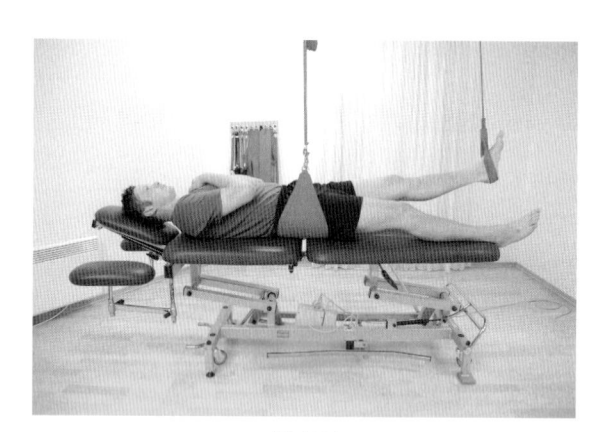

図137

3. 異なるスタート・ポジション
　身体に平行に腕を置く（図138 a）．頭上でのグリッピングによって広背筋を活動させ（図138 b），もう一方の下肢はエラスティックコードによって支持される（図138 c）．

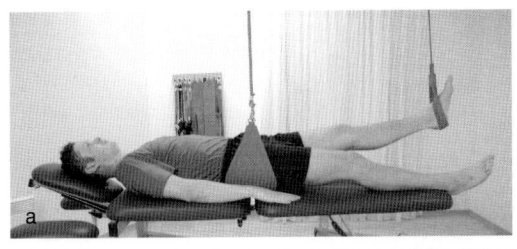

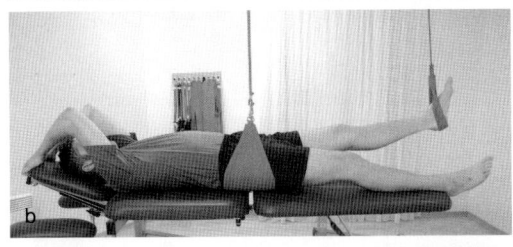

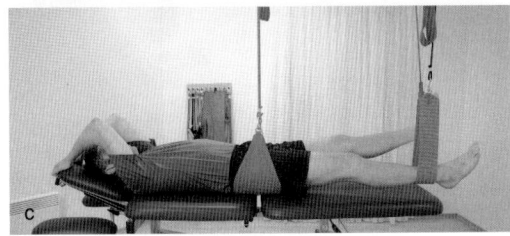

図 138

4. 患者指導
①自由な下肢（ここでは右下肢）を挙上させ，もう一方の下肢と平行にさせる．
②身体の位置がまっすぐになるまでストラップ内の踵を下方に押させ，骨盤帯を挙上させる．
③踵を殿部に向かって引くことよって膝関節を屈曲させる（図 139 a）．

5. 段階的負荷
①両下肢は同じ動きを行うよう維持させる．
②エラスティックコードの支持を減少する（図 139 b）．
③動作全体にわたって股関節伸展を維持させる（図 139 c）．
④強度を増やすために肩甲骨間のバランスクッションは，すべての段階的負荷で追加してもよい（図 139 d, e）．

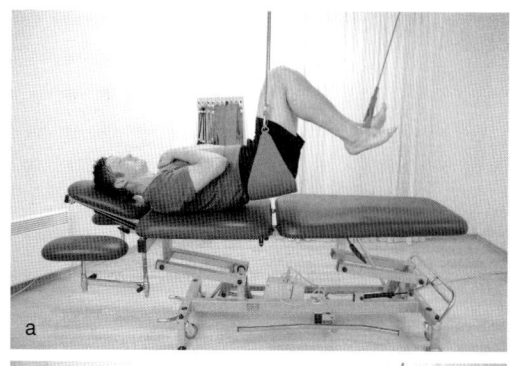

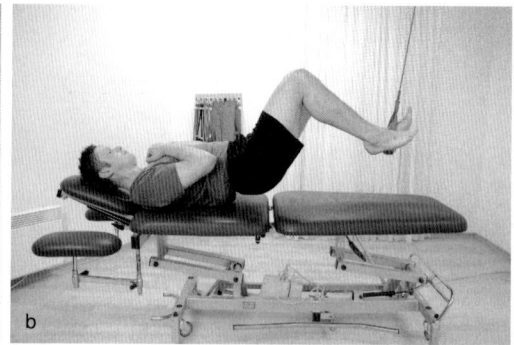

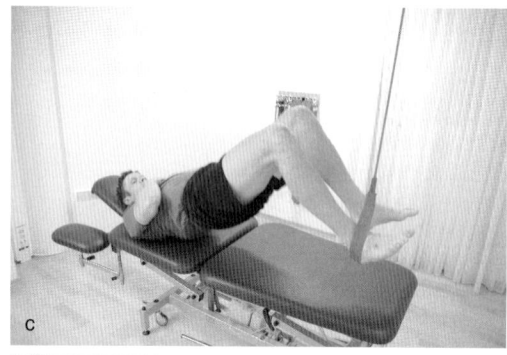

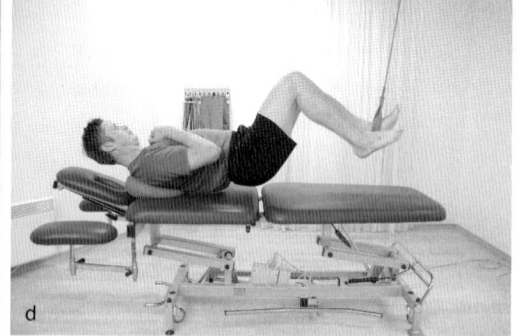

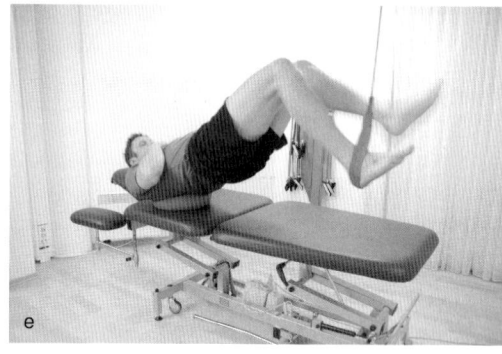

図139

6. ウィーク・リンク・テスト

1）判　定
①膝関節屈曲角度が90°以上である．
②骨盤は水平位で保持することができる．
③腰椎は正常な前弯を維持することができる．
④体幹の回旋または側屈がない．

2）テストが正確に遂行できないか，または痛みを誘発する場合
①身体に腕を平行にすることで支持基底面を増やす．
②頭上のグリッピングによって広背筋を活動させる．

③空中に維持した下肢にエラスティックコードを取り付けたナロー・スリングを通すことで負荷を軽減する．
④腹横筋を活動させる．
⑤両側負荷を利用する．
⑥上記の要素を組み合わせる．

7. レッドコード・ニューラック・トリートメント

ウィーク・リンク・テストで正常に動作が遂行できるレベルにグレードダウンさせて，弱い側から治療を開始する．以下のようにグレードダウンする．
①骨盤にエラスティックコードを取り付けたワイド・スリングを通すことで身体の荷重を軽くする．
②空中に維持した下肢にエラスティックコードを取り付けたナロー・スリングを通すことで自重を軽くする．
③身体に腕を平行にするようにして支持基底面を広げる．
④広背筋を活動させることによって腰部の安定性を改善させる．

8. トレーニング
1）両側での段階的負荷

a. 腕は身体と平行にする（図140，141）
①ハムストリングスのカール運動を行わせる．
②股関節伸展を伴いながらのハムストリングスカールを行わせる．

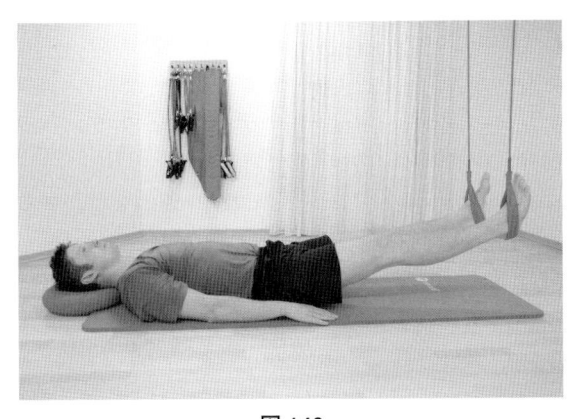

図140

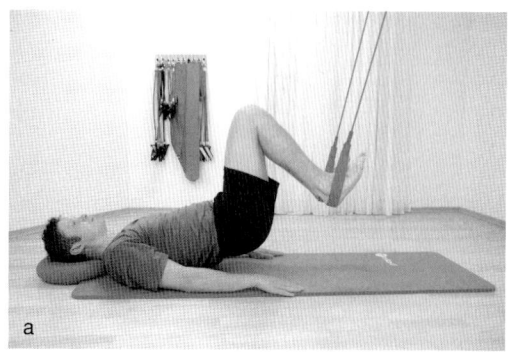

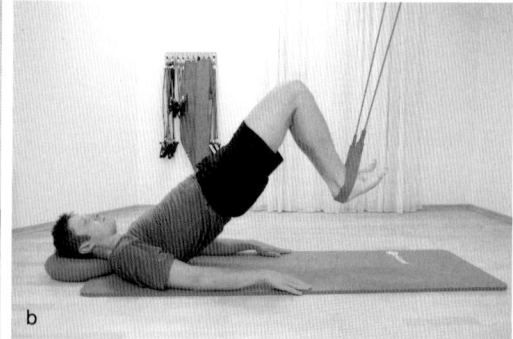

図141

b. 胸の上に腕を置く（図142，143）

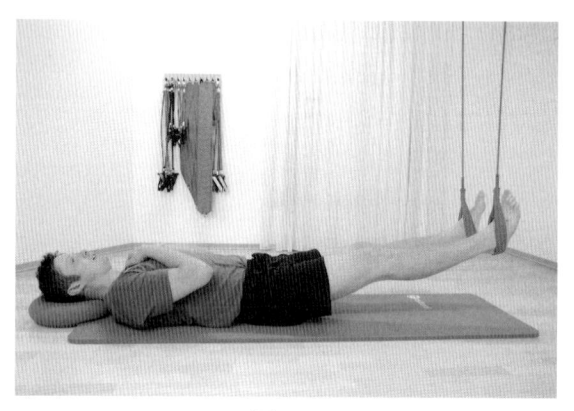

図142

①ハムストリングスのカール運動を行わせる．
②股関節伸展を伴いながらのハムストリングスのカール運動を行わせる．

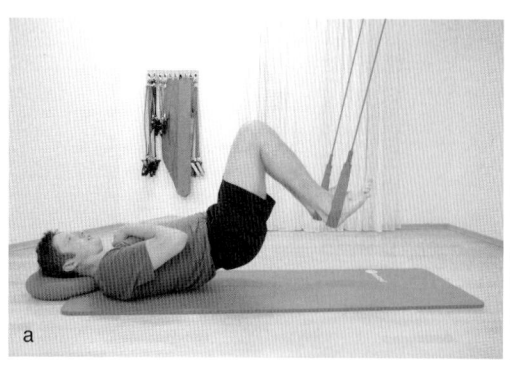

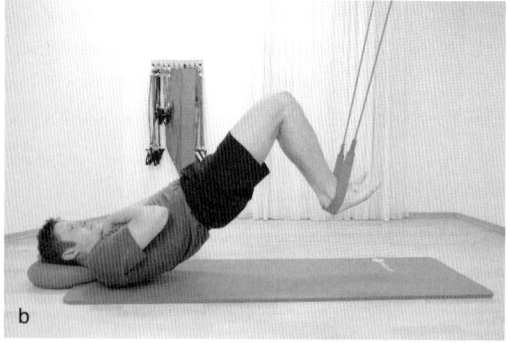

図143

c. 胸の上に腕を置き，肩甲骨間にバランスクッションを置く（図144，145）

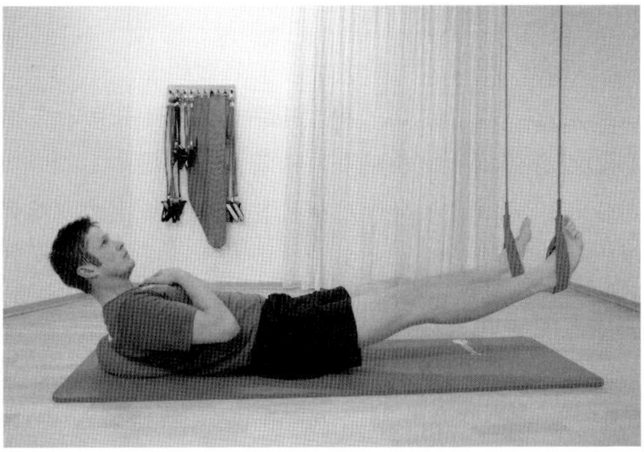

図144

①ハムストリングスのカール運動を行わせる．
②股関節伸展を伴いながらのハムストリングスカールを行わせる．

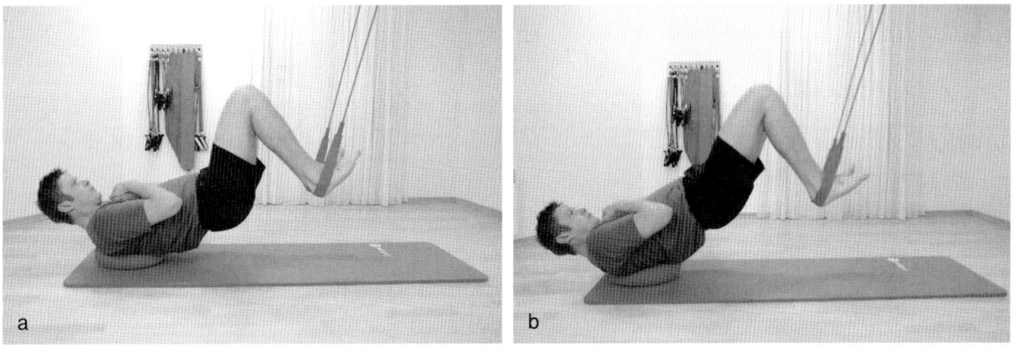

図145

Ⅷ　腹臥位での膝関節伸展

特に股関節，膝関節領域の大腿四頭筋へのアプローチについて述べる．

1. 適　応
①神経筋コントロールが低下した場合．
②疲労，可動域の減少，筋硬結，不快感または疼痛がある場合．
③動作時痛がある場合．
④安定性が低下した場合．
⑤硬くなって短縮し，筋力低下した大腿四頭筋がある場合．

2. スタート・ポジション
①腹臥位．
②前腕で上半身を支持させる．
③腰椎の過伸展が生じた場合，腹部の下にクッションを置く．
④足関節にストラップを通し（底背屈 0°），膝関節は 90° 屈曲位にする．
⑤床から 60 cm くらいの高さでロープが垂直になるように吊す．
⑥腹部をエラスティックコードを取り付けたワイド・スリングで支持する．

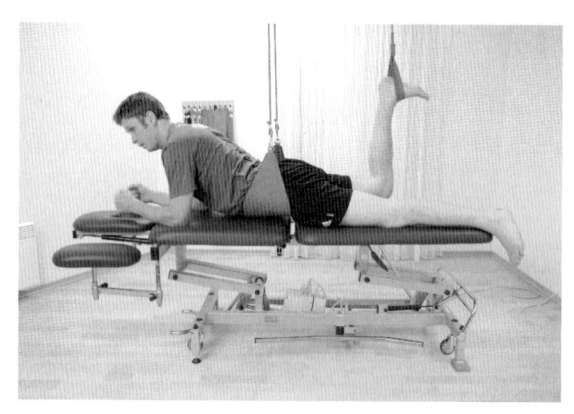

図 146

3. 他の下肢をエラスティックコードでサポートするスタート・ポジション
（図 147）

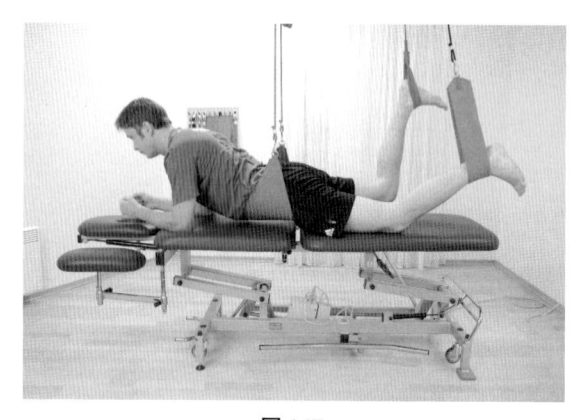

図 147

4. 患者指導
①自由な下肢（ここでは左下肢）をまっすぐに維持させることにより，股関節は伸展位となる．
②ゆっくり体を挙上させ，膝関節を伸展させることで，一直線上に身体は保持される（図 148 a）．

5. 段階的負荷

①エラスティックコードの支持を減らす（図 148 b）．

②段階的負荷は，両手で上半身を支持した量で進められる（図 148 c）．

③強度を増やすために手の下のバランスクッションは，すべての段階的負荷で追加してもよい（図 148 d, e）．

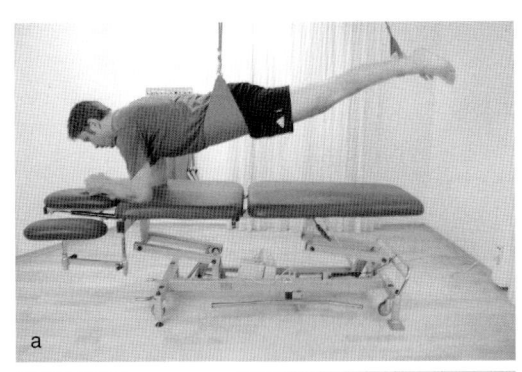

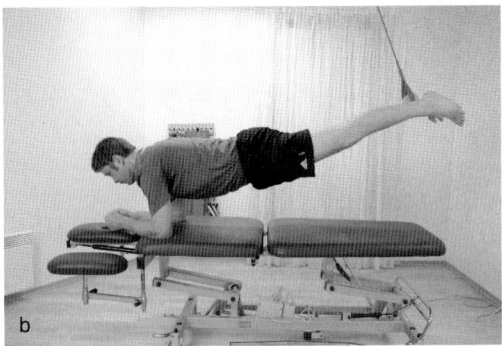

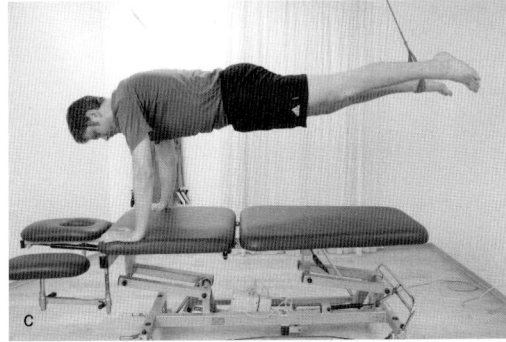

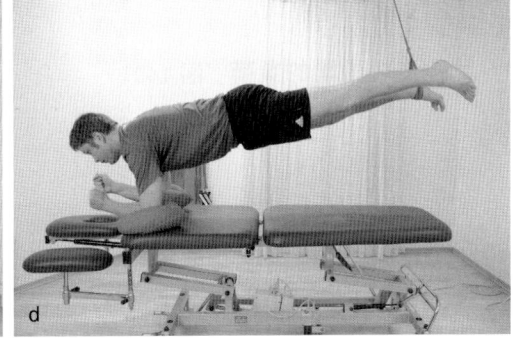

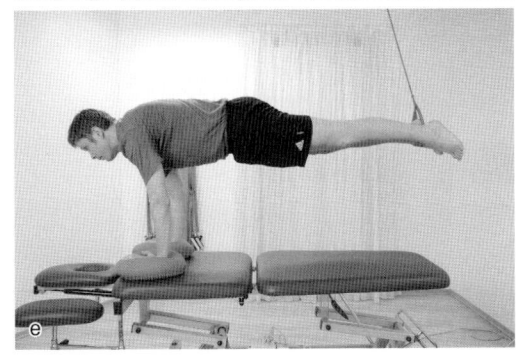

図 148

6. ウィーク・リンク・テスト

1）判　定

①支持している膝関節は完全に伸展することができる．

②股関節は伸展することができる．

③骨盤は水平位で保持することができる．

④体幹の回旋または側屈がない．

2）テストが正確に遂行できないか，または痛みを誘発する場合
①自由な下肢にエラスティックコードを取り付けたナロー・スリングを通すことで負荷を軽減する．
②腹横筋を活動させる．
③両側負荷を利用する．
④上記の要素を組み合わせる．

7. レッドコード・ニューラック・トリートメント
ウィーク・リンク・テストで正常に動作が遂行できないレベルからグレードダウンさせて，弱い側から治療を開始する．
①腹部にエラスティックコードを取り付けたワイド・スリングを通すことで負荷を軽減する．
②自由な下肢にエラスティックコードに取り付けられたナロー・スリングを通すことで自重を軽くする．

8. トレーニング
1）両側での段階的負荷（図 149）

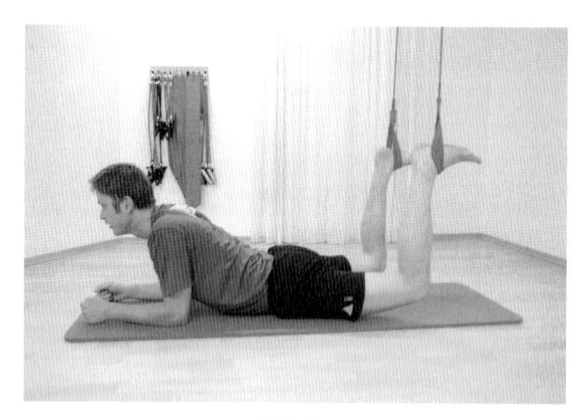

図 149

①膝関節を伸展させる（図 150 a）．
②バランスクッション上で，上半身を前腕で支持させながらの膝関節を伸展させる（図 150 b）．
③両手で上半身を支持させながら膝関節を伸展させる（図 150 c）．
④バランスクッション上で，上半身を両手で支持させながらの膝関節を伸展させる（図 150 d）．

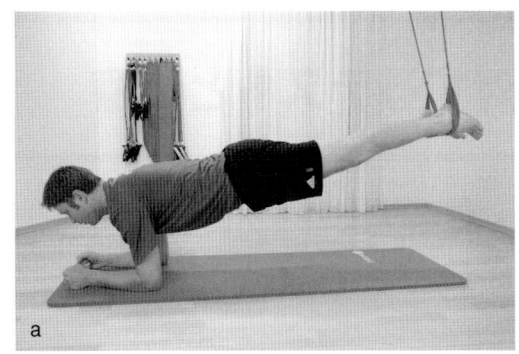

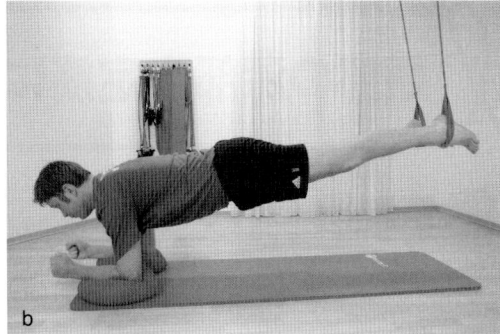

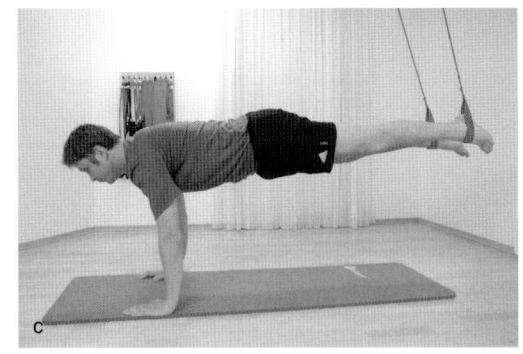

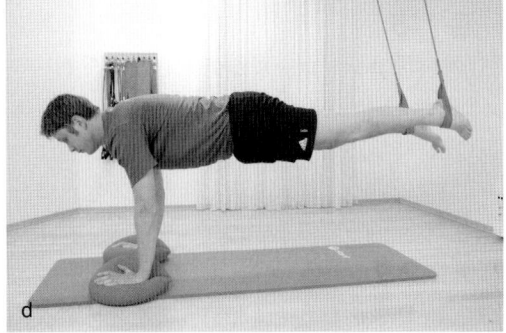

図 150

頸部の深部安定筋に対するテストと治療

I 頸部セッティング

頸部領域の深部安定システムに対して，ニュートラル・ゾーン内での保持時間による評価と治療を述べる．

1. 適 応
①神経筋コントロールが低下した場合．
②疲労，関節可動域の減少，筋硬結，不快感または疼痛がある場合．
③動作時痛が低下した場合．
④深部安定システムの活動性が低下した場合．

2. テストの解釈
頸部に痛みがなく正常な頸椎機能を有する者は，少なくとも120秒間ニュートラル・ポジションを保持できる．疲労のため120秒になる前に休息したい場合は，深部安定システムの機能低下の徴候として判断することができる．

3. ゴール
①頸椎のニュートラル・ゾーンでの保持時間を増大すること．
②患者はエクササイズの間，痛みを経験しないこと．
③テスト中に痛みを認識する場合は中止する．

4. 治療を続けるうえでの留意点
①ポジションは頸部の疲労が現れるまで，できるだけ長く維持させる．
②ポジションは患者が休息を必要とするまで，できるだけ長く維持させる．
③エクササイズによって痛みを誘発させない．
④これらの過程をファンクショナル・テストで判定する．
⑤有効な治療を判定するためには3セットごとにファンクショナル・テストの再評価を行う．

II 背臥位での頸部セッティング

1. スタート・ポジション（図151）
①背臥位．
②頭部の支持のためにロープとともに取り付けられたスプリット・スリングを利用する．
③両膝の下にロールクッションを置く．

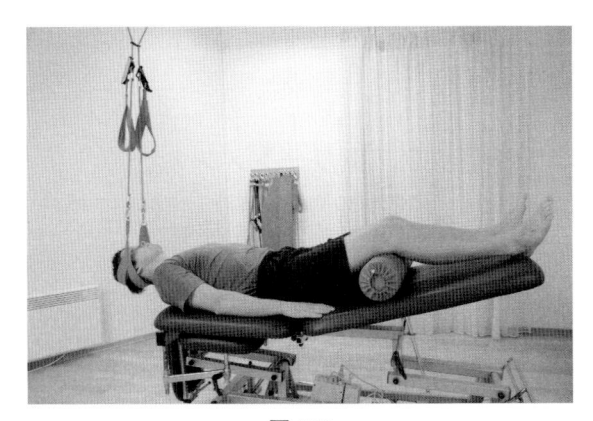

図 151

2. 調　整
①最も快適なポジションにするため下肢を挙上させる（治療台下部を持ち上げたり，両下肢に支持するものを置くなど）．
②後頭部と頭頂部の一部にスプリット・スリングを置く．
③頭部はスプリット・スリングのみで支持されるので，治療台の頭部部分は下げる．
④スプリット・スリングの高さを最も快適なポジションに調節する．
⑤このポジションは正常な頸椎前弯であり，ニュートラル・ゾーンにある必要がある．
⑥このポジションは痛みがなく，リラックスができ，快適さを感じられる必要がある．

3. 保持時間テスト
①セラピストの母指と母指球をそれぞれの胸鎖乳突筋上に置く（図 152 a）．
②頸部をやさしく両手で包み込む．
③頸椎の中央部をやさしく後方に約 2 mm 圧迫することで，頸椎前弯を軽減させる（図 152 b）．
④両手をゆっくり離し，最小限の努力で修正したポジションを維持するよう患者に伝える．

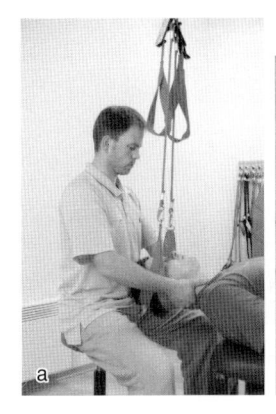

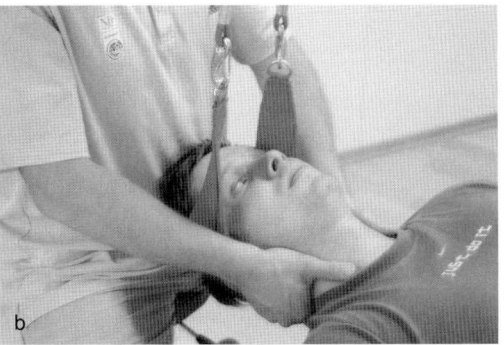

図 152

⑤頸部に疲労を感じるまで，または休息を必要とするまで，ポジションを維持することができる秒数を記録する．

4. レッドコード・ニューラック・トリートメント
①セラピストの母指と母指球をそれぞれの胸鎖乳突筋上に置く．
②頸部をやさしく両手で包み込む．
③頸椎の中央をやさしく約2mm圧迫することで頸椎前弯を軽減する．これを頸部セッティングと呼ぶ．
④両手をゆっくり離し，最小限の努力で修正したポジションを維持するよう患者に伝える．
⑤患者が頸部に疲労を感じず，ポジションを維持することができる秒数を記録する．
⑥徒手的にロープを揺らす．
⑦患者が休息を必要とするまで，ポジションを維持することができる秒数を記録する．
⑧30秒間の休息をとる．

Ⅲ　腹臥位での頸部セッティング

1. スタート・ポジション（図153）
①腹臥位．
②頭部の支持のためにロープとともに取り付けられたスプリット・スリングを利用する．
③両足関節の下にロールクッションを入れる．

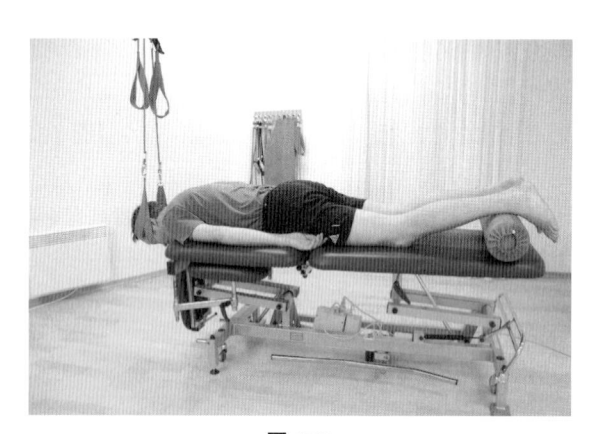

図153

2. 調　整
①鼻の基部と前頭頭頂部の一部にスプリット・スリングを置く．
②頭部がスプリット・スリングによってのみ支持されているので，治療台の頭部部分は下げる．
③スプリット・スリングの高さを最も快適なポジションに調整する．
④このポジションは頸椎中央部のニュートラル・ゾーンにある必要がある．
⑤このポジションは痛みなく，リラックスができ，快適さが感じられる必要がある．

3. 保持時間テスト

①セラピストの第2〜4指の先端を頸椎中央部の横突起下に置く．
②頸椎の中央部をやさしく後方に約2 mm挙上することで，頸椎前弯を軽減することができる（図154 a, b）．
③両手をゆっくり離し，最小限の努力で修正したポジションを維持するよう患者に伝える．
④患者が頸部に疲労を感じるまで，または休息を必要とするまで，ポジションを維持することができる秒数を記録する．

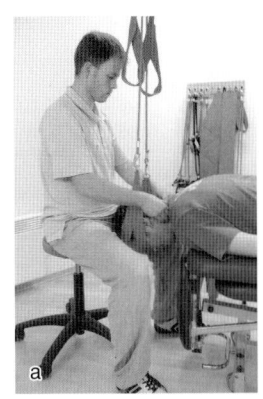

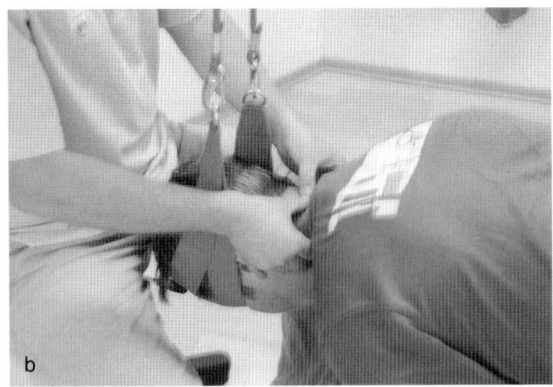

図154

4. レッドコード・ニューラック・トリートメント

①セラピストの第2〜4指の先端を頸椎中央部の横突起下に置く．
②頸椎中央部を後方に約2 mm挙上することで，頸椎前弯を軽減することができる．これを頸部セッティングと呼ぶ．
③両手をゆっくり離し，最小限の努力で修正ポジションを維持するよう患者に伝える．
④患者が頸部に疲労を感じるまで，ポジションを維持することができる秒数を記録する．
⑤徒手的にロープを揺らす．
⑥患者が休息を必要とするまで，ポジションを維持することができる秒数を記録する．
⑦30秒間の休息をとる．

頸部へのウィーク・リンク・テストとニューラック・トリートメント

頸椎と上部胸椎へのアプローチについて述べる．

1. 適 応
①神経筋コントロールが低下した場合．
②疲労，関節可動域の減少，筋硬結，不快感または疼痛がある場合．
③動作時痛が低下した場合．
④深部安定性システムの活動が低下した場合．

2. スタート・ポジション（図155）
①背臥位．
②スプリット・スリングで前頭部を支持する．
③胸部にエラスティックコードを取り付けたワイド・スリングで支持する．
④骨盤帯にエラスティックコードを取り付けたワイド・スリングで支持する．
⑤両膝の下にロールクッションを置く．

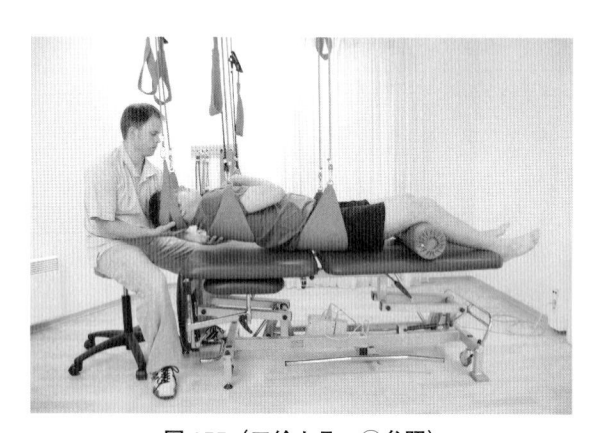

図155（口絵カラー②参照）

3. 調 整
①後頭部と頭頂部の近くにスプリット・スリングを置く．
②頭部はスプリット・スリングのみで支持されているので，治療台の頭部部分は下げる．
③スプリント・スリングの高さを最も快適なポジションに調節する．
④胸部に通したワイド・スリングは，骨盤帯を十分に引っ張っているので，セラピストは少ない力で患者の上半身を持ち上げることができる．

4. ウィーク・リンク・テスト（図156）

　痛みを誘発させずに正確に動作を遂行し，確実な自重を軽減するため，常にエラスティックコードを取り付けて開始する．患者が口頭指示で正確なポジションをみつけることができない場合は，徒手的に正確な位置へ誘導する．

　頸部セッティングからすべてのテストを開始する．もし，テストが正確に遂行できない場合，または痛みを誘発する場合は，治療台から骨盤帯を持ち上げないでテストを行う．

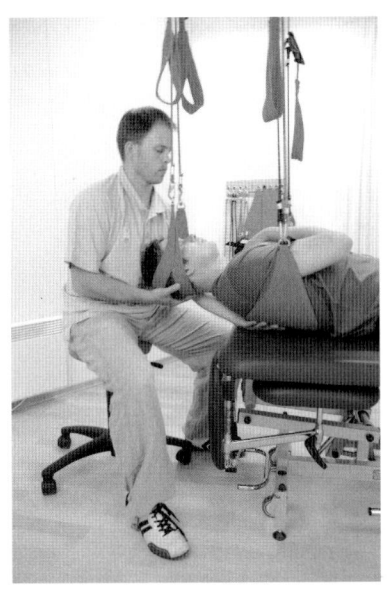

図156

1）判　定
①頸椎の可動域制限の有無をみる．
②正確な動作を行うためのコントロールをみる．
③身体がまっすぐである．
④パフォーマンスがうまくできないレベルを記録する．テストが片側の動作を含む場合，比較側で同様の過程を行う．弱い側は最初にレッドコード・ニューラック・トリートメントを行う．

5. レッドコード・ニューラック・トリートメント
1）ゴール
①それぞれのエクササイズにおいて左右均等にパフォーマンスが行える．
②それぞれのエクササイズにおいてパフォーマンスの改善がみられる．
③この改善はファンクショナル・テストと日常生活活動で判定する必要がある．
2）一般的な原則
①頸部セッティングからすべてのエクササイズを開始する．
②質のよい動作とよいコントロールで4回繰り返す．
③セット間で30秒間休息をとる．

3）治療を続けるうえでの留意点
①改善したエクササイズの関節可動範囲を示す．
②エクササイズによって痛みを誘発させない．
③段階的負荷はファンクショナル・テストで判定する．

I　頸部後退

1. 患者指導（図157）
①身体全体がまっすぐになるように股関節を伸展させる．
②上半身を床から挙上させるので，スプリット・スリング内の頭部を下方へ圧迫させる．
③スタート・ポジションへ戻らせる．

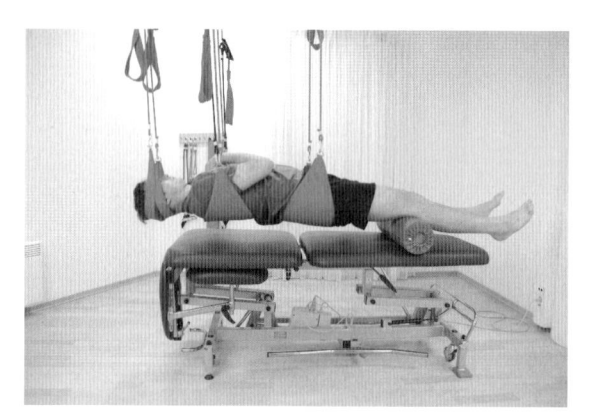

図157（口絵カラー②参照）

2. 骨盤を挙上させないスタート・ポジション（図158）

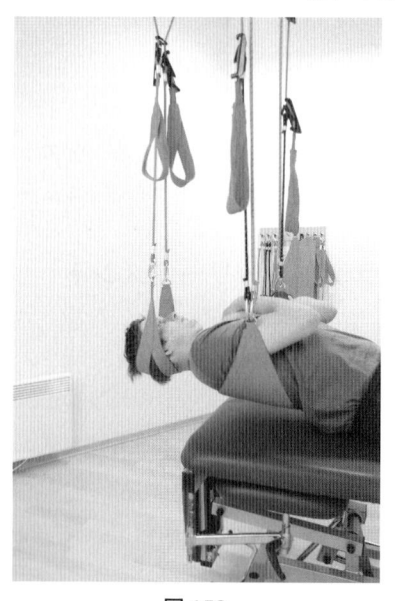

図158

Ⅱ　頸部伸展

このエクササイズでは患者の頭部をスプリット・スリングで必ず支持する．

1. 患者指導（図 159）

① 身体全体がまっすぐになるよう股関節を伸展させる．
② 上半身を床から持ち上げるので，スプリット・スリング内の頭部を下方へ圧迫させる．
③ さらに身体を挙上させるために，できるだけ頸椎を伸展させ，後方をみる．
④ スタート・ポジションへ戻らせる．

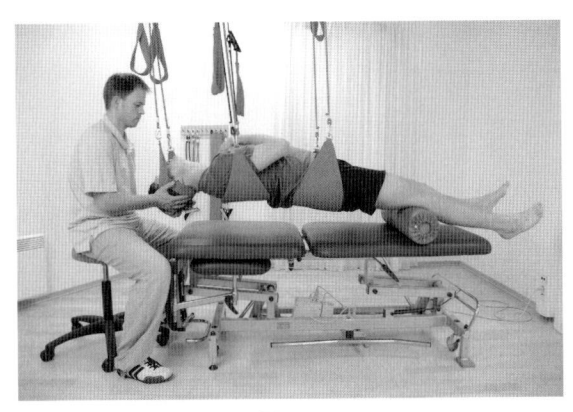

図 159

2. 骨盤を挙上させないスタート・ポジション（図 160）

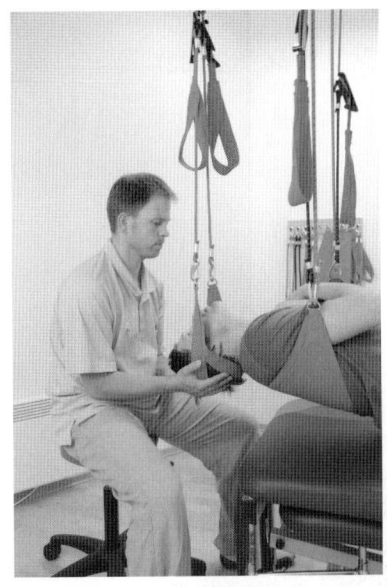

図 160

Ⅲ　頸部側屈

ロープを維持するためにロープクリップを利用するか，スライディング・サスペンション・システム上のプーリーにブラックロープを通し，スプリット・スリングを取り付ける．

1. 患者指導（図161）
①身体全体がまっすぐなるよう股関節を伸展させる．
②上半身を床から挙上させるので，スプリット・スリング内の頭部を下方に圧迫させる．
③頭部と頸部をできるだけ遠くへ引き離させる．
④スタートポジションへ戻らせる．

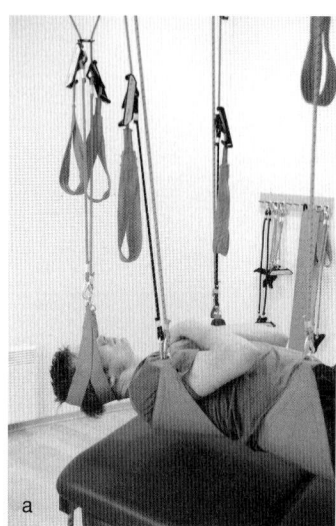

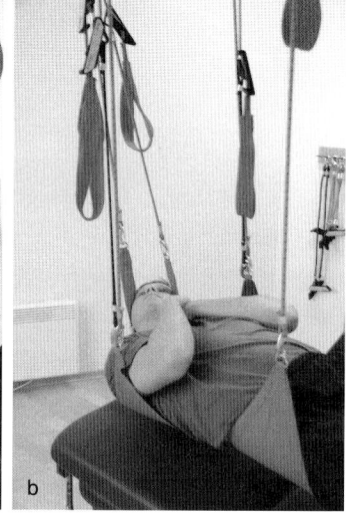

図161

2. 骨盤を持ち上げないポジション（図162）

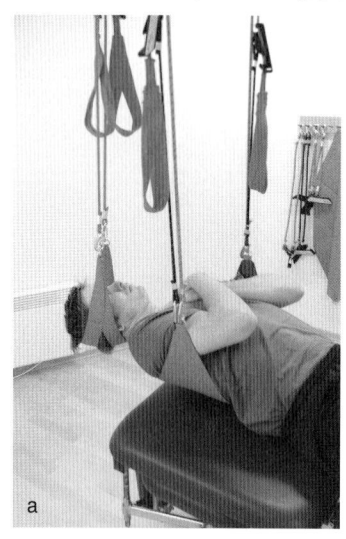

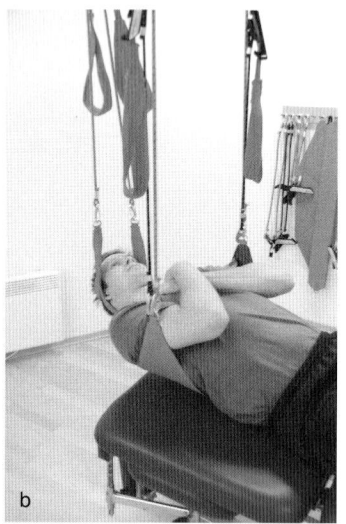

図162

Ⅳ　頸部回旋

スライディング・サスペンション・システム上のプーリーのブラックロープにスプリット・スリングを取り付ける.

1. 患者指導（図163）
①身体全体がまっすぐになるように股関節を伸展させる.
②上半身を床から挙上させるので, スプリット・スリング内の頭部を下方に圧迫させる.
③頭部と頸部をできるだけ遠くへ引き離させる.
④スタート・ポジションへ戻らせる.

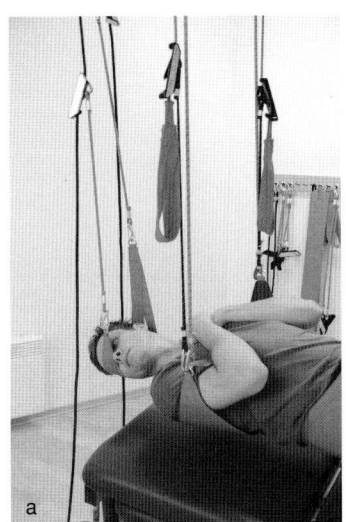

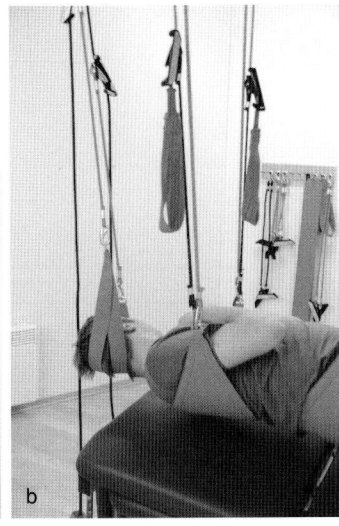

図163

2. 骨盤を挙上させないポジション（図164）

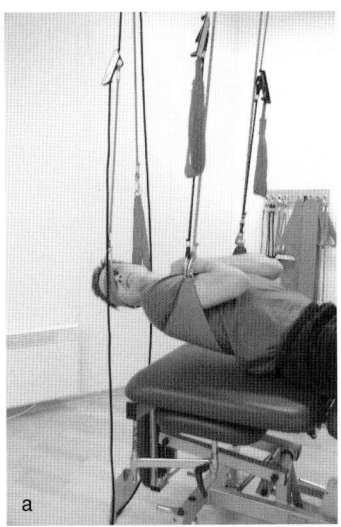

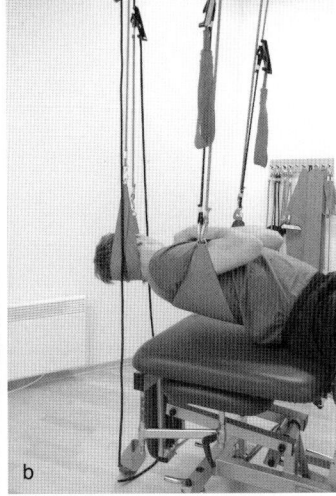

図164

V　動作の組み合わせ

　セラピストは患者の頸部機能を向上させるために異なる動きを併用する．併用する動きの基本はウィーク・リンク・テストから導き出される．この評価を元にレッドコード・ニューラック・トリートメントを進めることになる．

上肢へのウィーク・リンク・テストとニューラック・トリートメント

　ここでは，異なったウィーク・リンク・テストと上肢の部位と筋群に対する治療について，以下のことを含めながら述べる．
　①関連した部位と筋群．
　②適応．
　③スタートポジション．
　④患者指導．
　⑤可能な範囲による片側での段階的負荷．

1. ウィーク・リンク・テスト
　痛みを誘発することなく正確に動作を遂行するためにはできるだけ体重を負荷しない．このためにはエラスティックコードを常に利用しながら開始する．テストが正確に遂行されるよう，以下に基づいたテストを行う．
　①患者が正確にテストを遂行することができなくなるまで行う．
　②動作またはポジションが痛みを誘発するまで行う．
　③動作が行えないレベルを記録する．
　④比較のため他方にも同様の手技を行う．
　⑤弱い側は初期のレッドコード・ニューラック・トリートメントに注意を払う必要がある．
　⑥多くの患者が両側に弱点を有することを認識する．

2. レッドコード・ニューラック・トリートメント
1) ゴール
　①それぞれのエクササイズにおいて左右均等にパフォーマンスが行える．
　②それぞれのエクササイズにおいてパフォーマンスの改善がみられる．
　③この改善はファンクショナル・テストと日常生活活動の判定を行う必要がある．
2) 一般的な原則
　ウィーク・リンク・テストによって確認される機能レベルの劣った側から治療を開始する．なお，特定の機能低下はそれぞれのエクササイズに対して明らかにされる．
　①正確な身体コントロールによって4回繰り返す．
　②セラピストは不安定性を増大させるために徒手的にロープを揺らしてもよい．
　③セット間は30秒間の休息をとる．
　④アップグレードするには，エラスティックコードの支持を減らし，段階的負荷を上げる．
3) 治療を続けるうえでの留意点
　①レベルは2セットごとに少なくともグレードアップする．

②エクササイズで痛みを誘発させない．
　③この過程はファンクショナル・テストとして判定することができる．
　④有効な治療を判定するためには3セットごとにファンクショナル・テストの再評価を行う．

3. トレーニング
　患者に痛みの誘発がなく，正確にエクササイズを行うことができる段階的負荷レベルで，常にCKCトレーニングを始める．もし，対象者の能力に非対称性が認められた場合，弱い部分とエラスティックコードによって調整するが，調整が不十分な場合は，両側負荷のエクササイズを行う．

1）トレーニングの原則
　①エクササイズごとに4回繰り返す．
　②4セット行う．
　③セット間に30秒間の休息をとる．
　④患者が容易に4回繰り返して行えるか，またはそれ以上行える時は，エクササイズの強度を増加する．

I　プッシュ・アップ（肩関節突出）
　肩関節領域に対して，特に前鋸筋へのアプローチについて述べる．

1. 適　応
　①安定性と肩甲骨の神経筋コントロールが低下した場合．
　②疲労，関節可動域の減少，筋硬結，不快感または疼痛がある場合．
　③動作時痛がある場合．
　④肩甲上腕リズムに異常がある場合．
　⑤前鋸筋に機能低下がある場合．

2. スタート・ポジション（図165）
　①膝立ち位．
　②レッドコード・トレーナーの下に両膝を置く．
　③ストラップ内に両手を置く．
　④ストラップをウエストの高さに合わせる．
　⑤腹部をエラスティックコードを取り付けたワイドスリングで支持する．
　⑥手関節に痛みがある場合，肘関節90°屈曲位で開始し，ストラップは前腕で支持させる．

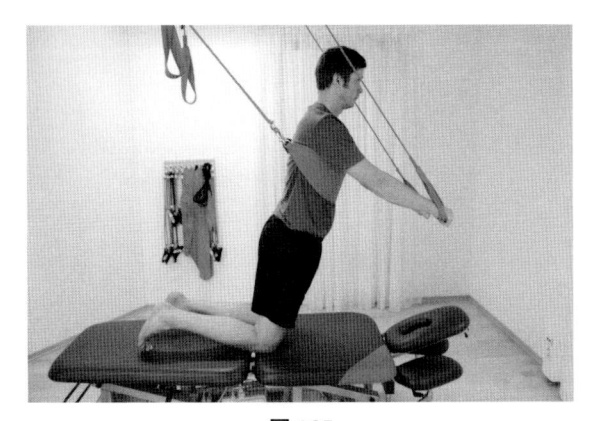

図 165

3. 患者指導
①肘をまっすぐに維持させる．
②肩関節が 90°になるまで前方にもたれさせる．
③一方の腕が持ち上がるまで片腕で全体重を支持させる（図 166 a）．
④全体重を負荷している腕を全力で伸展させる（肩甲骨の突出動作）．

4. 段階的負荷（図 166）
①エラスティックコードの支持を減らす（図 166 b）．
②ロープが垂直になるまで後方に膝を移動させる（図 166 c, d）．
③床から 10 cm くらいになるまでストラップを下げる（図 166 e）．
④つま先を空中に挙上させる．
⑤両足関節にストラップをかけ，体全体を治療台から離させる（図 166 g）．
⑥体幹から下肢が水平位になるようなポジションまで下肢を挙上させる（図 166 h）．
⑦両下肢の下に入れるバランスクッションは，強度を増大させるために①〜④までに追加してもよい（図 166 f）．

5. ウィーク・リンク・テスト
1）判　定
①矢状面，水平面の双方で腕が身体に対して 90°に維持されている．
②翼状肩甲が起こらない．
③体幹の回旋または側屈がない．
2）テストが正確に遂行できないか，または痛みを誘発する場合
①レッドコード・トレーナーの正面で両膝を動かすよう指示する．
②胸部の中間位までストラップを持ち上げる．
③両側負荷を利用する．
④上記の要素を組み合わせる．

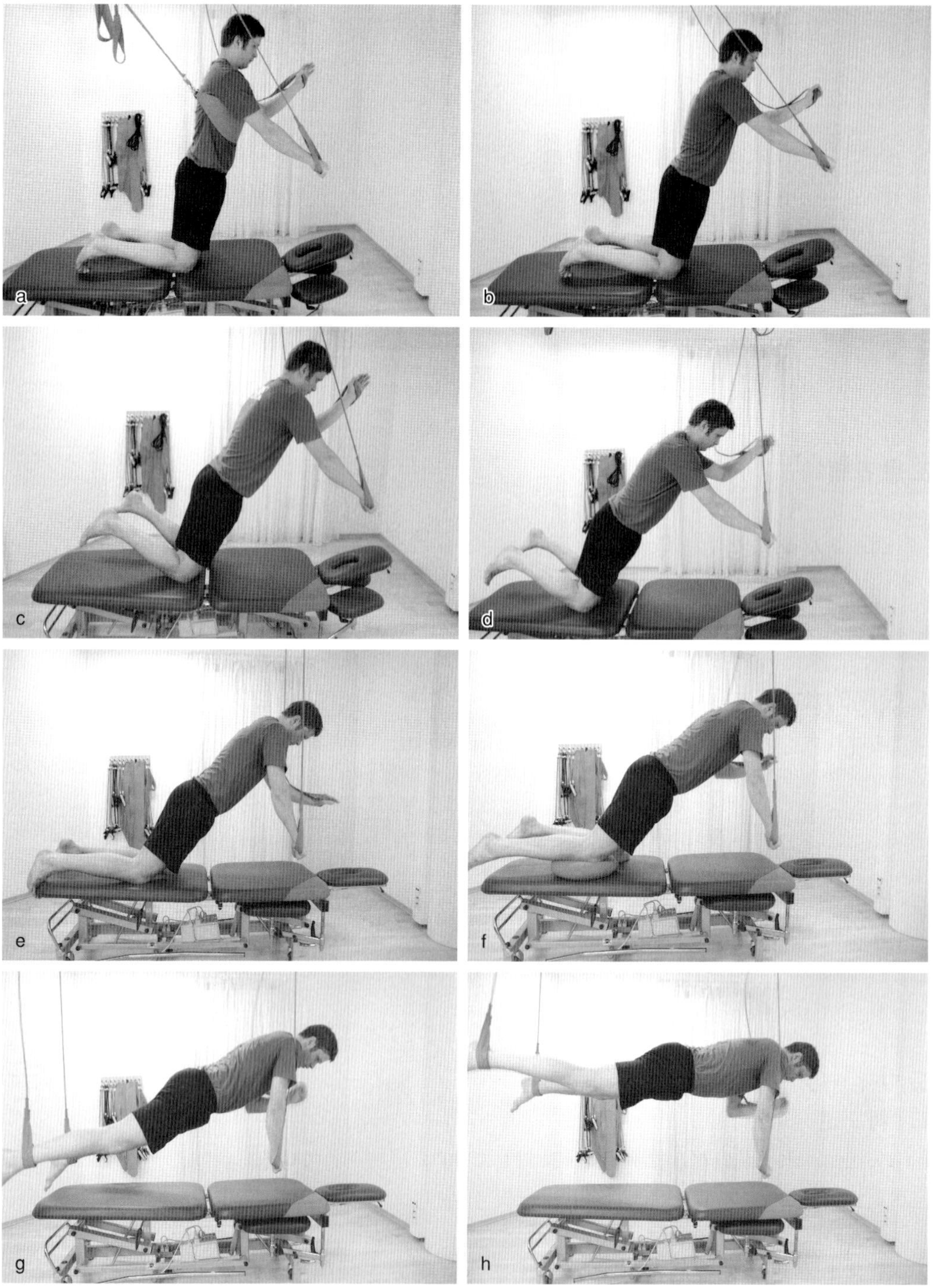

図 166

6. レッドコード・ニューラック・トリートメント

ウィーク・リンク・テストで正常に動作が遂行できないレベルからグレードダウンさせて,弱い側から治療を開始する.

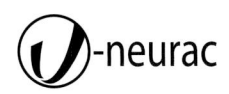

①腹部にエラスティックコードを取り付けたワイド・スリングを通すことで身体の負荷を軽くする．
②エクササイズを遂行するために両腕を利用する．

7. トレーニング
1）両側での段階的負荷
①徐々に膝の位置を後方に移動させる（図 167 a～c）．
②床から 10 cm くらいまでストラップを下げ，後方に膝を移動させる（図 167 d）．
③バランスクッション上に膝を置く（図 167 e）．
④つま先立ちになる（図 167 f）．
⑤両足関節にストラップをかけ，体全体を床から離させる（図 167 g）．
⑥体幹から下肢が水平位になるようなポジションまで下肢を挙上させる（図 167 h）．

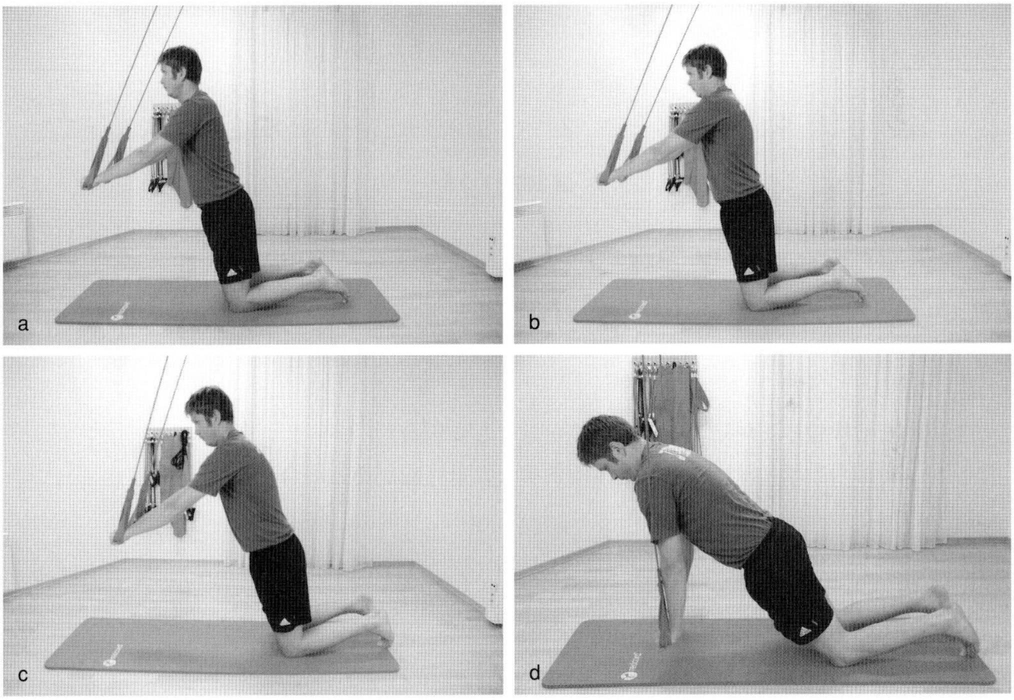

図 167

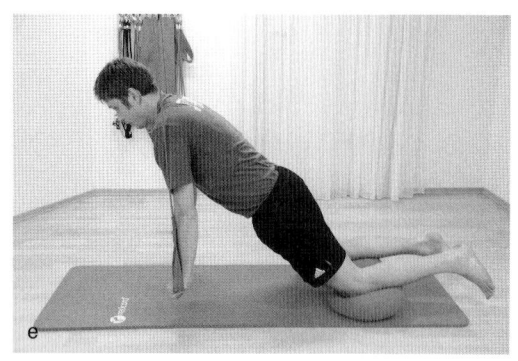

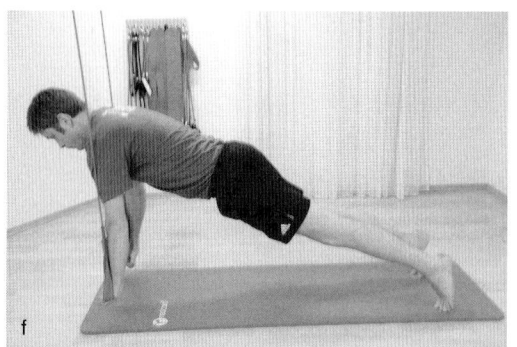

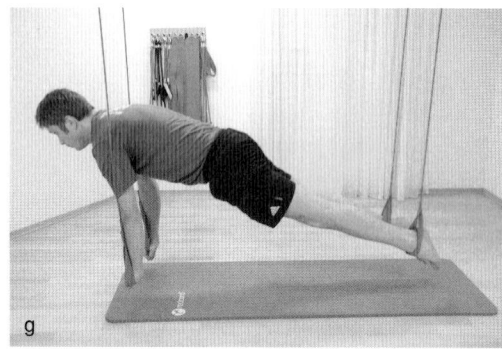

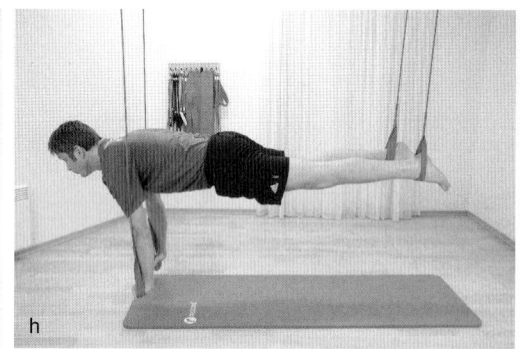

図167 つづき

II　プッシュ・アップ・プラス

肩と肘領域へのアプローチについて述べる．

1. 適　応
①安定性と肩甲骨の神経筋コントロールが低下した場合．
②疲労，関節可動域の減少，筋硬結，不快感または疼痛がある場合．
③動作時痛がある場合．
④肩甲上腕リズムに異常がある場合．

2. スタート・ポジション（図168）
①膝立ち位．
②レッドコード・トレーナーの下に両膝を置く．
③ストラップ内に両手を置く．
④ストラップをウエストの高さに合わせる．
⑤腹部をエラスティックコードを取り付けたワイドスリングで支持する．

3. 患者指導
①肘をまっすぐに維持させる．
②両腕に全体重をかけさせる．

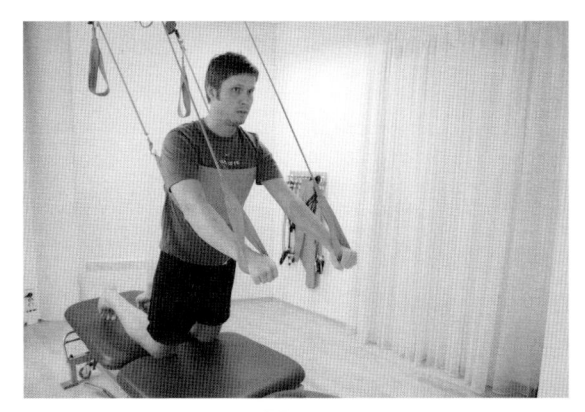

図 168

③一方の肘関節を屈曲させることで身体を下げる（身体の外に肘を維持させる；図 169 a）．
④身体が下方に移動するにつれて外側に自由な腕（ここでは左上肢）を移動させる．
⑤肘関節を伸展させることによって，再び身体を持ち上げさせる．
⑥動作終了時に腕を精一杯伸ばす（肩甲骨前方突出の動作）．

4. 段階的負荷
①エラスティックコードの支持を減らす（図 169 b）．
②ロープが垂直になるまで後方に膝を移動させる（図 169 c）．
③床から 10 cm くらいになるまでストラップを下げる．
④つま先を空中に挙上させる（図 169 d）．
⑤つま先立ちにさせる（図 169 f）．
⑥両足関節にストラップをかけ，体全体を治療台から離させる
⑦体幹から下肢が水平位になるようなポジションより高く下肢を挙上させる（図 168 g）．
⑧両下肢の下に入れるバランスクッションは強度を増大されるために①〜⑤までに追加してもよい（図 168 e）．

5. ウィーク・リンク・テスト
1) 判 定
①肩関節 90° 外転位で十分な肘関節屈曲ができる．
②翼状肩甲が起こらない．
③体幹の回旋と側屈がない．
2) テストが正確に遂行できないか，または痛みを誘発する場合
①レッドコード・トレーナーの正面で両膝を動かすよう指示する．
②胸部の中央までストラップを持ち上げる．
③両側負荷を利用する．
④上記の要素を組み合わせる．

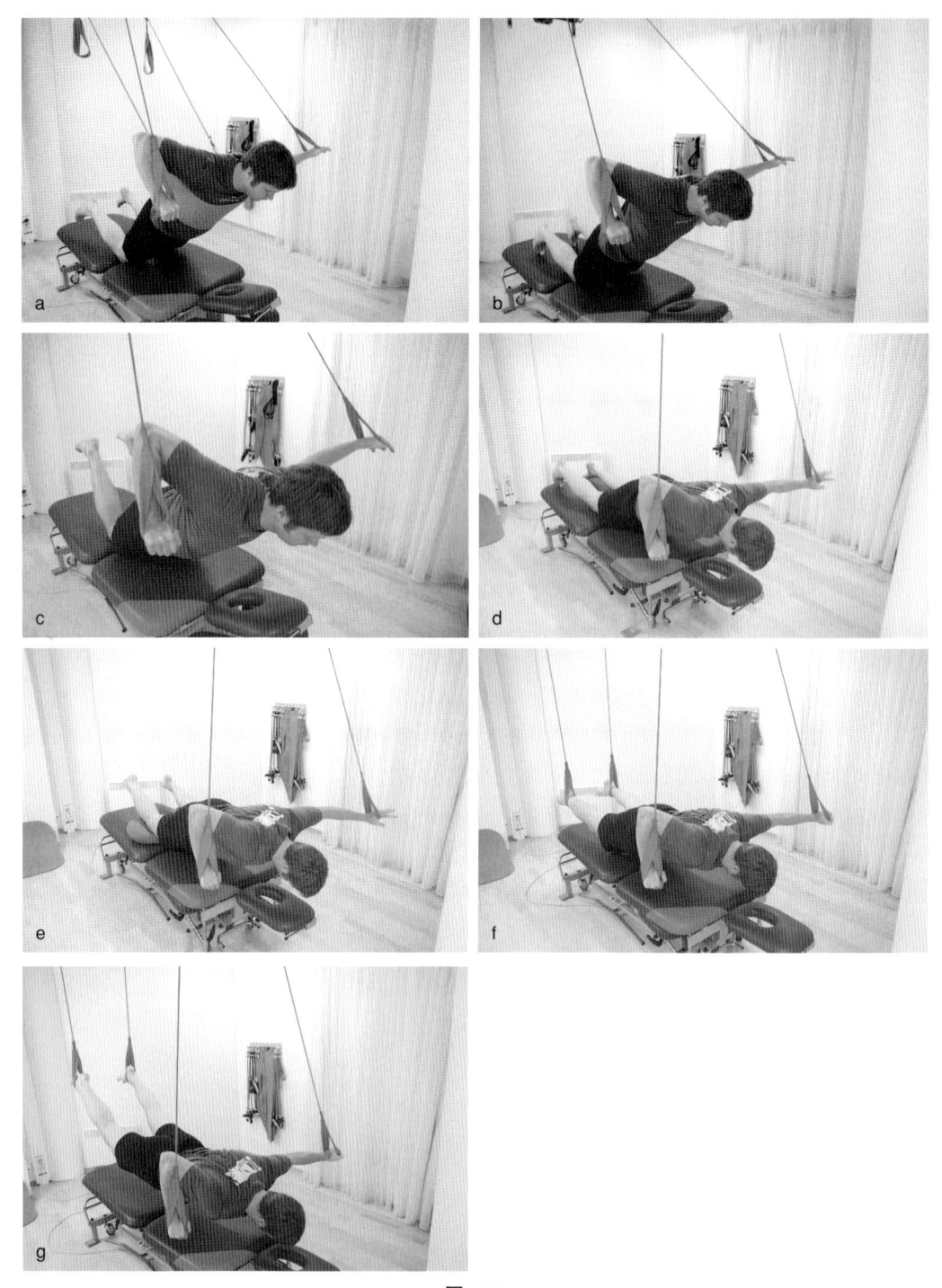

図169

6. レッドコード・ニューラック・トリートメント

　ウィーク・リンク・テストで正常に動作が遂行できるレベルにグレードダウンさせて，弱い側から治療を開始する．

①腹部にエラスティックコードを取り付けたワイド・スリングを通すことで身体の負荷を軽くする．
②エクササイズを遂行するために両腕を利用する．

7. トレーニング
1）両側での段階的負荷
①徐々に膝の位置を後方に移動させる（**図170 a～c**）
②床から10 cmくらいまでストラップを下げ，後方に膝を移動させる（**図170 d**）．
③つま先を空中に挙上させ，膝下にバランスクッションを入れる（**図170 e**）．
④つま先立ちにさせる（**図170 f**）．
⑤両足関節にストラップをかけ，体全体を床から離させる（**図170 g**）．
⑥体幹から下肢水平位になるようなポジションより高く下肢を挙上させる（**図170 h**）．

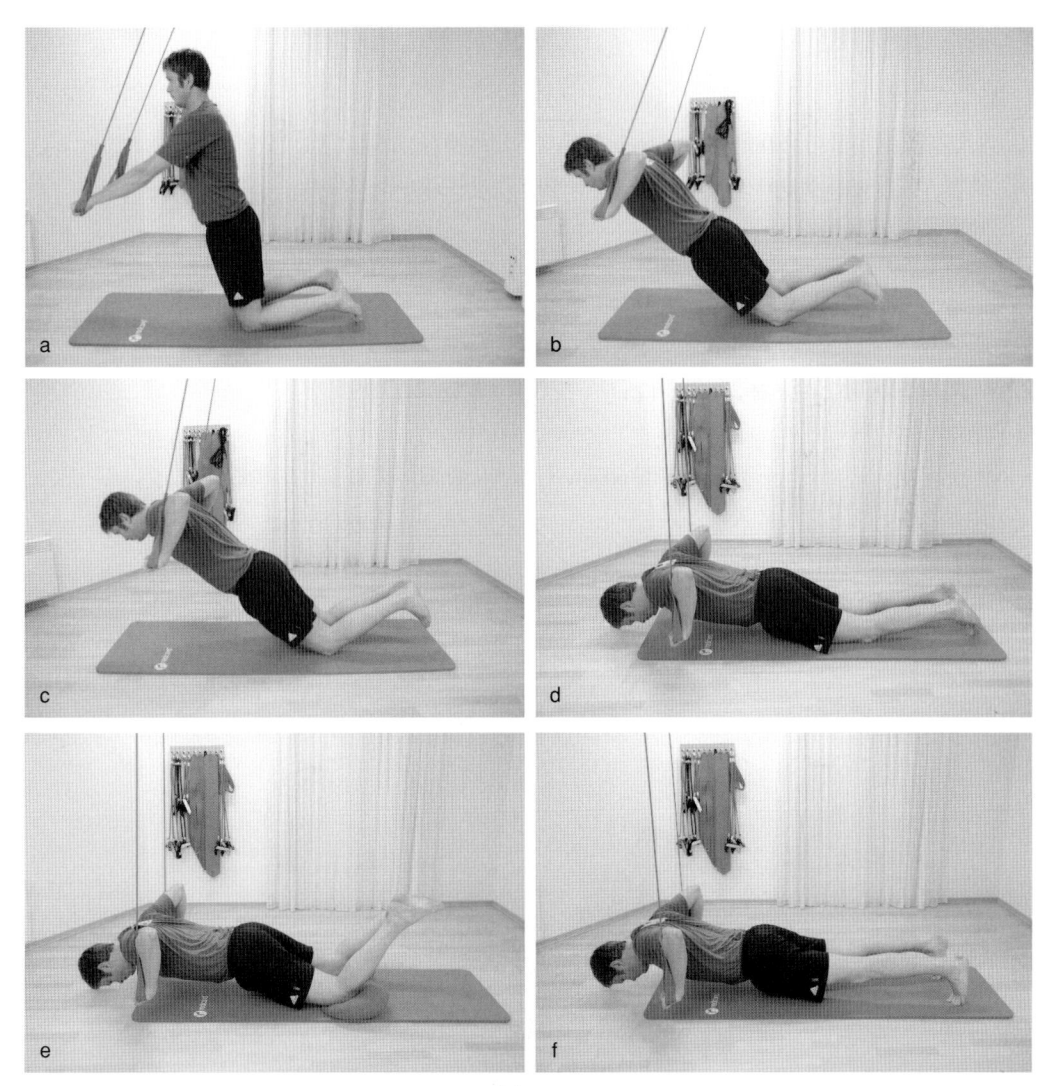

図170

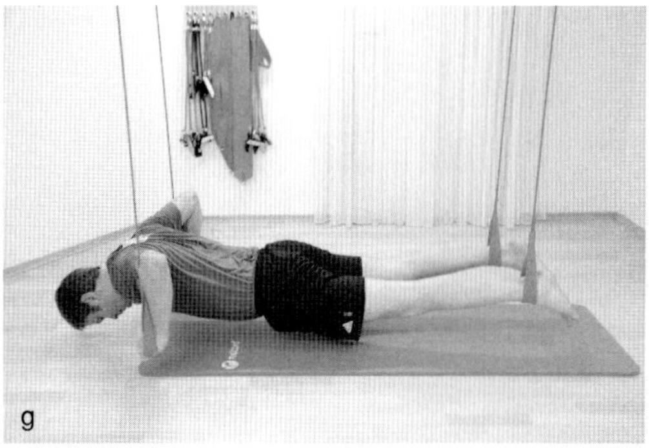

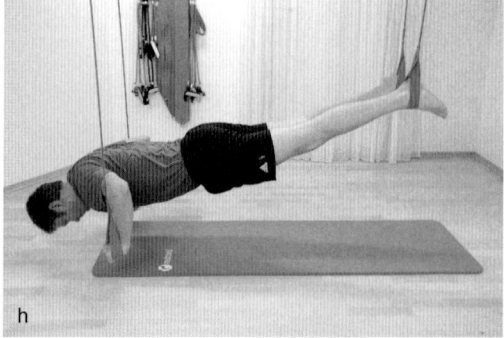

図170 つづき

Ⅲ　プル・アップ（肩関節後退）

肩領域に対して，特に肩甲骨内側筋群へのアプローチについて述べる．

1. 適　応
①安定性と肩甲骨の神経筋コントロールが低下した場合．
②疲労，関節可動域の減少，筋硬結，不快感または疼痛がある場合．
③動作時痛がある場合．
④肩甲上腕リズムに異常がある場合．
⑤肩甲骨内側部の筋群に機能低下がある場合．

2. スタート・ポジション（図171）
①座位
②レッドコード・トレーナーの前側60 cmくらいに骨盤がくるようにする．
③片手をストラップ内に入れる．
④ストラップは頭部の高さにする
⑤ストラップを伸ばすために腕を精一杯伸ばす．

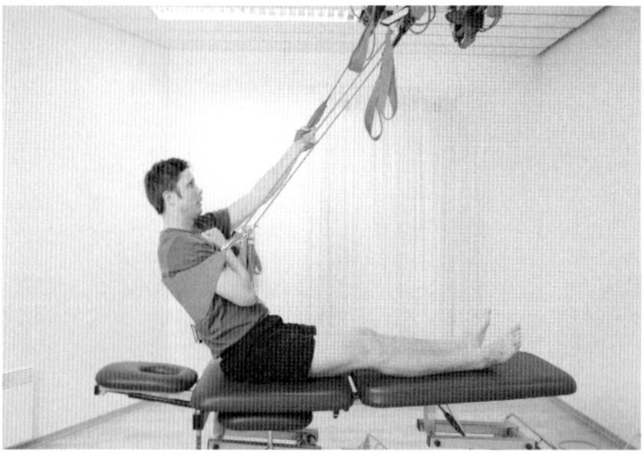

図171

⑥胸の上に自由な腕（ここでは右上肢）を置く．
⑦胸部にエラスティックコードを取り付けたワイド・スリングで支持する．

3. 患者指導
①腕が最大限まで伸ばされるまで後方にもたれさせる．
②肘をまっすぐ維持させる．
③治療台に骨盤を維持させる．
④肩甲骨は床から上半身を持ち上げながら後方に引かせる（図 172 a）．

4. 段階的負荷（図 172）
①エラスティックコードの支持を減らす（図 172 b）．
②レッドコード・トレーナーに向けて骨盤を移動させる（図 172 c）．
③ロープが垂直になるまでレッドコード・トレーナーの正面に骨盤を移動させる（図 172 d）．
④ロールクッションに抵抗して両膝を圧迫させ，治療台から骨盤を挙上させる（図 172 e）．
⑤両足関節に向けてロールクッションを移動させる（図 172 f）．
⑥足部にストラップを通し，体幹から下肢が水平位になるようなポジションまで下肢を挙上させる（図 172 g）．

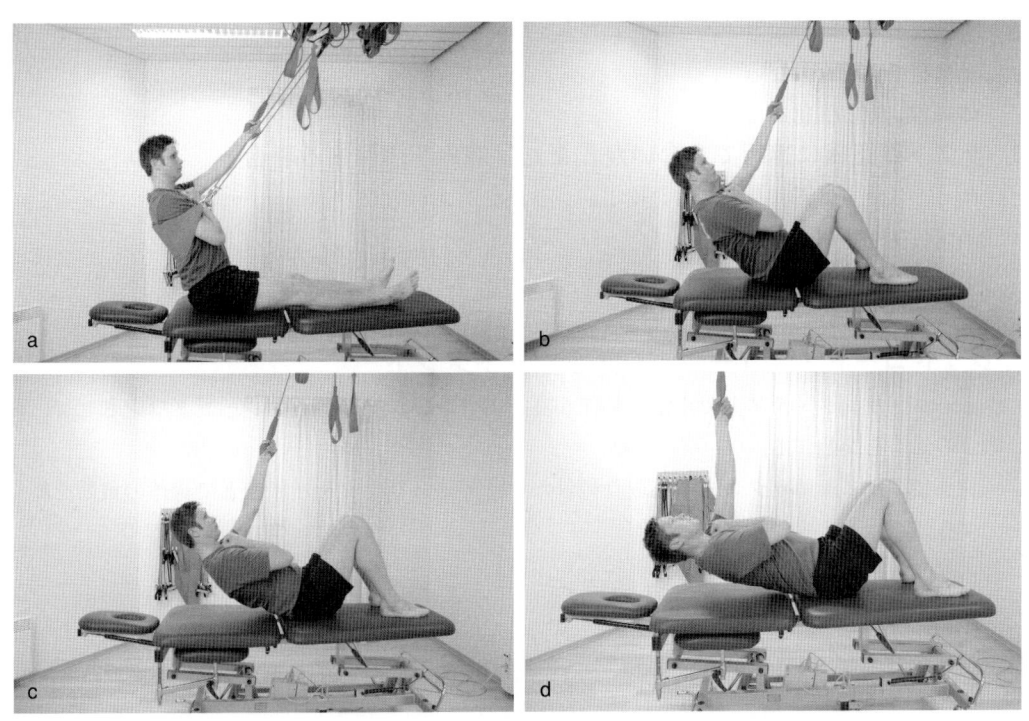

図 172

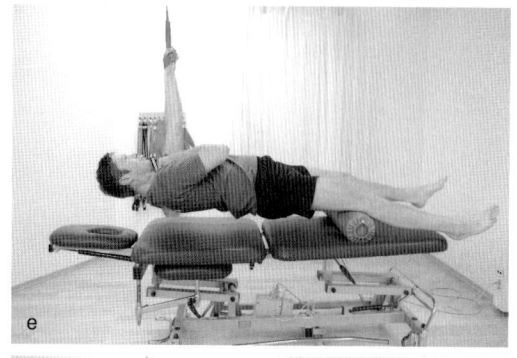

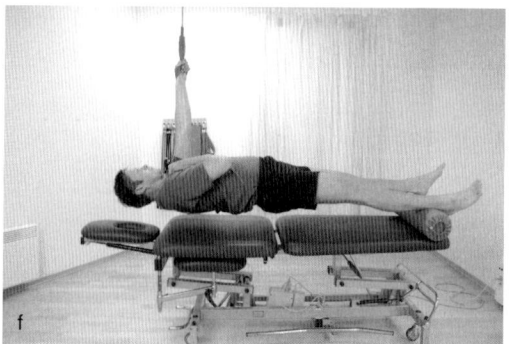

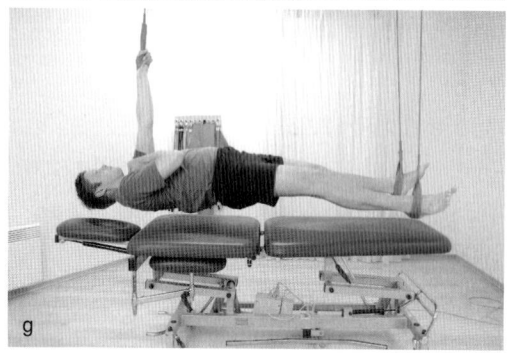

図 172 つづき

5. ウィーク・リンク・テスト
1）判　定
①矢状面と水平面の双方で腕が身体に対して 90°に維持されている．
②翼状肩甲が起こらない．
③体幹の回旋と側屈がない．

2）テストが正確に遂行できないか，または痛みを誘発する場合
①ゆっくり後方にもたれかかる立位ポジションでテスト行う．
②両側負荷を利用する．
③上記の要素を組み合わせる．

6. レッドコード・ニューラック・トリートメント
ウィーク・リンク・テストで正常に動作が遂行できないレベルからグレードダウンさせて，弱い側から治療を開始する．
①胸部にエラスティックコードを取り付けたワイド・スリングを通すことで身体の負荷を軽くする．
②エクササイズを遂行するために両腕を利用する．

7. トレーニング
1）両側での段階的負荷
①レッドコード・トレーナーに向けて骨盤を移動させる（図 173 a, b）．

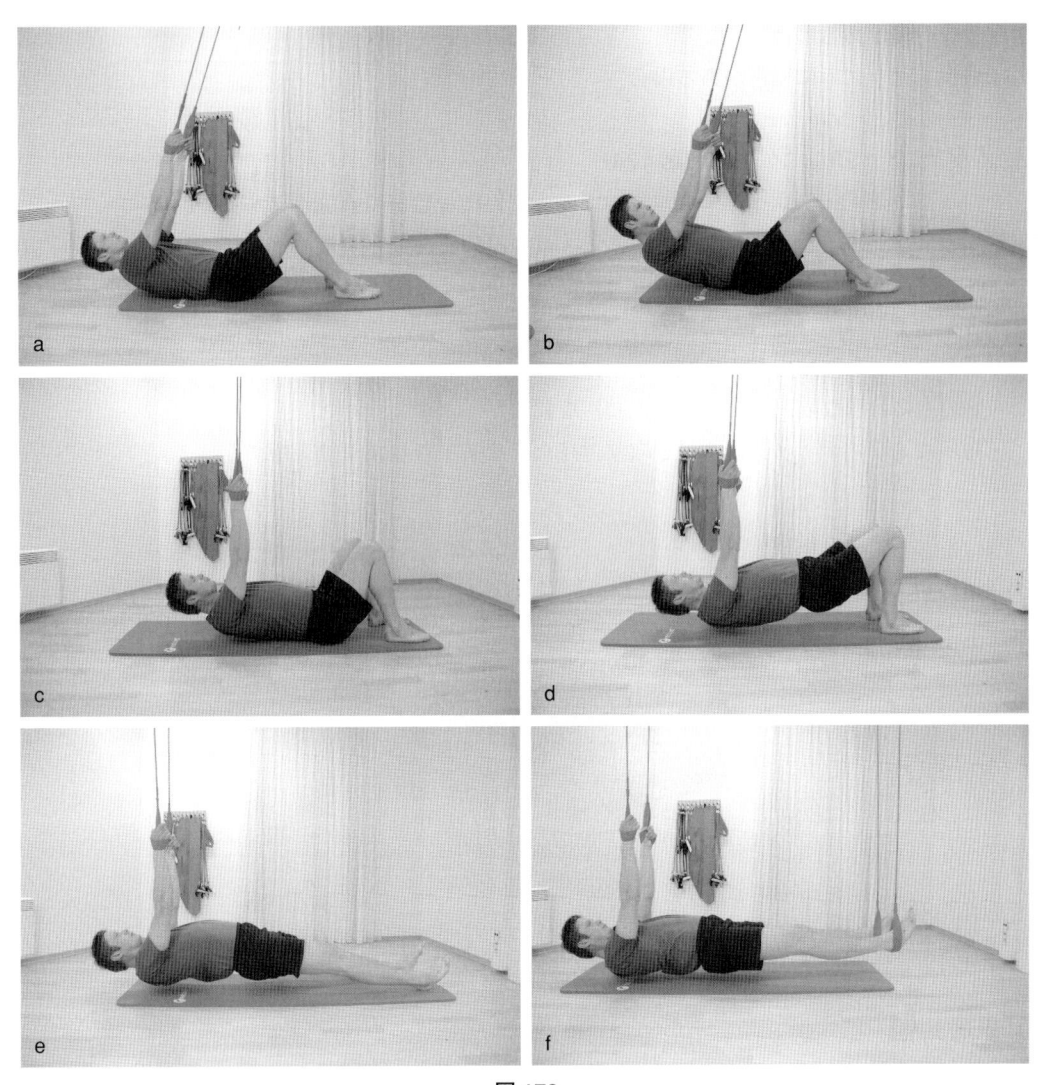

図173

②ロープが垂直になるまでレッドコード・トレーナーの正面に骨盤を移動させる（図173 c）．
③膝関節を屈曲させて床から骨盤を挙上させる（図173 d）．
④踵から身体をまっすぐ挙上させる（図173 e）．
⑤足部にストラップを通し，体幹から下肢が水平位になるようなポジションまで挙上させる（図173 f）．

Ⅳ 背臥位でのプル・アップ

肩と肘領域へのアプローチについて述べる．

1. 適 応
①安定性と肩甲骨の神経筋コントロールが低下した場合．
②疲労，関節可動域の減少，筋硬結，不快感または疼痛がある場合．

③動作時痛がある場合．
④肩甲上腕リズムに異常がある場合．

2. スタート・ポジション（図174）
- レッドコード・トレーナーの頭側60 cmくらいに骨盤がくるようにする．
- 膝下にロールクッションを置く，もしくは膝関節屈曲位とする．
- 片手をストラップ内に入れる．
- ストラップは頭部の高さにする．
- ストラップを伸ばすために腕を精一杯伸ばす．
- 胸の上に自由な腕（ここでは左上肢）を置く．
- 胸部にエラスティックコードを取り付けたワイド・スリングで支持する．

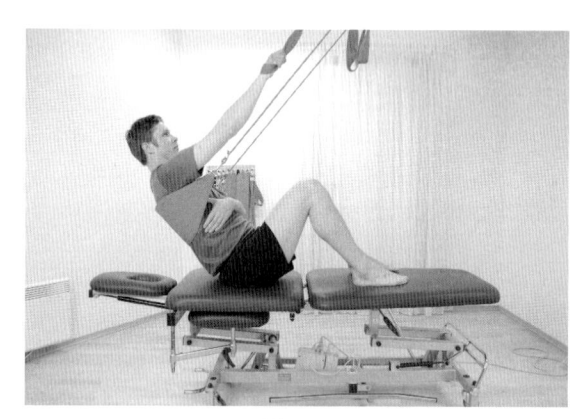

図174

3. 患者指導
①腕が最大限に伸びるまで後方にもたれさせる．
②治療台に骨盤帯を維持させる．
③引き上げるために肩甲骨を後方に引かせる．
④上半身を持ち上げるために肘関節を屈曲させる（図175 a）．

4. 段階的負荷
①エラスティックコードの支持を減らす（図175 b）．
②レッドコード・トレーナーに向けて骨盤を移動させる（図175 c）．
③ロープが垂直になるまでレッドコード・トレーナーの正面に骨盤を移動させる（図175 d）．
④ロールクッションに抵抗して両膝を圧迫させ，治療台から骨盤帯を挙上させる（図175 e）．
⑤両足関節に向けてロールクッションを移動させる（図175 f）．
⑥足部にストラップを通し，体幹から下肢が水平位になるようなポジションまで足部を挙上させる（図175 g）．

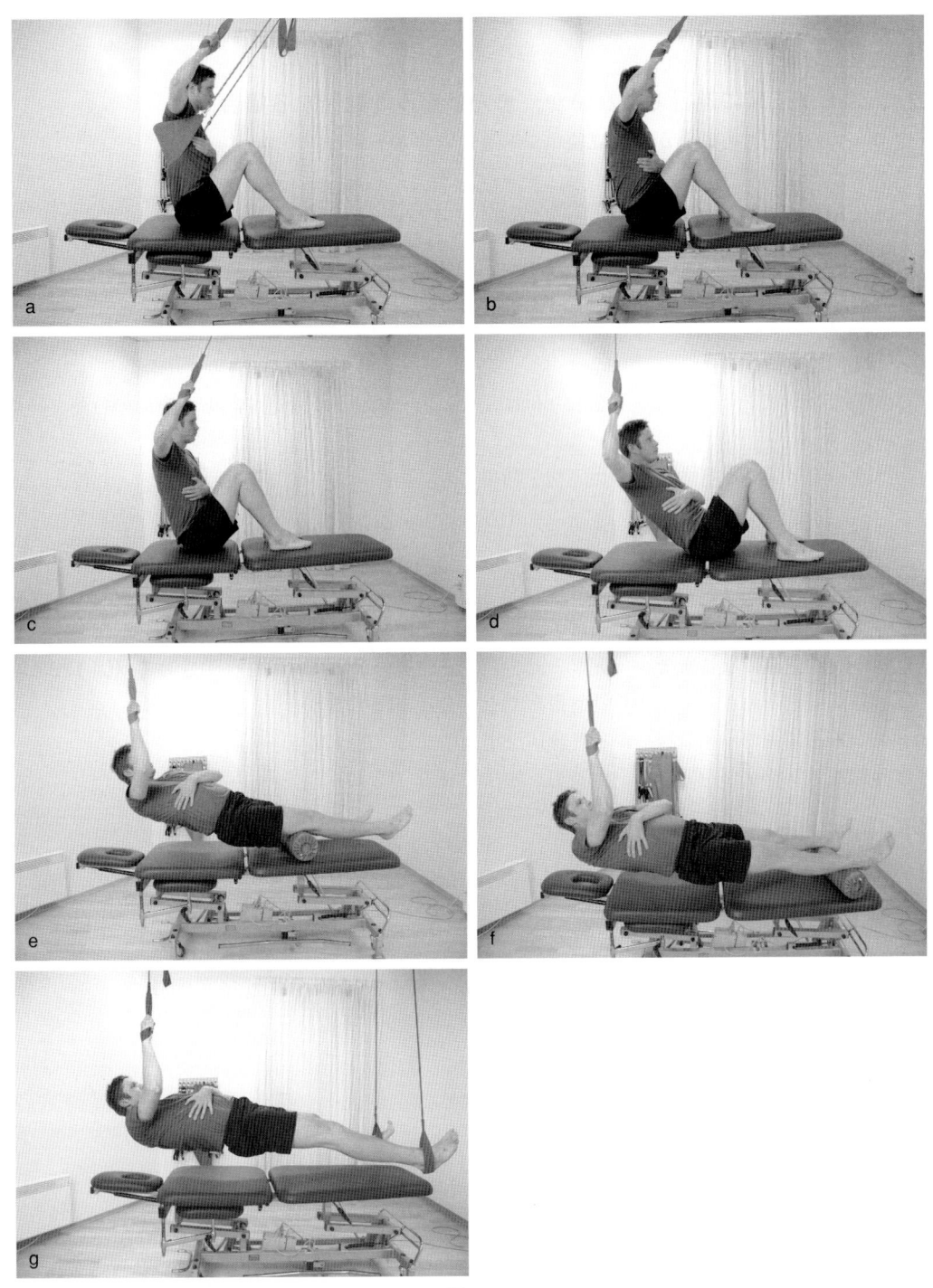

図 175

5. ウィーク・リンク・テスト
1）判 定
①肘関節屈曲角度が 90°以上である．

②翼状肩甲が起こらない．
　③体幹の回旋と側屈がない．
2）テストが正確に遂行できないか，または痛みを誘発する場合
　①ゆっくり後方にもたれかかる立位ポジションでテストする．
　②両側負荷を利用する．
　③上記の要素を組み合わせる．

6. レッドコード・ニューラック・トリートメント
　ウィーク・リンク・テストで正常に動作が遂行できないレベルからグレードダウンさせて弱い側から治療を開始する．
　①胸部にエラスティックコードを取り付けたワイド・スリングを通すことで身体の負荷を軽くする．
　②エクササイズを遂行するために両腕を利用する．

7. トレーニング
1）両側での段階的負荷
　①レッドコード・トレーナーに向けて骨盤帯を移動させる（図176 a，b）．
　②ロープが垂直になるまでレッドコード・トレーナーの正面に骨盤を移動させる（図176 c）．
　③両膝関節を屈曲させて床から骨盤帯を挙上させる（図176 d）．
　④踵から頭部まで，一直線になった身体を挙上させる（図176 e）．
　⑤足部にストラップを通し，空中姿勢を維持させる（図176 f）．

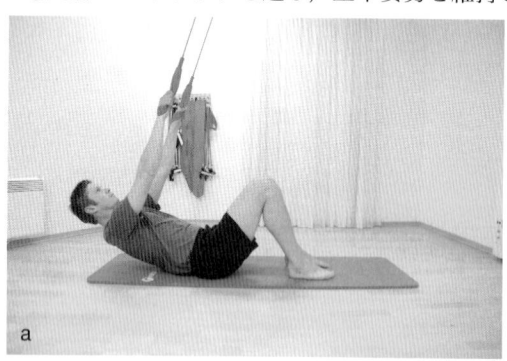

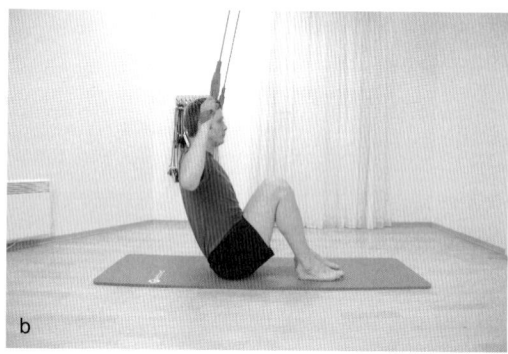

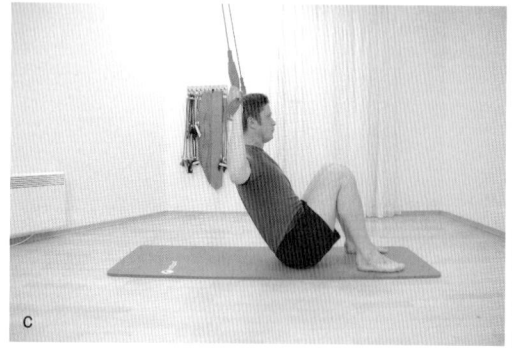

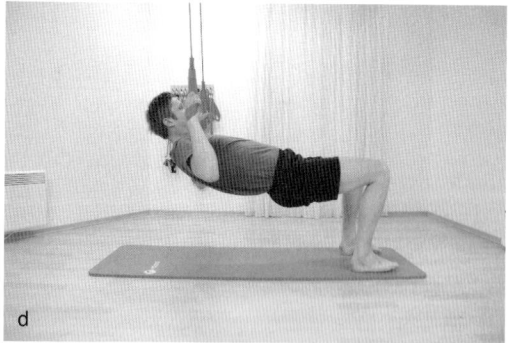

図176

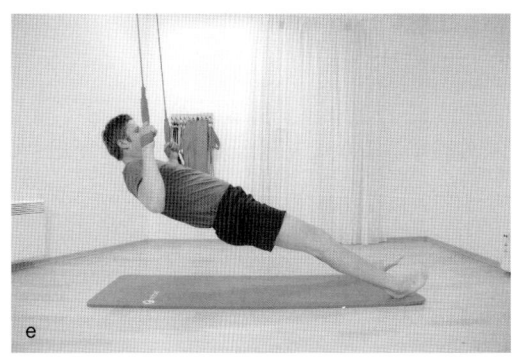

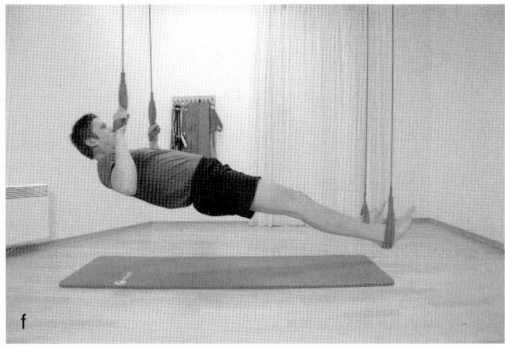

図176 つづき

V 膝立ち位での肩関節伸展

肩関節領域へのアプローチについて述べる．

1. 適応

①安定性，肩甲骨の神経筋コントロールが低下した場合．
②疲労，関節可動域の減少，筋硬結，不快感または疼痛がある場合．
③動作時痛がある場合．
④肩甲上腕リズムに異常がある場合．
⑤僧帽筋下部線維に機能低下がある場合．
⑥肩関節伸展筋に機能低下がある場合．

2. スタート・ポジション（図177）

・膝立ち位．
・レッドコード・トレーナーの下に両膝を置く．
・ストラップ内に両手を置く．
・肩の高さにストラップを位置する．
・腹部にエラスティックコードを取り付けたワイド・スリングで支持する．

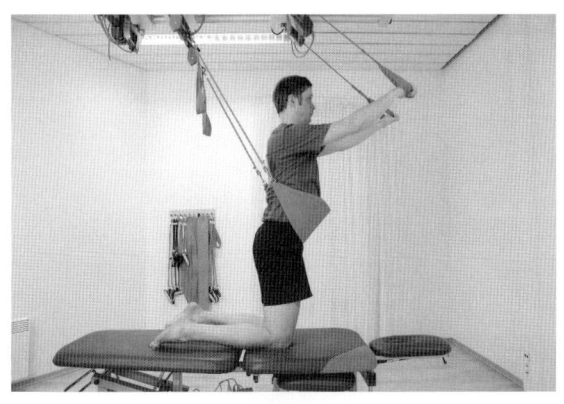

図177

3. 患者指導
①腕をまっすぐに維持させる．
②前方にもたれさせる．
③スタート・ポジションに戻るために，肩関節を伸展するようにストラップ内で腕を圧迫させる（図 178 a）．

4. 段階的負荷
①エラスティックコードによる支持を減らす（図 178 b）．
②徐々に膝の位置を後方に移動させる（図 178 c～e）．
③ベッド上から 10 cm くらいまでストラップを下げる（図 178 f）．
④強度を増やすために膝の下に入れるバランスクッションは，すべての段階的負荷で追加してもよい（図 178 g）．

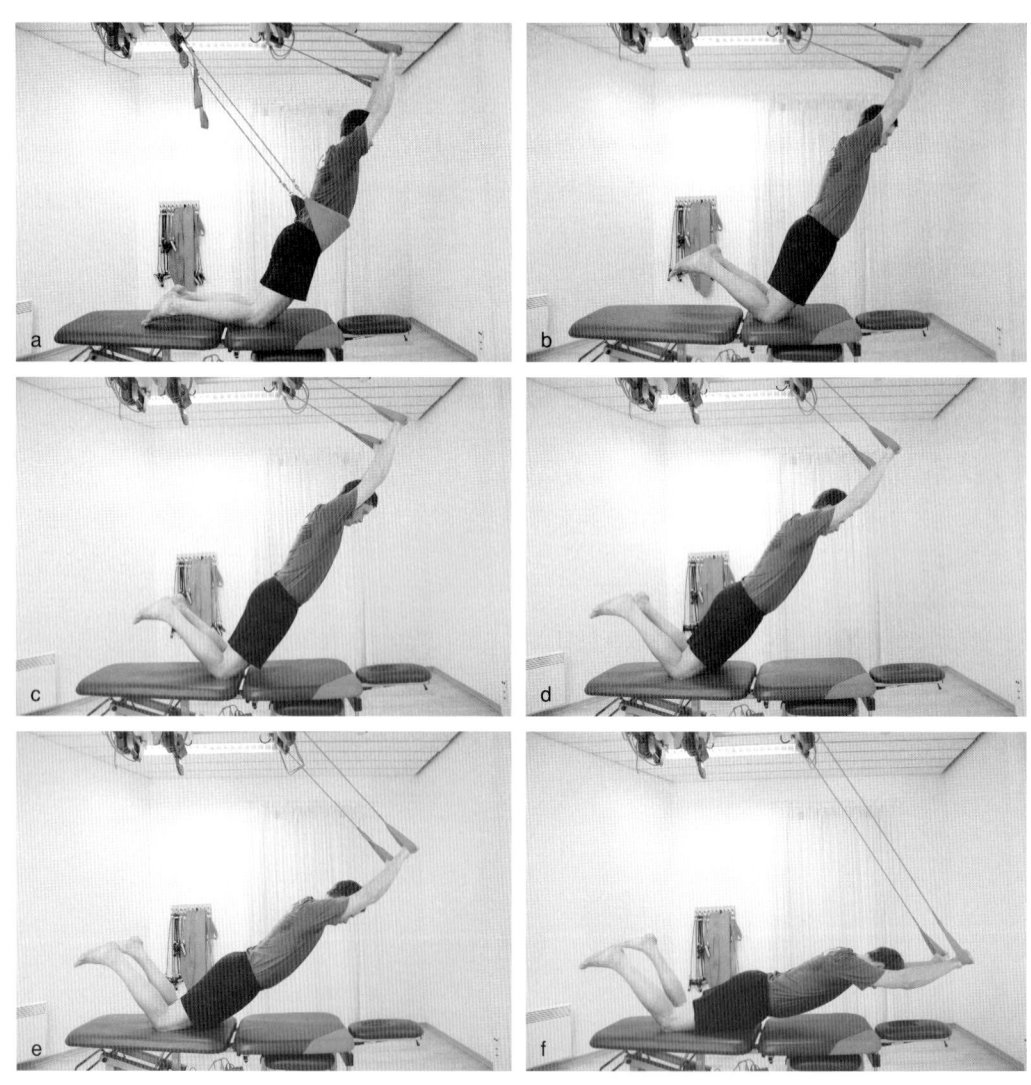

図 178

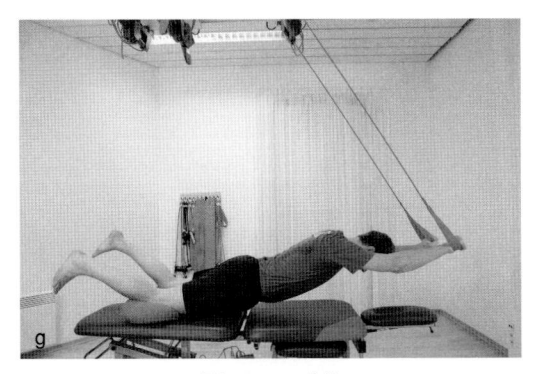

図178 つづき

5. ウィーク・リンク・テスト
1) 判　定
①腕が肩関節屈曲位で正確に動かせる．
②肩関節屈曲角度は少なくとも180°である．
③翼状肩甲はない．
④身体はまっすぐに維持されている．
⑤体幹の回旋と側屈がない．

2) テストが正確に遂行できないか，または痛みを誘発する場合
①レッドコード・トレーナーの正面で両膝を動かすよう指示する．
②ストラップを高くする．
③上記の要素を組み合わせる．

6. レッドコード・ニューラック・トリートメント
ウィーク・リンク・テストで正常に動作が遂行できるレベルにグレードダウンさせて，弱い側から治療を開始する．
①腹部下にエラスティックコードを取り付けたワイド・スリングを通すことで身体の負荷を軽くする．
②痛みが出現する前に中止する．

7. トレーニング
1) 段階的負荷
①膝を後方に移動させる（図179 a～e）．
②床から10 cmくらいまでストラップを下げる（図179 f）．
③バランスクッション上に両膝を置く（図179 g）．

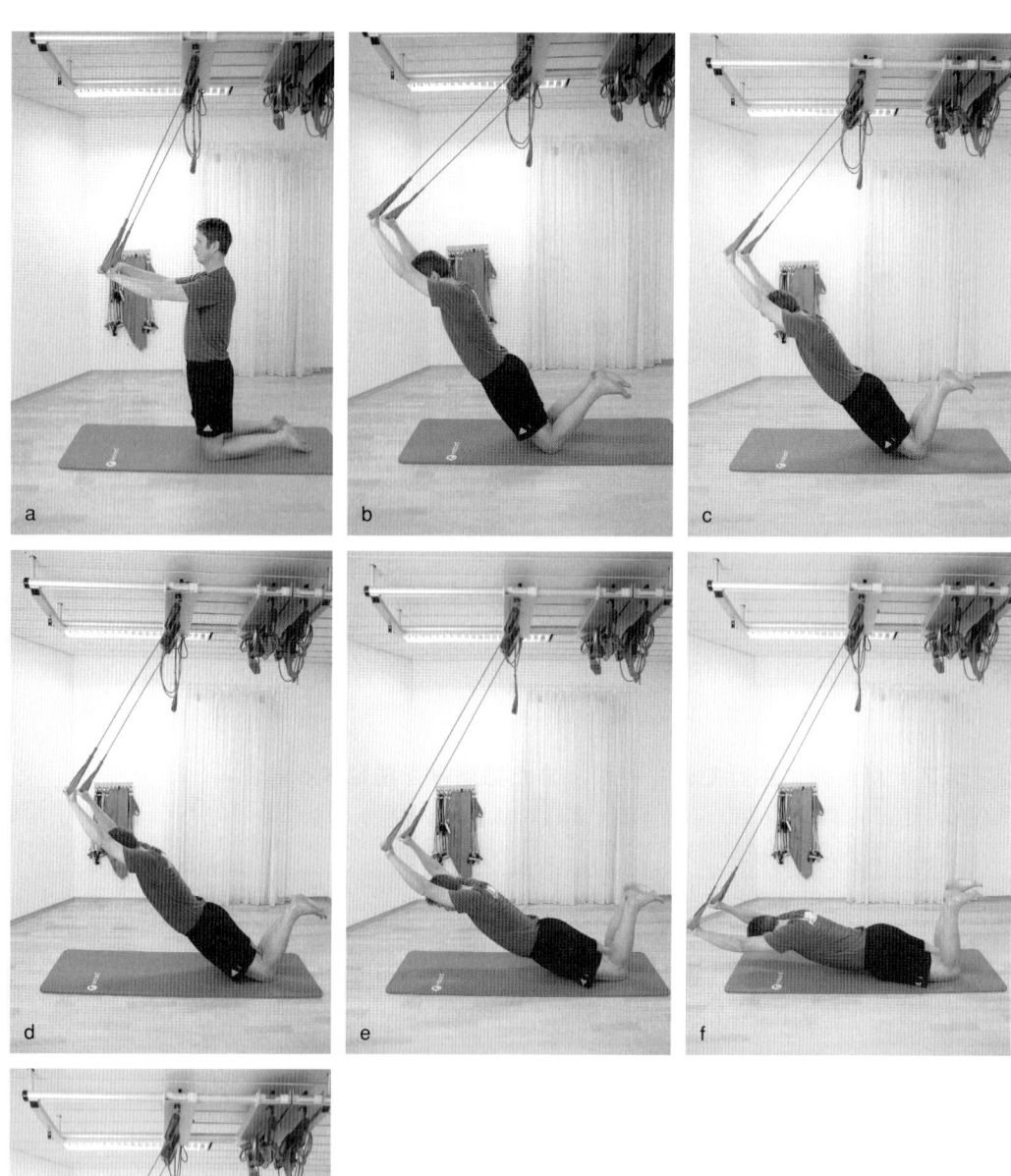

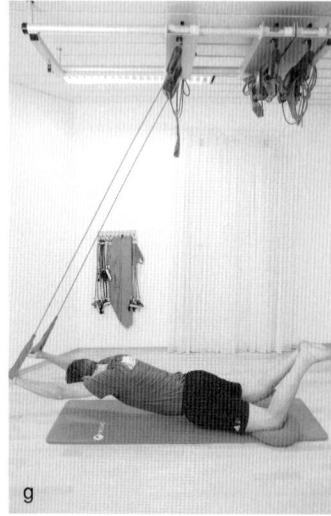

図179

172　第1章　レッドコード・ニューラック・トリートメントとは

Ⅵ　背臥位での肩関節外転

肩領域へのアプローチについて述べる．

1. 適　応
①安定性と肩甲骨の神経筋コントロールが低下した場合．
②疲労，関節可動域の減少，筋硬結，不快感または疼痛がある場合．
③動作時痛がある場合．
④肩甲上腕リズムに異常がある場合．

2. スタート・ポジション（図180）
①背臥位．
②レッドコード・トレーナーの下に肩を置く．
③両腕は身体に平行にする．
④上腕遠位にストラップを通す．
⑤肩関節はわずかに屈曲させる．
⑥頭部をエラスティックコードを取り付けたスプリット・スリングで支持する．
⑦胸部をエラスティックコードを取り付けたワイドス・リングで支持する．
⑧骨盤帯をエラスティックコードを取り付けたワイド・スリングで支持する．
⑨両膝の下にロールクッションを置く．

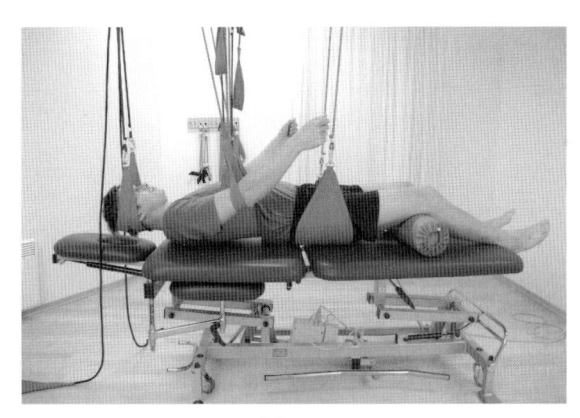

図180

3. 患者指導
①身体をまっすぐにするために股関節を伸展させる．
②肘をまっすぐに維持させる．
③身体を持ち上げるためストラップ内で腕を圧迫させる．
④そのポジションで身体を維持させ，頭部に向けて水平に腕を移動させる．
⑤頭上で腕をできるだけ移動させる．

4. 段階的負荷

①エラスティックコードの支持を減らす．
②両足関節に向けてロールクッションを移動させる（図 181 a，b）．
③肘から手関節方向へストラップを移動させる（図 181 c）．

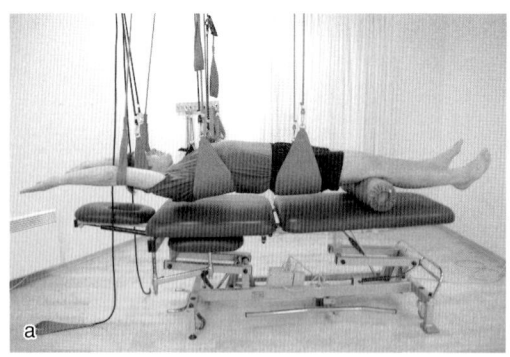

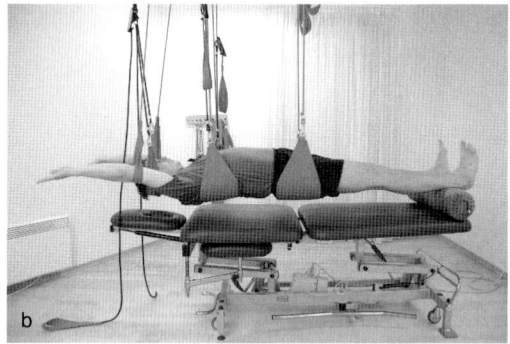

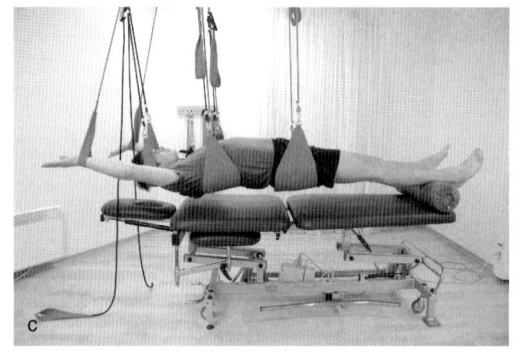

図 181

5. ウィーク・リンク・テスト

1）判　定

①肩関節外転角度が少なくとも 180°である．
②身体がまっすぐ維持されている．
③翼状肩甲がない．
④体幹の回旋と側屈がない．

2）テストが正確に遂行できないか，または痛みを誘発する場合

①床から身体を上げることなくテストを行う．
②患者が身体を持ち上げる前に徒手的に肩に圧迫を加える．
③他の要素を組み合わせる．

6. レッドコード・ニューラック・トリートメント

ウィーク・リンク・テストで正常に動作が遂行できるレベルにグレードダウンさせて，弱い側から治療を開始する．

①骨盤帯と胸部にエラスティックコードを取り付けたワイド・スリングを通すことで身体の負

荷を軽くする．
②痛みが出現する前に肩関節の外転を中止する．

7．トレーニング
1）段階的負荷
①床から身体を持ち上げることなくエクササイズを遂行させる（図182 a，b）．
②肘から手関節方向へストラップを移動させる（図182 c，d）．

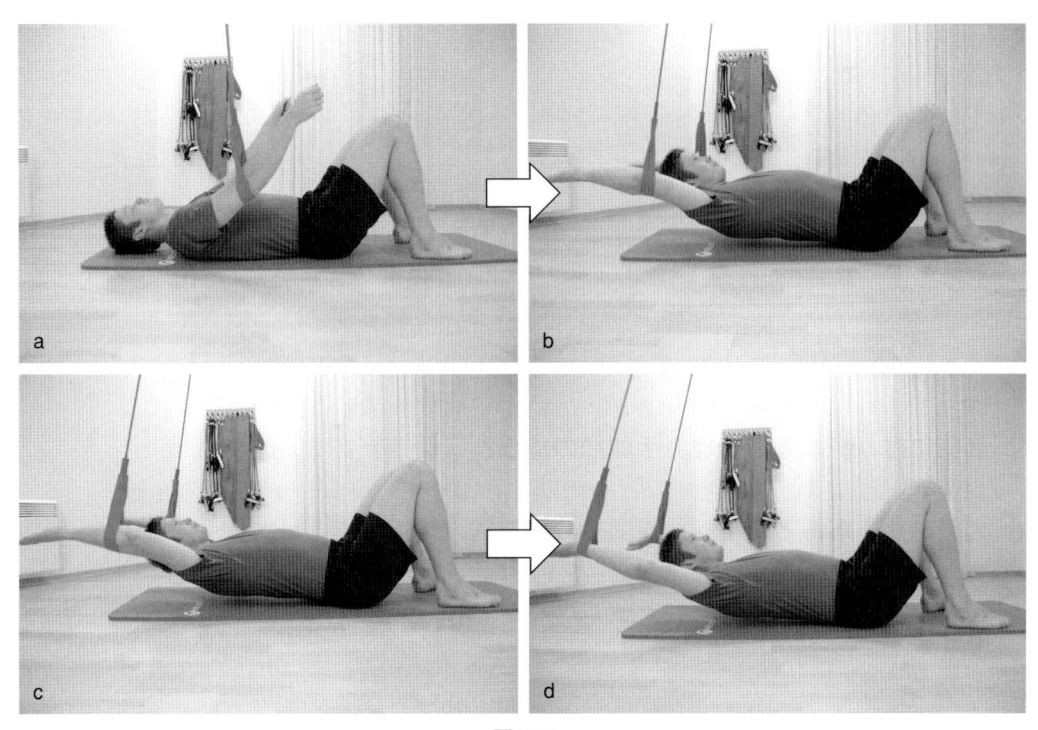

図182

Ⅶ　膝立ち位での肘関節伸展
前腕と肘領域へのアプローチについて述べる．

1．適　応
①手関節伸展筋群または屈筋群に機能低下がある場合．
②上腕三頭筋に機能低下がある場合．

2．スタート・ポジション（図183）
①膝立ち位．
②レッドコード・トレーナーの下に両膝を置く．
③ストラップ内に両手を置く．
④肩の高さにストラップを通す．

⑤腹部をエラスティックコードを取り付けたワイド・スリングで支持する．

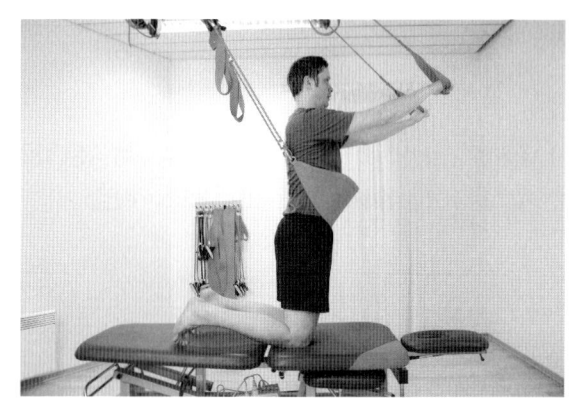

図183

3. 患者指導
①肩関節90°屈曲位で腕をまっすぐにして開始させる．
②両手指背側は両肩関節へ向かせる
③できるだけ遠く，前方にもたれかかったまま，肘関節の屈曲・伸展をさせる．
1) 外側に痛みがある場合は，手関節の伸筋群に関連がある（図184）
①肘関節伸展と手関節屈曲を同時に行いながら，スタート・ポジションに戻らせる．
2) 内側に痛みがある場合は，手関節の屈筋群に関連がある（図185）
①手関節のニュートラル・ポジションを維持したまま，肘関節を伸展し，スタート・ポジションに戻らせる．

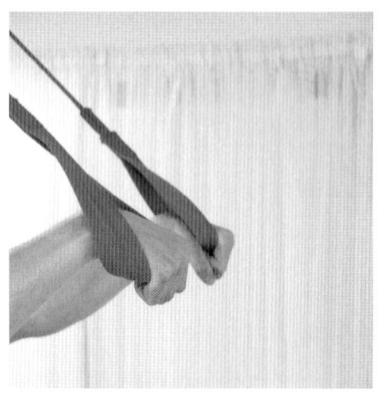

図184 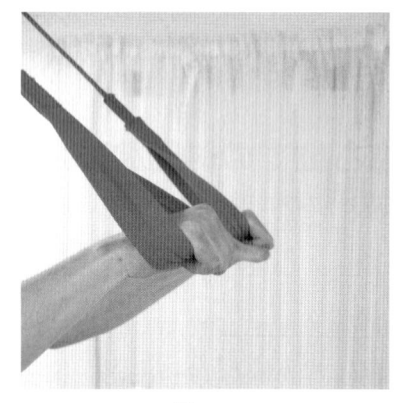　　　　　図185

4. 段階的負荷
①エラスティックコードの支持を減らす（図186 a，b）．
②ロープが垂直になるまで膝を後方に移動させる（図186 c，d）．
③ストラップの高さを下げる（図186 e）．

④強度を増やすために膝の下のバランスクッションは，すべての段階的負荷で追加してもよい（図 186 f）．

5. ウィーク・リンク・テスト
1）判　定
①肘関節は精一杯まで伸展できる．
②適切な肢位を選択する．
③身体はまっすぐである．
④体幹の回旋と側屈はない．
2）テストが正確に遂行できないか，または痛みを誘発する場合
①レッドコード・トレーナーの正面で両膝を動かすよう指示する．

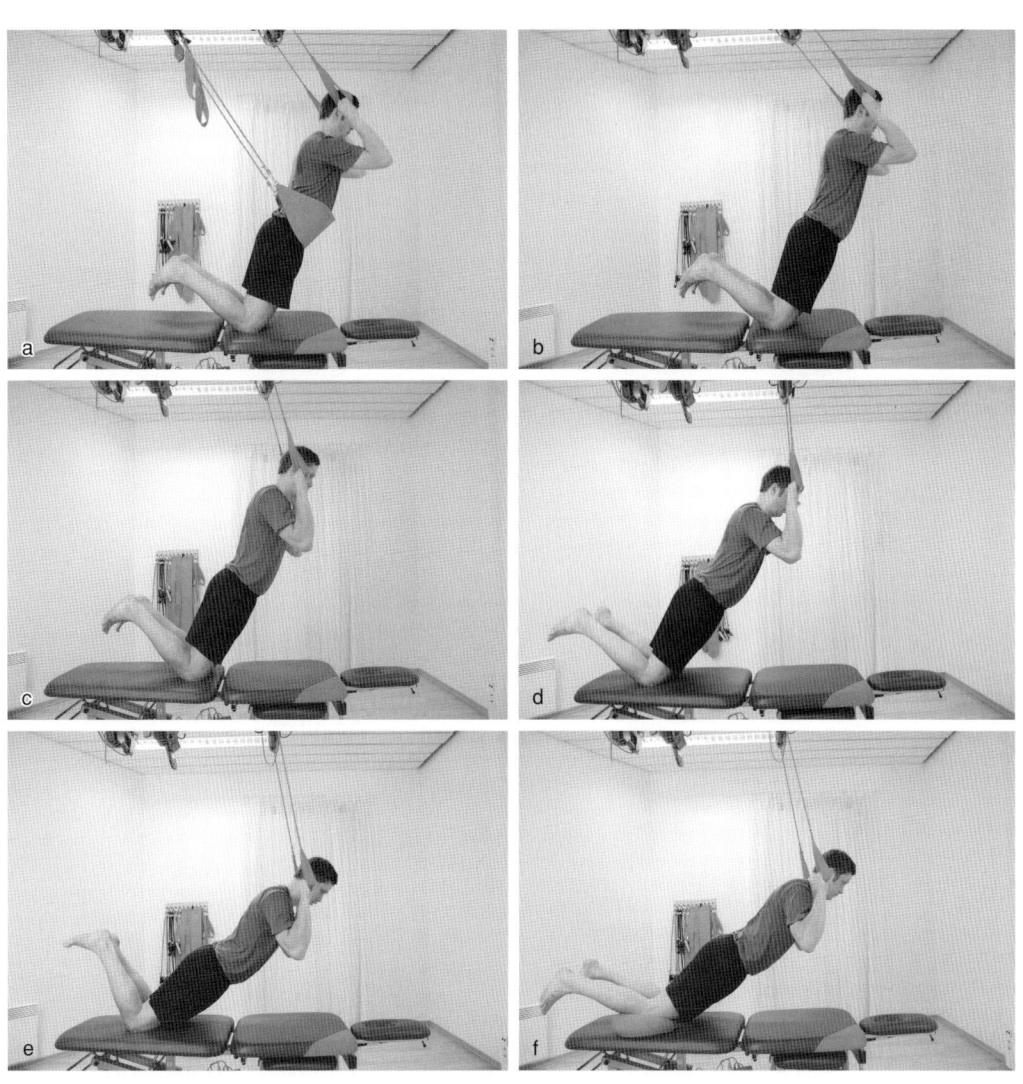

図 186

②立位でテストを行う．
③上記の要素を組み合わせる．

6. レッドコード・ニューラック・トリートメント

ウィーク・リンク・テストで正常な動作が遂行できるレベルにグレードダウンさせて，弱い側から治療を開始する．

①腹部にエラスティックコードを取り付けたワイド・スリングを通すことで，身体の負荷を軽くする．
②痛みが出はじめる前に肘関節の屈曲を中止する．

7. トレーニング

①ロープが垂直になるまで後方に両膝を移動させる（図187 a〜d）．

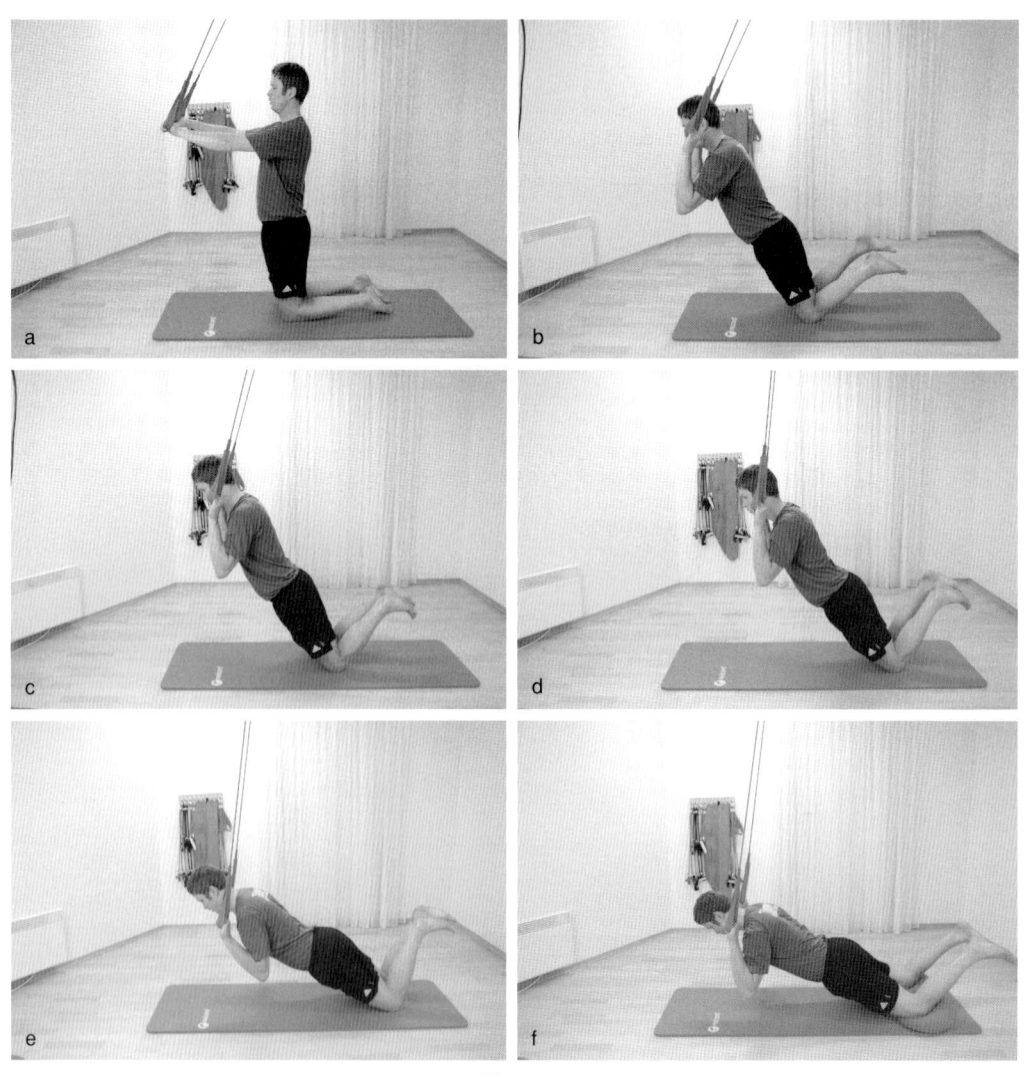

図187

②肘の位置が床から 10 cm くらいまで下げる（図 187 e）．
③バランスクッション上に両膝を置く（図 187 f）．

Ⅷ　座位での肘関節屈曲
前腕と肘領域へのアプローチについて述べる．

1. 適　応
①手関節屈曲または伸展時に機能低下がある場合．

2. スタート・ポジション
①座位．
②レッドコード・トレーナーの頭側 60 cm くらいに骨盤帯が位置する．
③ストラップ内に両手を置く．
④頭部の高さにストラップを位置する．
⑤両肘関節は伸展させる．
⑥胸部をエラスティックコードを取り付けたワイド・スリングで支持する．

3. 患者指導
①両肘関節が伸展位になるまで後方にもたれさせる．
②治療台に骨盤帯を維持させる．

1) 外側に痛みがある場合は，手関節の伸筋群を確認する（図 188）
①両手指背面を両肩に向ける．
②同時に肘関節を屈曲させ，上半身を持ち上げるまで両手関節を背屈させる．

2) 内側に痛みがある場合は，手関節の屈筋群を確認する（図 189）
①両手掌面を両肩に向ける．
②同時に肘関節を屈曲させ，上半身を持ち上げるまで両手関節を底屈させる．

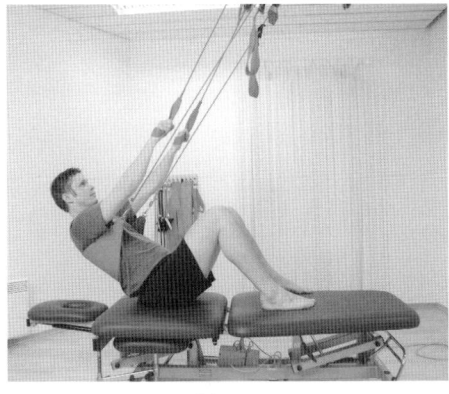

図 188

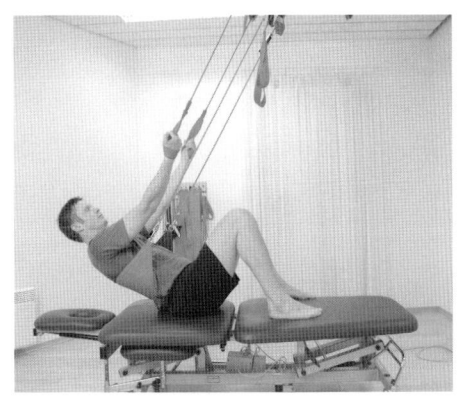

図 189

4. 段階的負荷

①エラスティックコードの支持を減らす（**図 190 a, b**）．
②レッドコード・トレーナーに向けて骨盤帯を移動させる（**図 190 c, d**）．
③ロープが垂直になるまでレッドコード・トレーナーの正面に骨盤を移動させる（**図 190 e**）．
④外側に痛みがある場合は，手関節伸展筋群に関連性がある．
⑤内側に痛みがある場合は，手関節屈筋群に関連がある（**図 191**）．

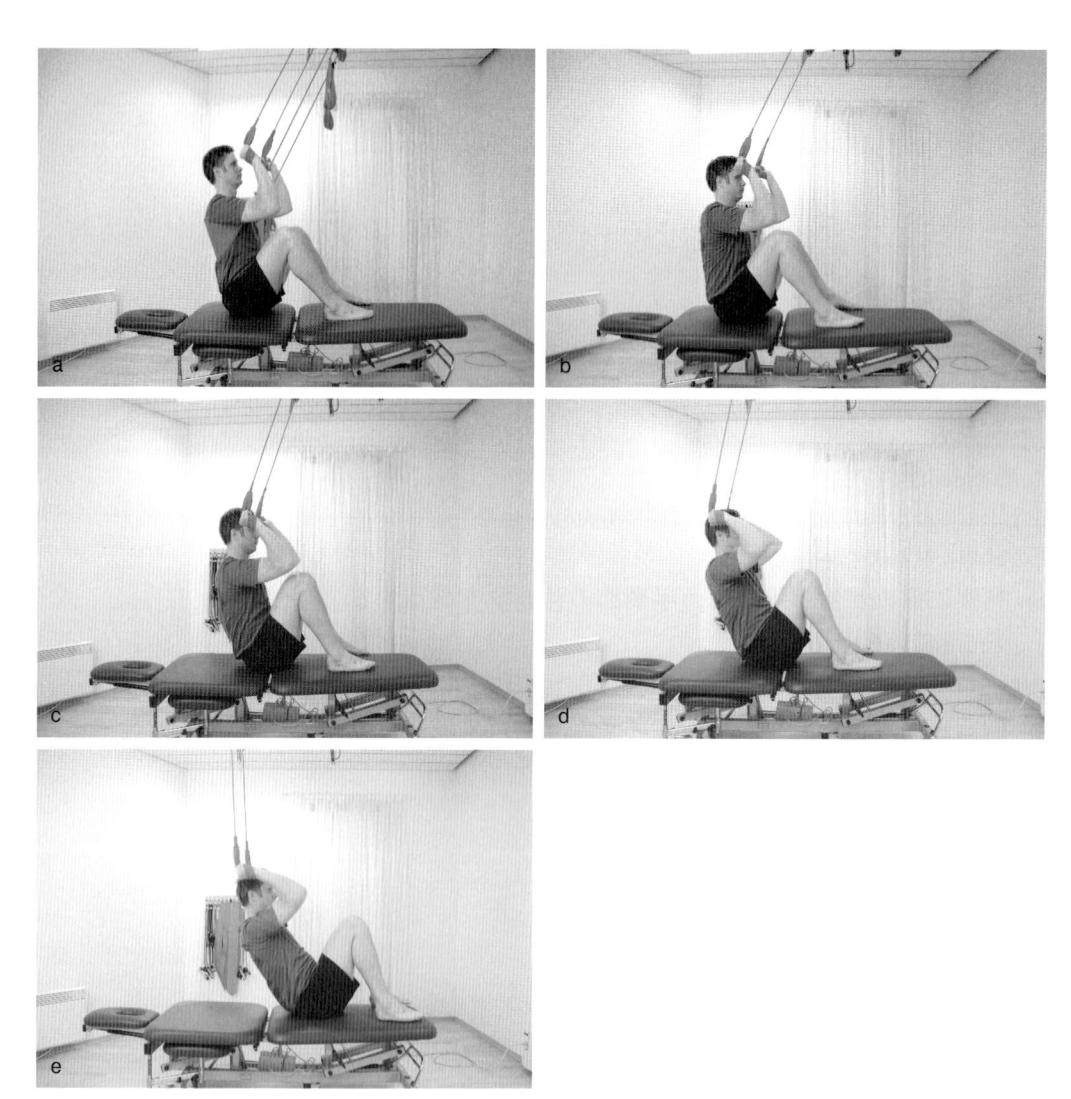

図190

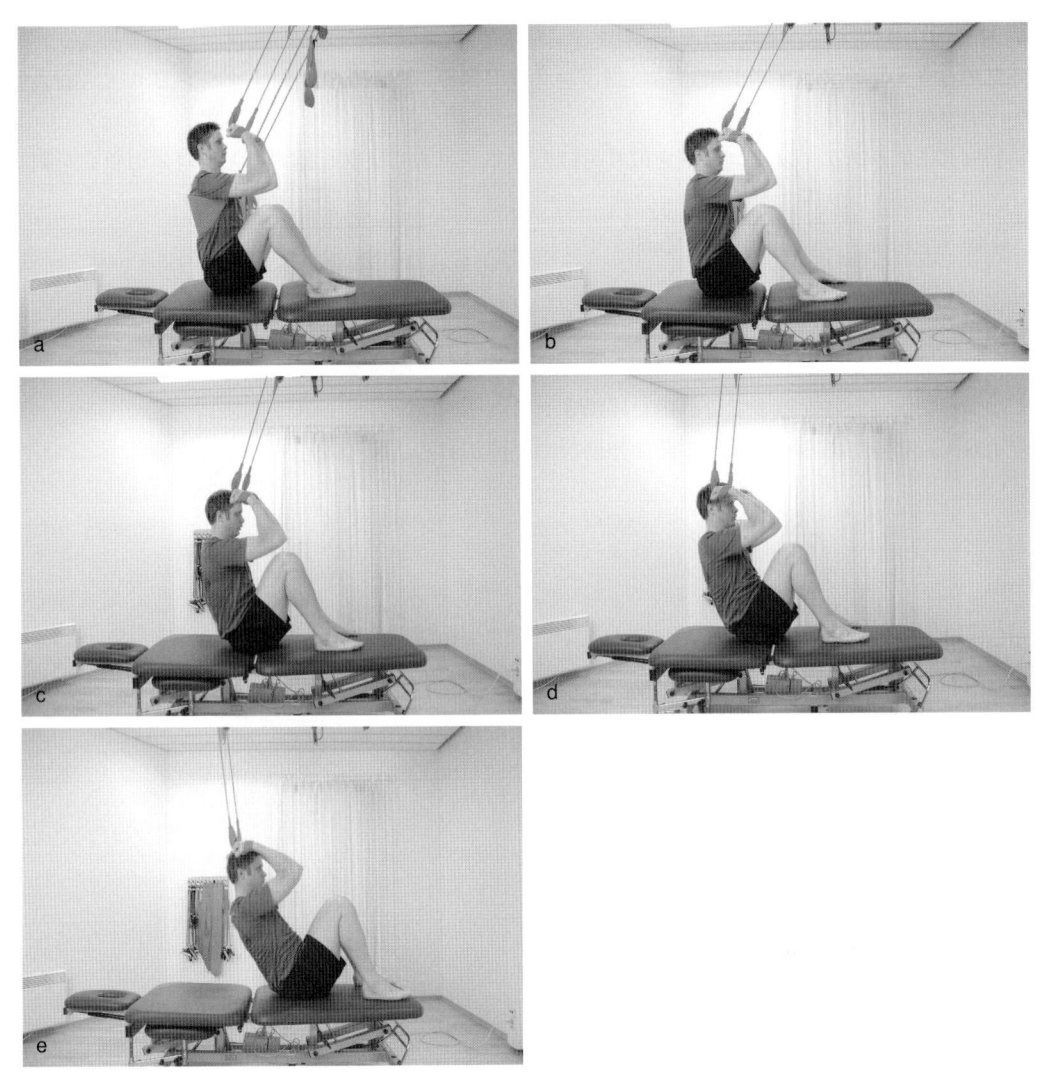

図 191

5. ウィーク・リンク・テスト
1) 判　定
　①肘関節屈曲角度は 90°以上である．
　②手関節の適切な肢位を選択する．
　③身体がまっすぐである．
　④体幹の回旋と側屈がない．
2) テストが正確に遂行できないか，または痛みを誘発する場合
　①わずかに後方にもたれながら立位でテストを行う．

6. レッドコード・ニューラック・トリートメント

ウィーク・リンク・テストで正常に動作が遂行できるレベルにグレードダウンさせて，弱い側から治療を開始する．

①腹部にエラスティックコードを取り付けたワイド・スリングを通すことで身体の負荷を軽くする．
②痛みが出現する前に肘関節の屈曲を中止する．

7. トレーニング

①レッドコード・トレーナーの尾側に向けて骨盤帯を移動させる．
②ロープが垂直になるまで骨盤帯を移動させる．
③外側に痛みがある場合は，手関節伸筋群に関連がある（図192）．

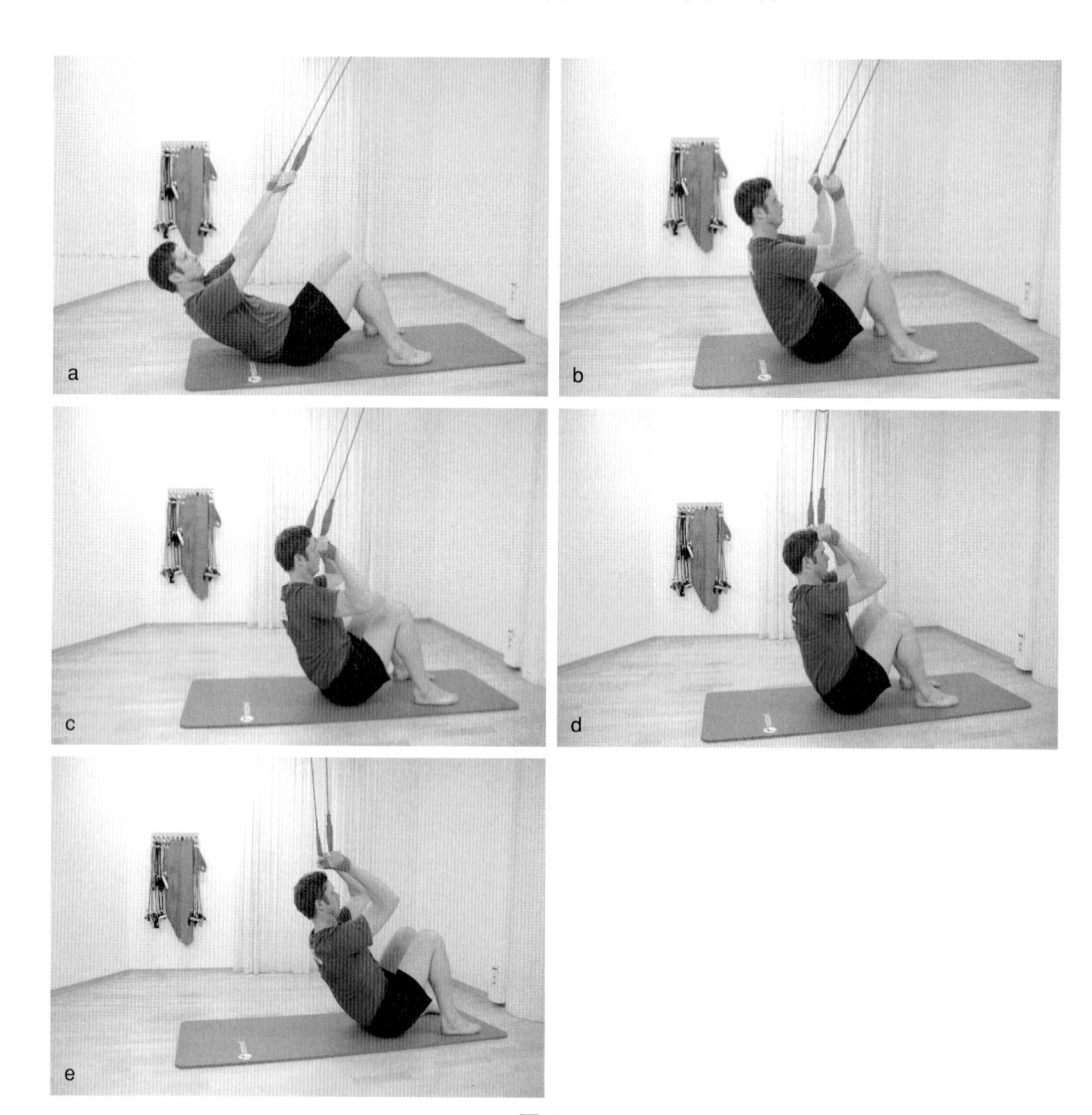

図192

④痛みが内側にある場合は，手関節屈筋群に関連がある（図193）．

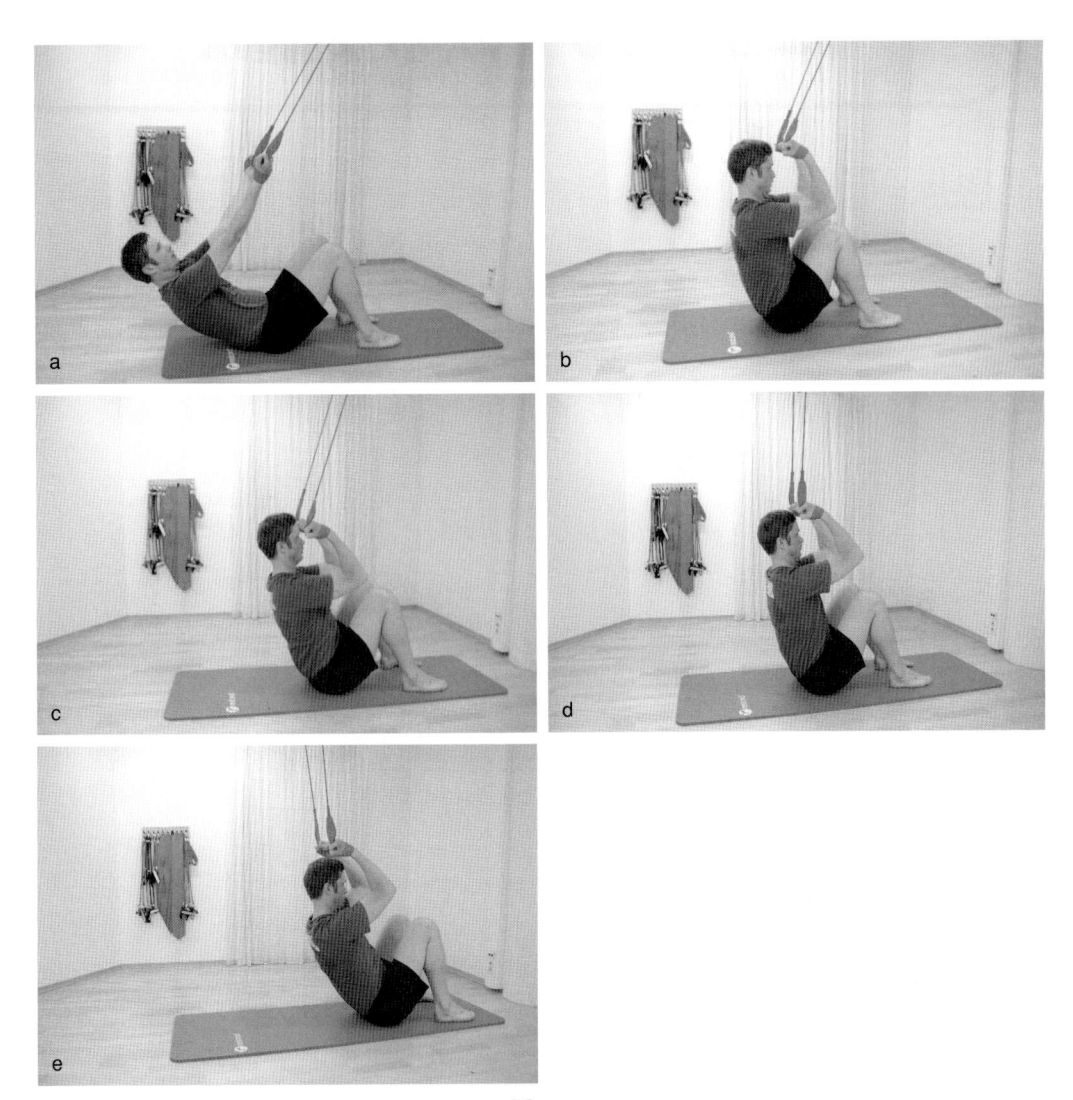

図193

ニューラックの立証的論法

図 194 は臨床推論過程を示す．

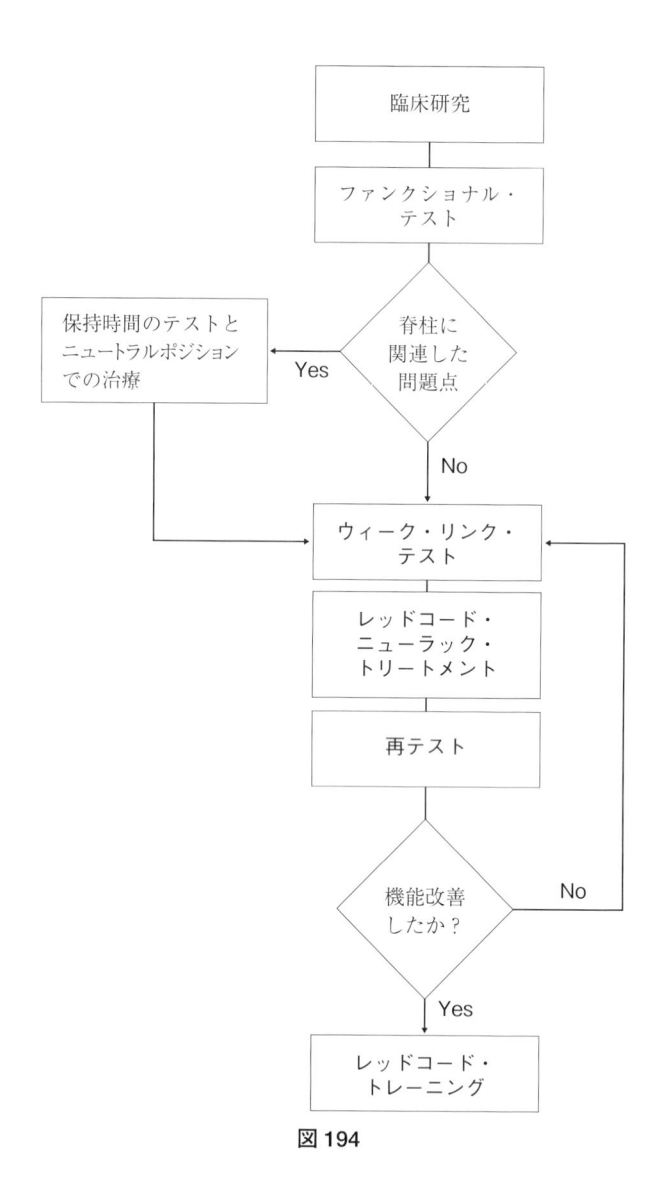

```
        臨床研究
           ↓
    ファンクショナル・
        テスト
           ↓
    ┌─────────┐
    │ 脊柱に   │ Yes → 保持時間のテストと
    │ 関連した │       ニュートラルポジション
    │ 問題点   │       での治療
    └─────────┘              │
         │ No                │
         ↓                   │
    ウィーク・リンク・ ←─────┘
        テスト  ←──────────┐
           ↓               │
    レッドコード・          │
    ニューラック・          │
    トリートメント          │
           ↓               │
         再テスト           │
           ↓               │
    ┌─────────┐            │
    │ 機能改善 │ No ────────┘
    │ したか？ │
    └─────────┘
         │ Yes
         ↓
    レッドコード・
    トレーニング
```

図 194

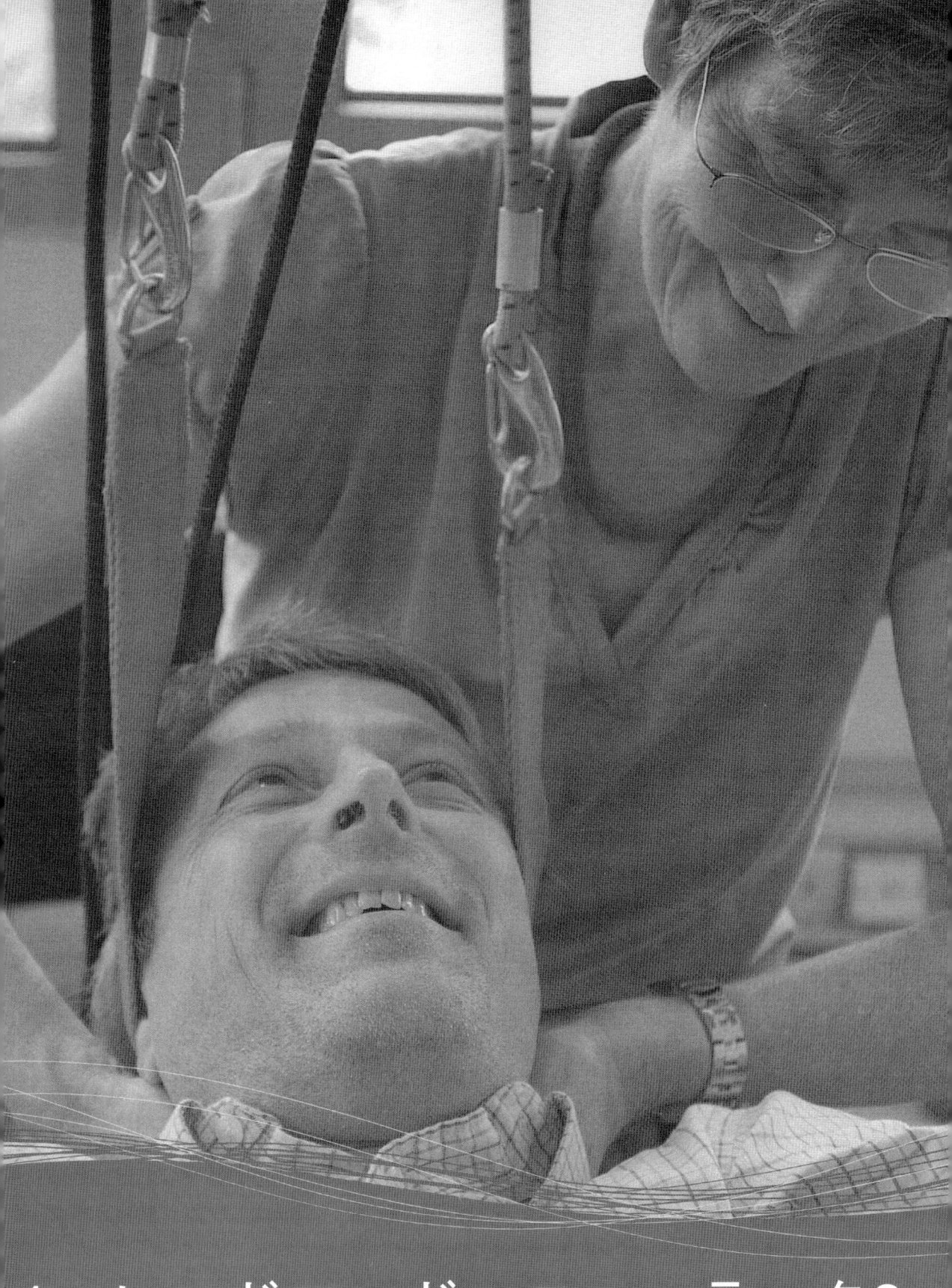

4　レッドコード・ニューラック2

足関節

I　レッドコード・スティムラを用いた足関節底屈

1. スタート・ポジション（図1）
①患者は**図1**にあるようなクッション上にあるプラットフォームに片脚で立つ．
②プラットフォームがついたレッドコード・トレーナーのロープに，スティムラ（stimula）を取り付ける．
③バランス・サポートのために両上肢には，必要に応じて別のレッドコード・トレーナーのストラップも使用する．

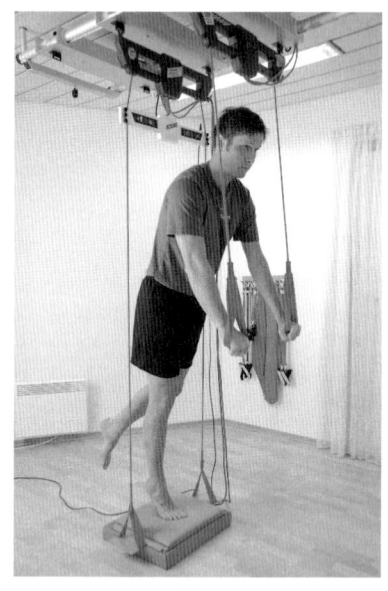

図1

2. レッドコード・スティムラ
・プラットフォームを吊っているロープに取り付ける．

3. 患者指導
①股関節と膝関節をまっすぐに保持させる．
②足関節底屈位で前足部に荷重させる．

4. 手　順
①休息を必要とするまで，この肢位を保持するよう患者に指示する．

②足関節底屈運動を多様な角度で繰り返し行う．
③最大底屈まで 5 回繰り返し，これを 3 セットを行う．

Ⅱ　レッドコード・スティムラを用いた足関節背屈

1. スタート・ポジション（図 2）
①患者は治療台の上で背臥位をとる．
②胸の上で腕を組む．
③股関節と膝関節をやや屈曲位に，足関節は背屈位する．
④スプリット・スリングを足部に使用している下肢の高さは，治療台から 90 cm 以上にする．
⑤スティムラをセットしているレッドコード・トレーナーのサスペンション・ポイントは尾側にある．
⑥他側の下肢はエラスティックコードを取り付けたナロー・スリングで支持する．
⑦腰部にエラスティックコードを取り付けたワイド・スリングで支持する．

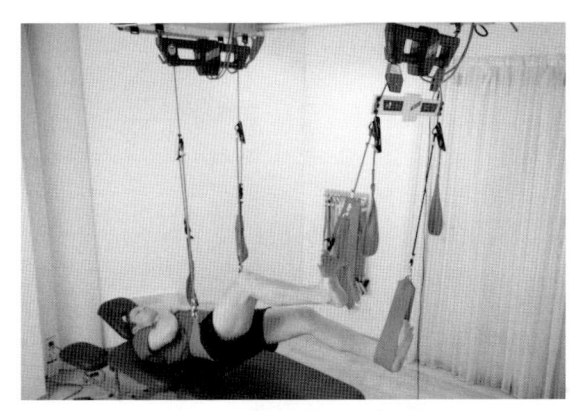

図 2　（口絵カラー③参照）

2. レッドコード・スティムラ
・両足部を支持するレッドコード・トレーナーのロープに取り付ける．

3. 患者指導
①股関節と膝関節をやや屈曲位に保持させる．
②足部背屈をしながら治療台から骨盤を挙上させる．

4. 手　順
①休息を必要とするまで，この肢位を保持するよう患者に指示する．
②徐々にエラスティックコードの介助を軽減する．
③患者が介助なしで，その姿勢を保持できるまで継続する．
④5 回繰り返し，これを 3 セットを行う．

膝関節

I　レッドコード・スティムラを用いた膝関節屈曲

1. スタート・ポジション（図3）
　①患者は治療台の上で背臥位をとる．
　②胸の上で腕を組む．
　③両方の股関節と膝関節を90°屈曲位にする．
　④ストラップは，踵下に付ける．
　⑤他側の足部はエラスティックコードを取り付けたナロー・スリングで支持する．
　⑥足部の高さは治療台から70 cm以上にする．
　⑦腰部にエラスティックコードを取り付けたワイド・スリングで支持する．

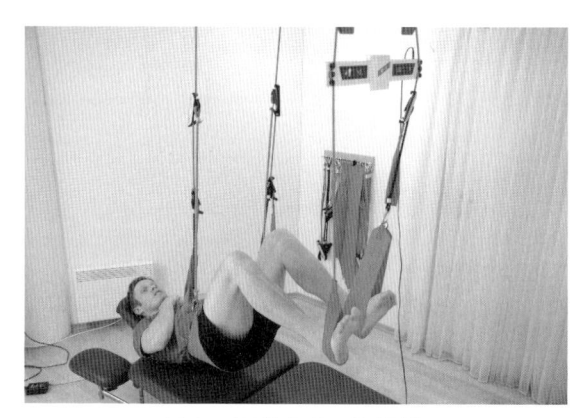

図3　（口絵カラー③参照）

2. レッドコード・スティムラ
　・両脚を支持するレッドコード・トレーナーのロープに取り付ける．

3. 患者指導
　①股関節と膝関節を屈曲位に保持させる．
　②スリング内に踵を押し付けるようにして，治療台から骨盤を挙上させる．

4. 手　順
　①休息を必要とするまで，この肢位を保持するよう患者に指示する．
　②徐々にエラスティックコードの介助を軽減する．
　③患者が介助なしで，その姿勢を保持できるまで継続する．

④5 回繰り返し，これを 3 セットを行う．

II　レッドコード・スティムラを用いた膝関節伸展
1. スタート・ポジション（図 4）
①患者は治療台の上で腹臥位をとる．
②身体を前腕で支持する．
③腰椎の過前弯を避けるため，腹部の下にクッションを置く．
④ストラップの高さは膝関節 90°屈曲位になるようにする．
⑤他側の足部はエラスティックコードを取り付けたナロー・スリングで支持する．
⑥足部の高さが治療台から 60 cm 以上にする．
⑦腹部にエラスティックコードを取り付けたワイド・スリングで支持する．

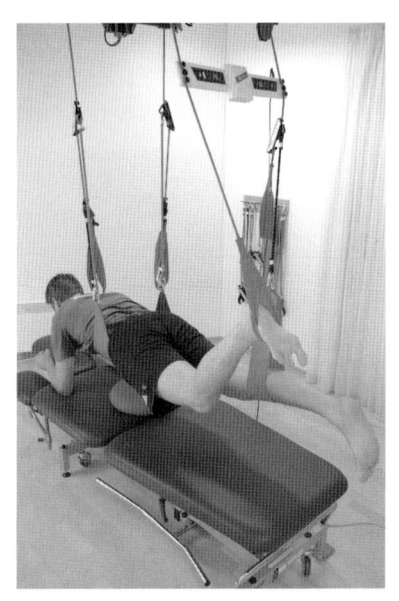

図 4　（口絵カラー③参照）

2. レッドコード・スティムラ
・両脚を支持するレッドコード・トレーナーのロープに取り付ける．

3. 患者指導
①股関節と膝関節を伸展することによって治療台から自由な下肢（ここでは右下肢）を挙上させる．
②身体をまっすぐな位置まで挙上させる．
③まっすぐに下肢を保持させる．
④膝関節を 45°屈曲位にすることで，わずかに身体が下がる．

4. 手　順
①休息を必要とするまで，この肢位を保持するよう患者に指示する．
②徐々にエラスティックコードの介助を軽減する．
③患者が介助なしで，その姿勢を保持できるまで継続する．
④5回繰り返し，これを3セットを行う．

Ⅲ　レッドコード・スティムラを用いたスクワット

1. スタート・ポジション（図5）
①患者は図5にあるようなクッション上にあるプラットフォームに片脚で立つ．
②プラットフォームが付いたレッドコード・トレーナーのロープに，スティムラを取り付ける．
③バランス・サポートのために両上肢には，必要に応じて別のレッドコード・トレーナーのストラップも使用する．
④レッドコード・ニューラック・トリートメントは，エラスティックコードを取り付けたナロー・スリングを大腿部に覆うことによって，グレードを下げることができる．

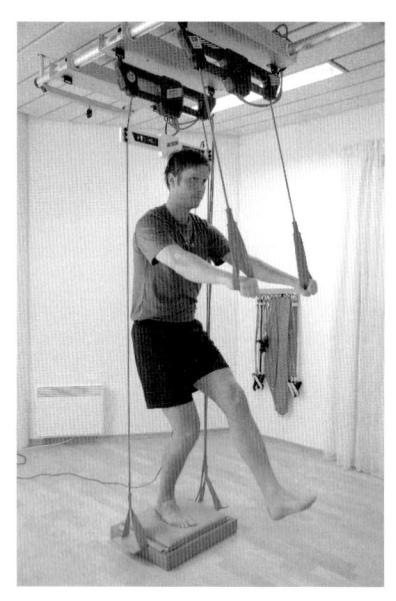

図5

2. レッドコード・スティムラ
・プラットフォームを吊っているレッドコード・トレーナーのロープに取り付ける．

3. 患者指導
①膝関節45°屈曲の片脚スクワットをさせる．
②踵を浮かせない．
③第2足趾上に体重をかけるようにし，膝の位置をコントロールする．

4. 手　順
①休息を必要とするまで，この位置を保持するよう患者に指示する．
②さまざまな膝関節の屈曲角度で繰り返す．
③膝関節 90°屈曲位のスクワットを 5 回繰り返し，それを 3 セット行う．

股関節

Ⅰ　レッドコード・スティムラを用いた股関節外転

1. スタート・ポジション（図6a）
①患者は治療台の上で側臥位をとる．
②クッションを頭部の下に敷く．
③胸の上で腕を組む．
④下側の膝部分をワイド・スリングで支持する．
⑤膝を支えるロープは，治療台から30cm以上の高さにする．
⑥骨盤帯にエラスティックコードを取り付けたワイド・スリングで支持する．
⑦上側の足部をエラスティックコードを取り付けたストラップで支持する．

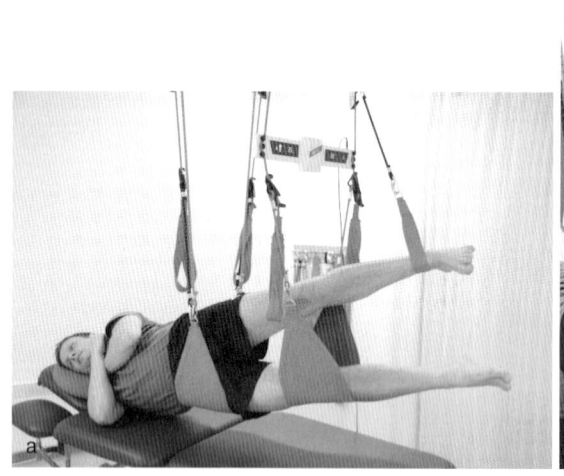

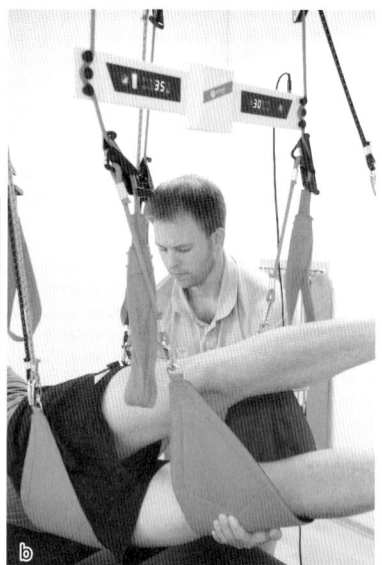

図6（口絵カラー③参照）

2. レッドコード・スティムラ
・膝を支持するレッドコード・トレーナーのロープに取り付ける．

3. 患者指導
①腰椎の過伸展を増加することなく下側の股関節を伸展させる．
②スリング内の下側の下肢を下に押し付けること（股関節外転）によって骨盤を挙上させる．
③もし患者が股関節伸展を保持することができない場合，セラピストは徒手的に補助する（図6b）．

4. 手　順
①休息を必要とするまで，この位置を保持するよう患者に指示する．
②徐々にエラスティックコードの介助を軽減する．
③患者が介助なしで，その姿勢を保持できるまで継続する．
④5回繰り返し，これを3セットを行う．

Ⅱ　レッドコード・スティムラを用いた股関節伸展

1. スタート・ポジション（図7）
①患者は治療台の上で背臥位をとる．
②胸の上で腕を組む．
③片側の下腿にナロー・スリングを通す．
④もう一方の足部はエラスティックコードを取り付けたナロー・スリングで支持する．
⑤足部の高さは治療台から30cmにする．
⑥腰部にエラスティックコードを取り付けたワイド・スリングで支持する．

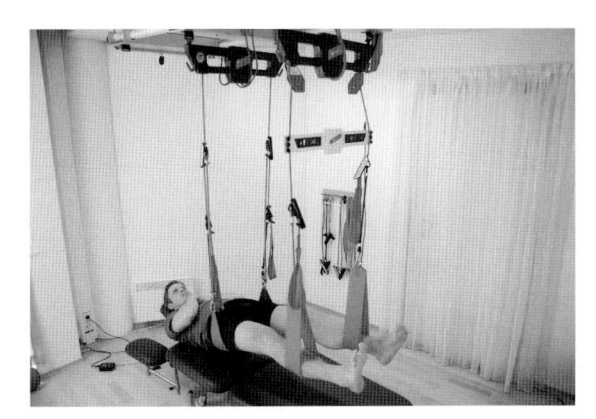

図7　（口絵カラー④参照）

2. レッドコード・スティムラ
・下肢を支持するレッドコード・トレーナーのロープに取り付ける．

3. 患者指導
①自由な下肢を他側と平行にさせる．
②スリング内の下肢をナロー・スリングに押し付けることによって骨盤を挙上させる．

4. 手　順
①休息を必要とするまで，この位置を維持するよう患者に指示する．
②徐々にエラスティックコードの介助を軽減する．
③患者が介助なしで，その姿勢を保持できるまで継続する．

④5 回繰り返し，これを 3 セット行う．

Ⅲ　レッドコード・スティムラを用いた股関節内転

1. スタート・ポジション（図8）
①患者は治療台の上で側臥位をとる．
②クッションの上に頭部を置く．
③胸の上で腕を組む．
④上側の膝をワイド・スリングで支持する．
⑤上側の膝の高さは治療台から 40 cm にする．
⑥骨盤帯にエラスティックコードを取り付けたワイド・スリングで支持する．

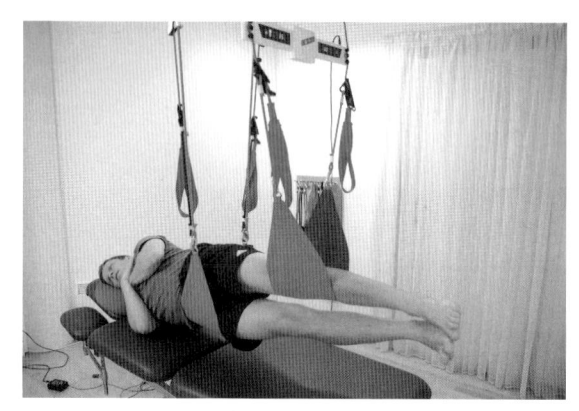

図 8　（口絵カラー④参照）

2. レッドコード・スティムラ
・下肢を支持するレッドコード・トレーナーのロープに取り付ける．

3. 患者指導
①下側の股関節を内転させることで，下側の下肢が治療台から離れる．
②スリング内の上側の下肢を下方へ押し付けることによって骨盤を挙上させる．

4. 手　順
①休息を必要とするまで，この位置を保持するよう患者に指示する．
②徐々にエラスティックコードの介助を軽減する．
③患者が介助なしで，その姿勢を保持できるまで継続する．
④5 回繰り返し，これを 3 セット行う．

Ⅳ　レッドコード・スティムラ股関節外旋

1. スタート・ポジション（図9）
　①患者は治療台の上で側臥位をとる．
　②クッションの上に頭部を置く．
　③胸の上で腕を組む．
　④上側の下腿をナロー・スリングで支持する．
　⑤上側の膝関節は90°屈曲位にする．
　⑥上側の膝の高さは治療台から30 cmにする．
　⑦骨盤帯にエラスティックコードを取り付けたワイド・スリングで支持する．

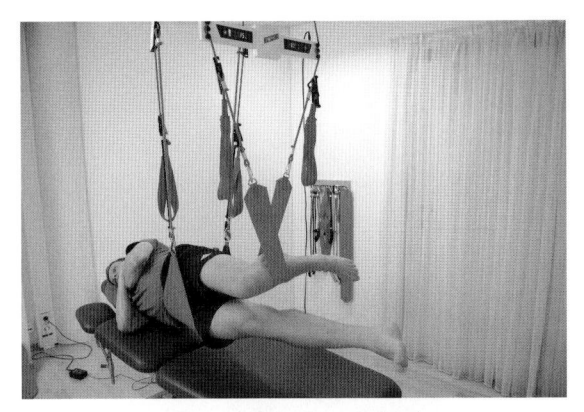

図9　（口絵カラー④参照）

2. レッドコード・スティムラ
　・下肢を支持するレッドコード・トレーナーのロープに取り付ける．

3. 患者指導
　①治療台から下肢を挙上させる．
　②膝関節伸展と膝関節屈曲を維持させる．
　③スリング内の下肢を下方へ押し付けることによって骨盤を挙上させる．

4. 手　順
　①休息を必要とするまで，この位置を保持するよう患者に指示する．
　②徐々にエラスティックコードの介助を軽減する．
　③患者が介助なしで，その姿勢を保持できるまで継続する．
　④5回繰り返し，これを3セット行う．

Ⅴ レッドコード・スティムラを用いた股関節屈曲

1. スタート・ポジション（図10）
①患者は治療台の上で腹臥位をとる．
②身体を前腕で支持する．
③腰椎の過伸展を避けるように腹部の下にクッションを置く．
④片側の膝にスプリット・スリングを取り付ける．
⑤他側の下肢はエラスティックコードを取り付けたナロー・スリングで支持する．
⑥膝の高さは治療台から30 cmにする．
⑦腹部にエラスティックコードを取り付けたワイド・スリングで支持する．

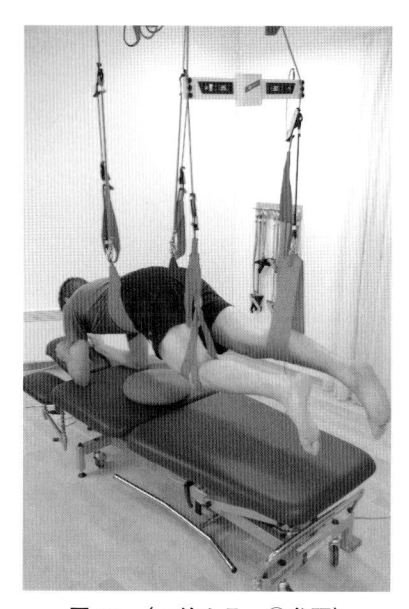

図10（口絵カラー④参照）

2. レッドコード・スティムラ
・下肢を支持するレッドコード・トレーナーのロープに取り付ける．

3. 患者指導
①身体がまっすぐになる位置まで挙上させる．
②骨盤を挙上させてから，股関節45°屈曲位になるよう胸に膝を引きつけさせる．

4. 手　順
①休息を必要とするまで，この位置を保持するよう患者に指示する．
②徐々にエラスティックコードの介助を軽減する．
③患者が介助なしで，その姿勢を保持できるまで継続する．
④5回繰り返し，これを3セット行う．

VI　レッドコード・スティムラを用いた股関節内旋

1. スタート・ポジション（図11）
①患者は治療台の上で側臥位をとる．
②クッションの上に頭部を置く．
③胸の上で腕を組む．
④下側の下腿部にナロー・スリングを通す．
⑤膝関節を90°屈曲位にする．
⑥下側の膝は，治療台から30cmの高さで保持できるようにロープで吊す．
⑦骨盤帯にエラスティックコードを取り付けたワイド・スリングで支持する．

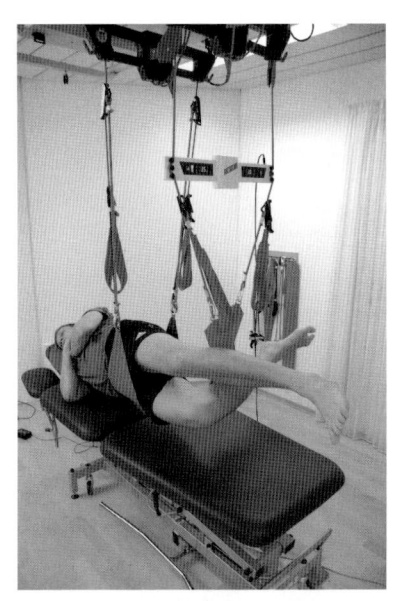

図11　（口絵カラー④参照）

2. レッドコード・スティムラ
・下肢を支持するレッドコード・トレーナーのロープに取り付ける．

3. 患者指導
①腰椎の過伸展を増加することなく，下側の股関節を伸展させる．
②下側の膝関節屈曲を維持させる．
③スリング内の下腿を下方に押し付けることによって骨盤を挙上させる．

4. 手　順
①休息を必要とするまで，この位置を保持するよう患者に指示する．
②徐々にエラスティックコードの介助を軽減する．
③患者が介助なしで，その姿勢を保持できるまで継続する．
④5回繰り返し，これを3セット行う．

体幹部

I　レッドコード・スティムラを用いた腰部セッティング（背臥位）

1. スタート・ポジション（図12a）
①患者は治療台の上で背臥位をとる．
②胸の上で腕を組む．
③第2胸椎の位置までの上背部にクッションを入れる．
④骨盤帯にエラスティックコードを取り付けたワイド・スリングで支持する．
⑤膝下にナロー・スリングを通す．
⑥ストラップは足関節に付ける．

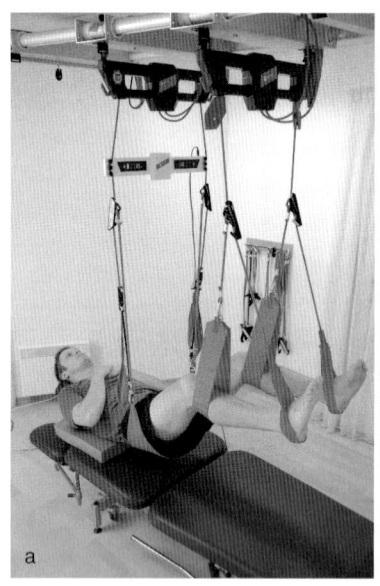

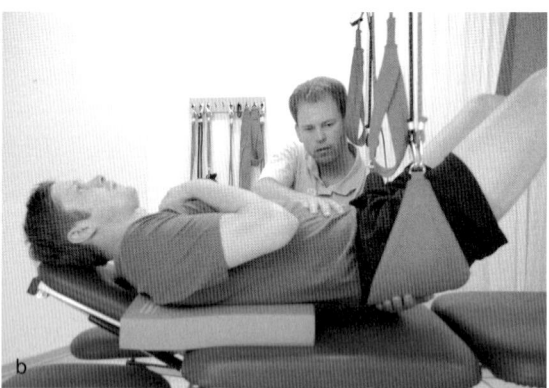

図12　（口絵カラー⑤参照）

2. レッドコード・スティムラ
・骨盤を支持するレッドコード・トレーナーのロープに取り付ける．

3. 患者指導
①股関節が30°屈曲以上になるように下肢を挙上させる．
②骨盤を治療台から挙上させるため治療台を下げる．身体はわずかに腰椎前弯を増加させながら水平位にする必要がある．
③スリングに取り付けたエラスティックコードは，セラピストがわずかな力で前弯を修正でき

るように張った状態である必要がある.

4. 手　順（図12b）
① 仙骨に片手を置き，もう一方は腹部の上に置く.
② 腰椎の前弯を軽減させるために2mm程度，両手でやさしく誘動する.
③ ゆっくりと両手を放し，できる限りわずかな努力で修正した肢位を保持するよう患者に指示する.
④ 骨盤を2cm持ち上げる.
⑤ 休息を必要とするまで，この肢位を保持するよう患者に指示する.
⑥ 徐々にエラスティックコードの介助を軽減する.
⑦ 患者が介助なしで，その姿勢を保持できるまで継続する.
⑧ 5回繰り返し，これを3セット行う.

II　レッドコード・スティムラを用いた腰部セッティング（腹臥位）

1. スタート・ポジション（図13a）
① 患者は治療台の上で腹臥位をとる.
② 黒いエラスティックコードを取り付けたスプリット・スリングで頭部を支持する.
③ 胸部にエラスティックコードを取り付けたワイド・スリングで支持する.
④ 腹部にエラスティックコードを取り付け，半分に折り曲げたワイド・スリングを通し，上前腸骨棘に当たらないようにする.
⑤ 大腿部遠位にナロー・スリングを通す.

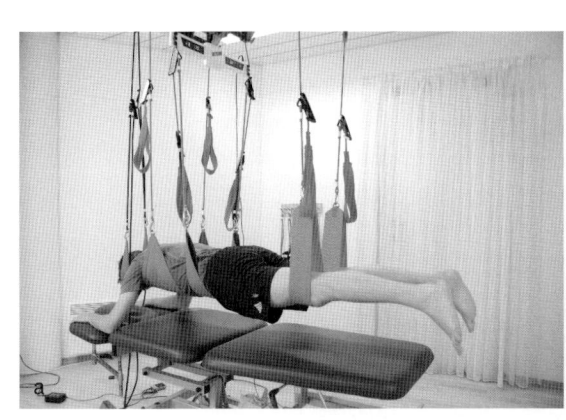

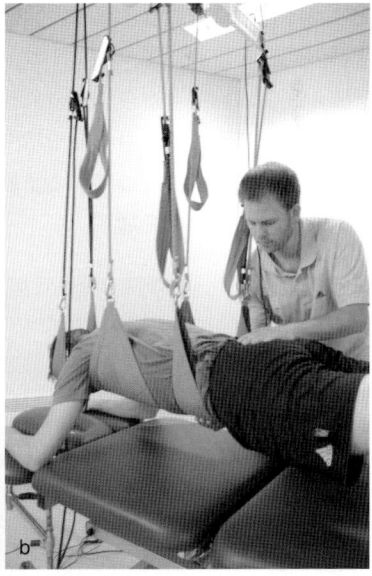

図13　（口絵カラー⑤参照）

2. レッドコード・スティムラ
・腹部を支持するレッドコード・トレーナーのロープに取り付ける.

3. 患者指導
①患者がスリングで吊られている状態になるまで治療台を下げる. 前腕に身体荷重をかけないよう患者に指示する.
②身体はわずかに腰椎前弯を増加させながら水平位にする必要がある.
③ワイド・スリングに取り付けたエラスティックコードは，セラピストがわずかな力で前弯を修正できるように張った状態である必要がある.

4. 手　順（図13b）
①仙骨の上に片方の手を置き，もう一方は腹部に置く.
②腰椎前弯を減少させるため2mm程度，両手でやさしく誘動する.
③ゆっくり両手を放し，できる限りわずかな努力で修正した姿勢を保持するよう患者に指示する.
④休息を必要とするまで，この肢位を維持するよう患者に指示する.
⑤徐々にエラスティックコードの介助を軽減する.
⑥患者が介助なしで，その姿勢を保持できるまで継続する.
⑦5回繰り返し，これを3セット行う.

Ⅲ　レッドコード・スティムラを用いたブリッジ（背臥位）

1. スタート・ポジション（図14）
①患者は治療台の上で背臥位をとる.
②腕は身体と平行に置く.
③片側の関節を屈曲して，膝にナロー・スリングを通す.
④下肢の高さは治療台から30cmにする.
⑤骨盤にエラスティックコードを取り付けたワイド・スリングで支持する.
⑥必要に応じて自由になっている下肢（ここでは左下肢）にエラスティックコードを取り付けたナロー・スリングを通す.

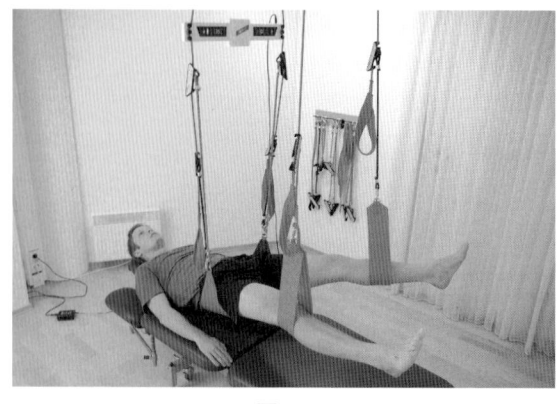

図14

2. レッドコード・スティムラ
- 骨盤を支持するレッドコード・トレーナーのロープに取り付ける．

3. 患者指導
① スリング内で膝関節を伸展させる．
② 他側の下肢を平行に挙上させる．
③ 身体がまっすぐになるまで骨盤を挙上させる．
④ 骨盤の回旋が起きないように，できる限り他側の下肢を外転させる．

4. 手　順
① 休息を必要とするまで，この肢位を保持するよう患者に指示する．
② 徐々にエラスティックコードの介助を軽減する．
③ 患者が介助なしで，その姿勢を保持できるまで継続する．
④ 5回繰り返し，これを3セット行う．

Ⅳ　レッドコード・スティムラを用いたブリッジ（腹臥位）
1. スタート・ポジション（図15）
① 患者は治療台の上で腹臥位をとる．
② 身体を前腕で支持する．
③ 腰椎の過前弯を避けるため，腹部にクッションを置く．
④ 一方の大腿部にナロー・スリングを通す．
⑤ 他側の下肢はエラスティックコードを取り付けたナロー・スリングで支持する．
⑥ 膝の高さは治療台から40 cmにする．
⑦ 腹部にエラスティックコードを取り付けたワイド・スリングで支持する．

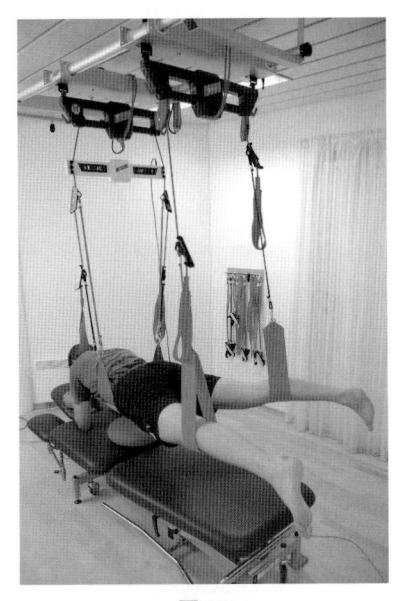

図 15

2. レッドコード・スティムラ
・骨盤を支持するレッドコード・トレーナーのロープに取り付ける．

3. 患者指導
①自由な下肢（ここでは右下肢）を，他側の下肢と平行になるように挙上させる．
②身体をまっすぐになるまで骨盤を挙上させる．
③骨盤の回旋がなくできる限り大きく他側の下肢を外転させる．

4. 手　順
①休息を必要とするまで，この肢位を保持するよう患者に指示する．
②徐々にエラスティックコードの介助を軽減する．
③患者が介助なしで，その姿勢を保持できるまで継続する．
④5回繰り返し，これを3セット行う．

V　レッドコード・スティムラを用いたブリッジ（側臥位）

1. スタート・ポジション（図16）
①患者は治療台の上で側臥位をとる．
②クッションの上に頭部を置く．
③胸の上で腕を組む．
④下側の大腿遠位部をワイド・スリングで支持する．
⑤下側の膝の高さは治療台から30 cmにする．

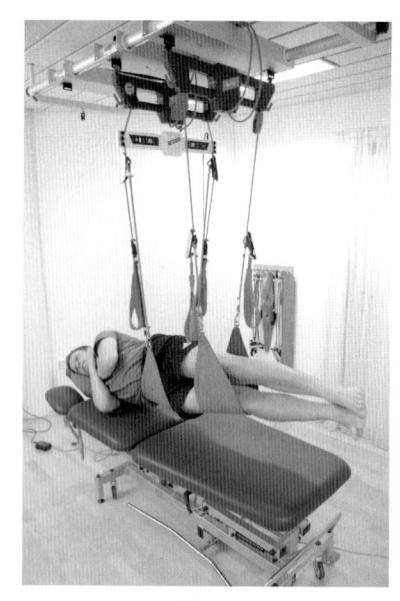

図 16

2. レッドコード・スティムラ
・骨盤を支持するレッドコード・トレーナーのロープに取り付ける．

3. 患者指導
①腰椎の前弯を増加することなく，下側の股関節を外転させる．
②身体がまっすぐになるまで骨盤を挙上させる．

4. 手　順
①休息を必要とするまで，この肢位を保持するように患者に指示する．
②徐々にエラスティックコードの介助を軽減する．
③患者が介助なしで，その姿勢を保持できるまで継続する．
④5 回繰り返し，これを 3 セット行う．

頸部と体幹上部

I　レッドコード・スティムラを用いた頸部セッティング（背臥位）

1. スタート・ポジション（図17）
- 患者は治療台の上で背臥位をとる．
- 胸の上で腕を組む．
- スプリット・スリングで頭部を支持する．
- 胸部にエラスティックコードを取り付けたワイド・スリングで支持する．
- 両膝の下にロールクッションを入れる．

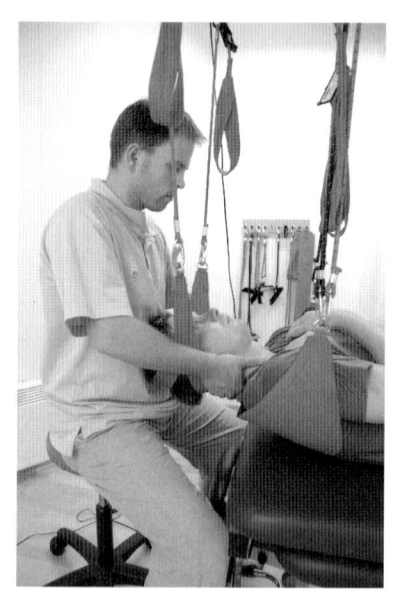

図17　（口絵カラー⑥参照）

2. レッドコード・スティムラ
- 頭部を支持するレッドコード・トレーナーのロープに取り付ける．

3. 患者指導
①患者に最も快適な肢位をとってもらう．
②スプリット・スリングは，後頭部と頭頂部にかかるように間をあける．
③頭部がスプリット・スリングで支持されたら，治療台の頭部部分を下げる．
④頸椎がわずかに屈曲するようにスプリット・スリングの高さを調節する．
⑤ワイド・スリングに取り付けたエラスティックコードは，セラピストがわずかな力で上半身

を持ち上げることができるように張った状態である必要がある．
⑥この肢位は正常な頸椎の前弯とともにニュートラル・ゾーン内にある必要がある．

4. 手　順（図18 a, b）
①一方の手は後頭部を支える．
②他方の手は肩甲骨内側周辺に添える．
③後頭部をおよそ2 mm持ち上げることで，頸椎前弯を減少させる．
④ゆっくり両手を放し，できる限り修正した肢位を保持するよう患者に指示する．
⑤上半身を2 cm持ち上げる．
⑥休息を必要とするまで，この肢位を保持するよう患者に指示する．
⑦徐々にエラスティックコードの介助を軽減する．
⑧5回繰り返し，これを3セット行う．

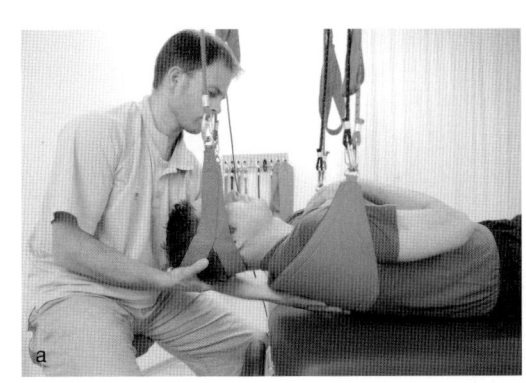

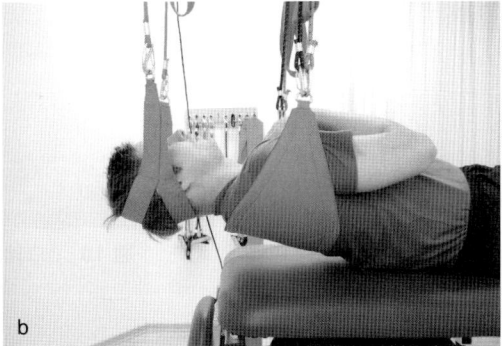

図18　（口絵カラー⑥参照）

5. 段階づけ
①患者にスプリット・スリング内の頭部と膝下のロールクッションを下方に同時に圧迫させることで，身体全体を挙上させる．
②骨盤にエラスティックコードを取り付けたワイド・スリングを通し，身体の負荷量を下げる．

Ⅱ　レッドコード・スティムラを用いた頸部セッティング（腹臥位）

1. スタート・ポジション（図19）
①患者は治療台の上で腹臥位をとる．
②腕は身体と平行に置く．
③スプリット・スリングで頭部を支持する．
④胸部にエラスティックコードを取り付けたワイド・スリングで支持する．
⑤腰椎の過伸展を避けるため，腹部にクッションを置く．
⑥足部にロールクッションを置く．
⑦頸椎横突起に，第2～4指の指尖を置く．

⑧母指は頸椎棘突起部にそえる．
⑨頸椎棘突起の中央部をやさしく持ち上げることで，頸椎前弯を約 2 mm 減少させる．

2. レッドコード・スティムラ
・頭部を支持するレッドコード・トレーナーのロープに取り付ける．

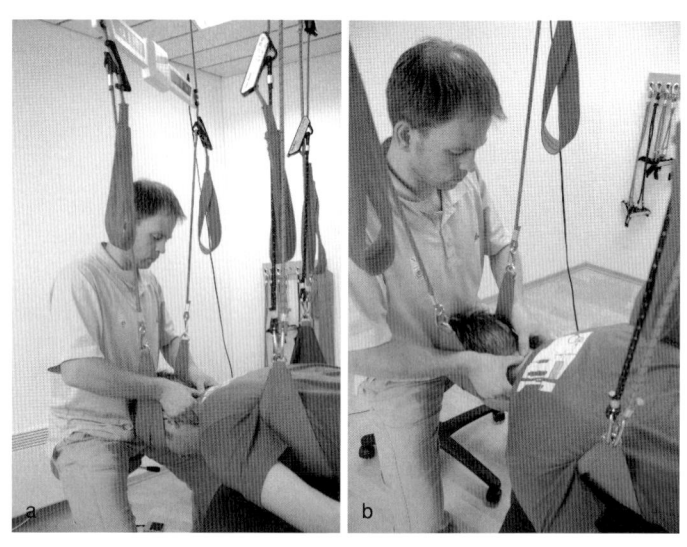

図 19 （口絵カラー⑥参照）

3. 患者指導
①スプリット・スリングは鼻の基部と前頭部にかかるように間をあける．
②頭部がスプリット・スリングで支持されたら，治療台の頭部部分を下げる．
③頸部がリラックスする肢位になるように，スプリット・スリングの高さを調整する．
④この肢位は頸椎のニュートラル・ゾーン内にあるべきである．
⑤ワイド・スリングに取り付けたエラスティックコードは，セラピストがわずかな力で上半身を持ち上げることができるように張った状態である必要がある．

4. 手　順（図 20a，b）
①前頭部に片方の手を置き，もう一方は胸の下に置く．
②上半身を 2 cm 持ち上げる．
③ゆっくり両手を放し，できる限り修正した肢位を保持するよう患者に指示する．
④休息を必要とするまで，この肢位を保持するよう患者に指示する．
⑤徐々にエラスティックコードの介助を軽減する．
⑥5 回繰り返し，これを 3 セット行う．

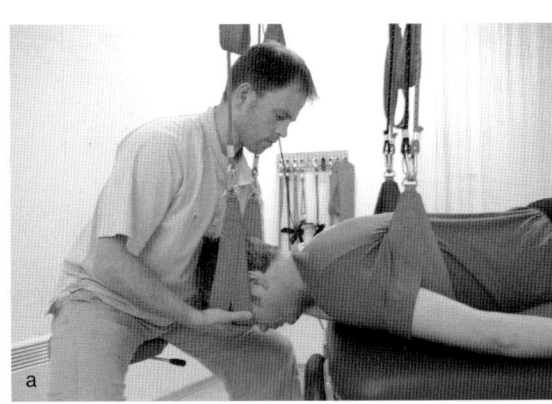

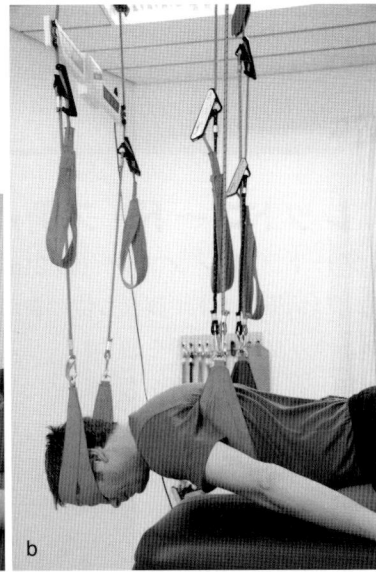

図20　(口絵カラー⑦参照)

5. 段階づけ

①患者にスリング内の頭部と足下のロールを下方に同時に圧迫させることで,身体全体を挙上させる.

②腹部にエラスティックコードを取り付けたワイド・スリングを通し,身体の負荷量を下げる.

肩関節

I レッドコード・スティムラを用いたプッシュ・アップ

1. スタート・ポジション（図 21a）
①患者は治療台の上で膝立ち位，またはつま先立ち位をとる．
②ストラップ内に両手を通す．
③両手の高さは治療台から 10 cm にする．
④胸部にエラスティックコードを取り付けたワイド・スリングで支持する．
⑤この肢位で手首に痛みがある場合，肘関節を 90°屈曲させ，前腕にストラップを通して支持する（図 21b）．

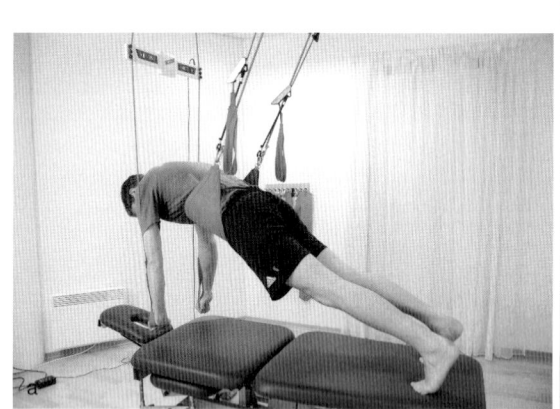

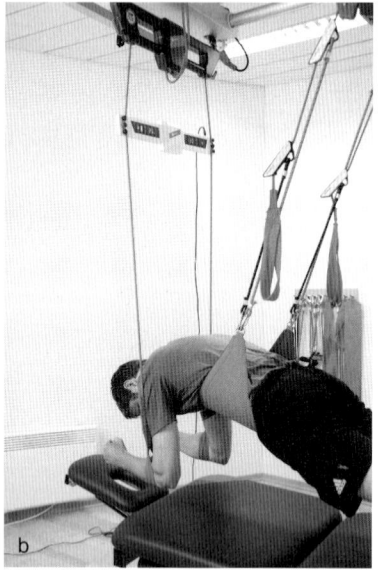

図 21

2. レッドコード・スティムラ
①上肢を支持するレッドコード・トレーナーのロープに取り付ける．

3. 患者指導
①肘関節伸展位で保持させる．
②肩関節 90°屈曲位で保持させる．
③腕を最大限に伸ばし，プッシュ・アップする．

4. 手　順

①休息を必要とするまで，この肢位を保持するよう患者に指示する．
②徐々にエラスティックコードの介助を軽減する．
③患者が介助なしで，その姿勢を保持できるまで継続する．
④5回繰り返し，これを3セット行う．

Ⅱ　レッドコード・スティムラを用いた肩関節伸展（膝立ち位）

1. スタート・ポジション（図22）

①患者は治療台の上で膝立ち位をとる．
②後方に位置するレッドコード・トレーナーの下に両膝を合わせる．
③ストラップ内に両手を通す．
④ストラップは肩関節の高さに合わせる．
⑤腹部にエラスティックコードを取り付けたワイド・スリングで支持する．

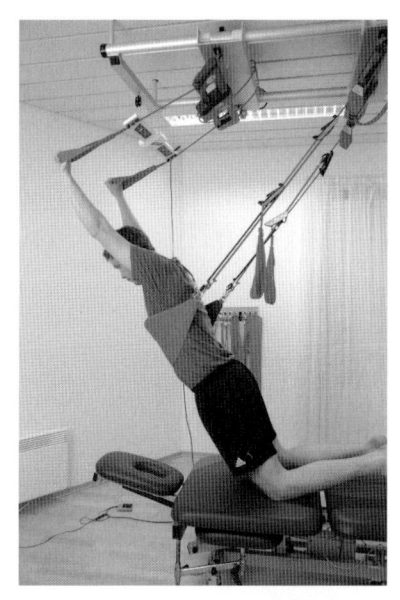

図22　（口絵カラー⑦参照）

2. レッドコード・スティムラ

①両手を支持するレッドコード・トレーナーのロープに取り付ける．

3. 患者指導

①肘関節伸展位で保持させる．
②肩関節を屈曲しながら，できる限り遠く，前方にもたれさせる．

4. 手　順
①休息を必要とするまで，この肢位を保持するよう患者に指示する．
②徐々にエラスティックコードの介助を軽減する．
③患者が介助なしで，その姿勢を保持できるまで継続する．
④5回繰り返し，これを3セット行う．

5. 段階づけ
①患者に徐々にストラップの高さを下げさせるか，または徐々に足部を後方に位置するようにする．

Ⅲ　レッドコード・スティムラを用いた肩関節屈曲（背臥位）

1. スタート・ポジション（図23）
①患者は治療台の上で背臥位をとる．
②レッドコード・トレーナーの下に肩を合わせる．
③腕は肩関節軽度屈曲位で，身体に平行に置く．
④前腕遠位部にストラップを通す．
⑤肩関節をゆっくりと屈曲させる．
⑥頭部にエラスティックコードを取り付けたスプリット・スリングで支持する．
⑦胸部にエラスティックコードを取り付けたワイド・スリングで支持する．
⑧骨盤帯にエラスティックコードを取り付けたワイド・スリングで支持する．
⑨両膝の下にロールクッションを置く．

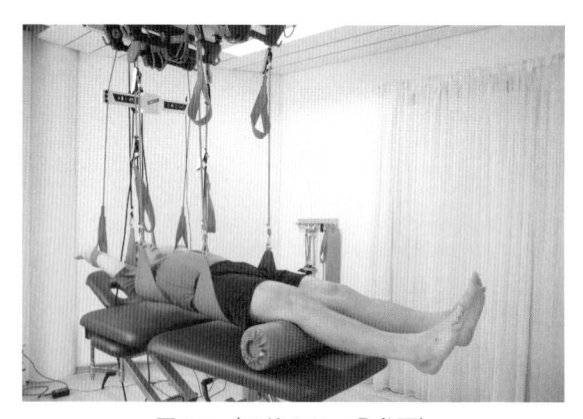

図23　（口絵カラー⑦参照）

2. レッドコード・スティムラ
①両手を支持するレッドコード・トレーナーのロープに取り付ける．

3. 患者指導
①身体がまっすぐになるよう股関節を伸展させる．
②肘関節伸展位で保持させる．
③ストラップ内の腕を下方に押すことで身体を挙上させる．
④腕をできる限り頭上にもっていき，この肢位で身体を保持させる．

4. 手　順
①休息を必要とするまで，この肢位を保持するよう患者に指示する．
②徐々にエラスティックコードの介助を軽減する．
③患者が介助なしで，その姿勢を保持できるまで継続する．
④5回繰り返し，これを3セット行う．

Ⅳ　レッドコード・スティムラを用いた肩関節外旋（背臥位）
1. スタート・ポジション（図24）
①患者は治療台の上で背臥位をとる．
②レッドコード・トレーナーの下に肩を合わせる．
③前腕にストラップを通す．
④肩関節90°外転位にさせる．
⑤肘関節90°屈曲位にさせる．
⑥肩関節を軽度屈曲位にさせる．
⑦頭部にエラスティックコードを取り付けたスプリット・スリングで支持する．
⑧胸部にエラスティックコードを取り付けたワイド・スリングで支持する．
⑨骨盤にエラスティックコードを取り付けたワイド・スリングで支持する．
⑩両膝の下にロールクッションを置く．

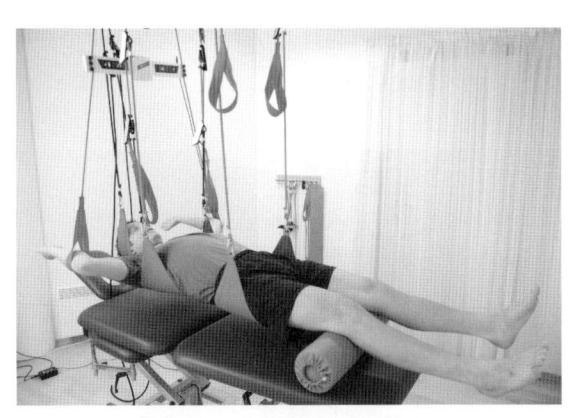

図24　（口絵カラー⑦参照）

2. レッドコード・スティムラ
・前腕を支持するレッドコード・トレーナーのロープに取り付ける．

3. 患者指導
①身体がまっすぐになるよう股関節を伸展させる．
②肘関節屈曲位で保持させる．
③ストラップ内の腕を下方に押すことで身体を挙上させる．
④腕をできる限り頭上にもっていき，この肢位で身体を保持させる．

4. 手　順
①休息を必要とするまで，この肢位を保持するよう患者に要求する．
②徐々にエラスティックコードの介助を軽減する．
③患者が介助なしで，その姿勢を保持できるまで継続する．
④5回繰り返し，これを3セット行う．

V　レッドコード・スティムラを用いた肩関節内旋（腹臥位）

1. スタート・ポジション（図25）
①患者は治療台の上で腹臥位をとる．
②レッドコード・トレーナーの下に肩を合わせる．
③前腕にストラップを通す．
④肩関節90°外転位にさせる．
⑤肘関節90°屈曲位にさせる．
⑥肩関節を軽度伸展位にさせる．
⑦頭部にエラスティックコードを取り付けたスプリット・スリングで支持する．
⑧胸部にエラスティックコードを取り付けたワイド・スリングで支持する．
⑨骨盤帯にエラスティックコードを取り付けたワイド・スリングで支持する．
⑩足部の下にロールクッションを置く．

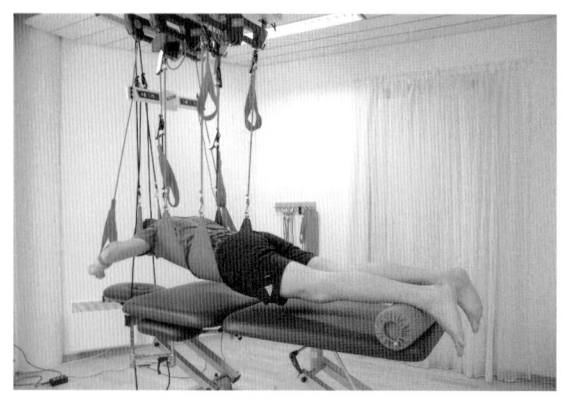

図 25　（口絵カラー⑦参照）

2. レッドコード・スティムラ
・前腕を支持するレッドコード・トレーナーのロープに取り付ける．

3. 患者指導
①身体がまっすぐになるよう股関節を伸展させる．
②肘関節屈曲位で保持させる．
③ストラップ内の腕を下方に押すことで身体を挙上させる．
④腕をできる限り頭上にもっていき，この肢位で身体を保持させる．

4. 手　順
①休息を必要とするまで，この肢位を保持するよう患者に指示する．
②徐々にエラスティックコードの介助を軽減する．
③患者が介助なしで，その姿勢を保持できるまで継続する．
④5回繰り返し，これを3セット行う．

VI　レッドコード・スティムラを用いた肩甲骨内転
1. スタート・ポジション（図26）
①患者は治療台の上で背臥位をとる．
②レッドコード・トレーナーの下に肩を合わせる．
③股関節と膝関節を屈曲させる．
④ストラップに手を通す．
⑤腕を最大限伸ばしたところにストラップの高さを合わせる．
⑥胸背部にエラスティックコードを取り付けたワイド・スリングで支持する．

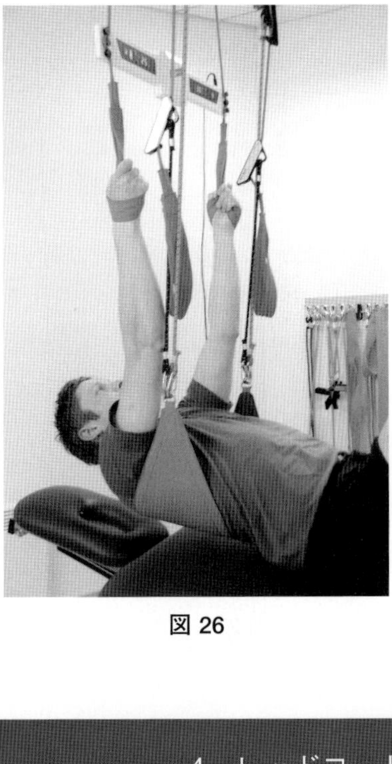

図 26

2. レッドコード・スティムラ
- 両手を支持するレッドコード・トレーナーのロープに取り付ける．

3. 患者指導
①肘関節伸展位で保持させる．
②骨盤帯が治療台から離れないようにさせる．
③肩甲骨を後方に引くことで治療台から上半身を挙上させる．

4. 手　順
①休息を必要とするまで，この肢位を保持するよう患者に指示する．
②徐々にエラスティックコードの介助を軽減する．
③患者が介助なしで，その姿勢を保持できるまで継続する．
④5回繰り返し，これを3セット行う．

Ⅶ　レッドコード・スティムラを用いた肩関節下制

1. スタート・ポジション（図27）
①治療台で座位．
②レッドコード・トレーナーの下に骨盤帯を合わせる．
③両膝の下にロールクッションを置く．
④ストラップに手を通す．
⑤ストラップの高さは治療台から10 cmにする．
⑥骨盤帯を包み込むようにエラスティックコードを取り付けたワイド・スリングで支持する．

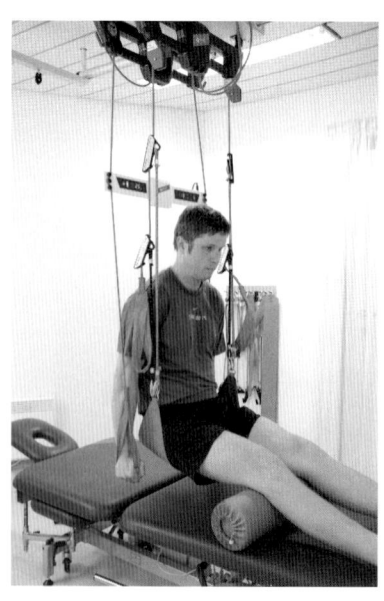

図 27

2. レッドコード・スティムラ
・両手を支持するレッドコード・トレーナーのロープに取り付ける．

3. 患者指導
①肘関節を伸展することで治療台から身体を挙上させる．
②治療台に向けて下方に肩を押させる（shoulder depression）．

4. 手　順
①休息を必要とするまで，この肢位を保持するよう患者に指示する．
②徐々にエラスティックコードの介助を軽減する．
③患者が介助なしで，その姿勢を保持できるまで継続する．
④5回繰り返し，これを3セット行う．

肘関節

I　レッドコード・スティムラを用いた肘関節伸展（膝立ち位）

1. スタート・ポジション（図28）
①患者は治療台の上で膝立ち位をとる．
②レッドコード・トレーナーの下に両膝を合わせる．
③ストラップに手を通す．
④ストラップの高さはウェストレベルにする．
⑤胸腹部にエラスティックコードを取り付けたワイド・スリングで支持する．

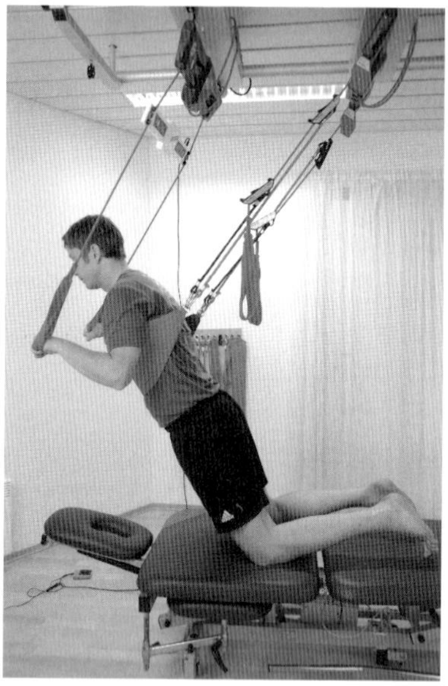

図28

2. レッドコード・スティムラ
・両手を支持するレッドコード・トレーナーのロープに取り付ける．

3. 患者指導
①身体をまっすぐに維持させる．
②腕をまっすぐにさせる．
③できる限り遠くへ肘関節を屈曲させながら前方へ寄りかからせる (the shoulders down to the wrists)．
④前腕または肘の外側に痛みがある場合は，肘関節の伸展，手関節の屈曲を同時に行わせることで開始肢位の半分まで戻ることができる．前腕または肘の内側に痛みがある場合には，手

関節の屈曲を避ける．

4. 手　順
①休息を必要とするまで，この肢位を保持するよう患者に指示する．
②徐々にエラスティックコードの介助を軽減する．
③患者が介助なしで，その姿勢を保持できるまで継続する．
④5回繰り返し，これを3セット行う．

Ⅱ　レッドコード・スティムラを用いた肘関節屈曲（座位）

1. スタート・ポジション（図29）
①患者は治療台の上で座位をとる．
②レッドコード・トレーナーの下に骨盤帯を合わせる．
③両股関節と膝関節を屈曲させる．
④第2指と第3指の間にストラップを通す．
⑤ストラップの高さは頭部レベルにする．
⑥胸背部にエラスティックコードを取り付けたワイド・スリングで支持する．

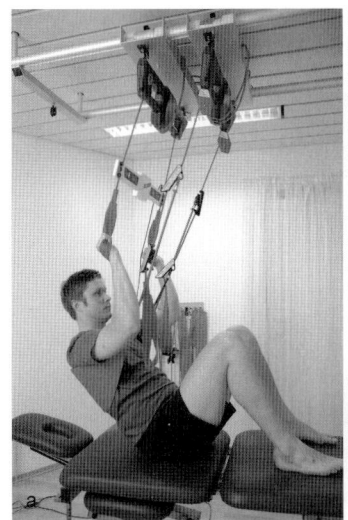

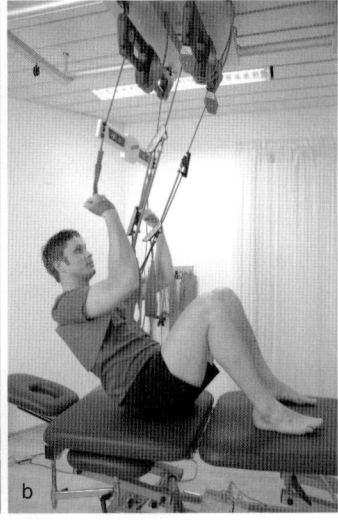

図29

2. レッドコード・スティムラ
・両手を支持するレッドコード・トレーナーのロープに取り付ける．

3. 患者指導
①肘関節が伸展するまで後方にもたれさせる．
②骨盤帯が治療台から離れないようにする．

③前腕または肘の外側に痛みがある場合は，肘関節の伸展，手関節の屈曲を同時に行わせることで開始肢位の半分まで持ち上げることができる．前腕または肘の内側の痛みに対しては，手関節と肘関節の屈曲を組み合わせる．

4. 手　順
①休息を必要とするまで，この肢位を保持するよう患者に指示する．
②徐々にエラスティックコードの介助を軽減する．
③患者が介助なしで，その姿勢を保持できるまで継続する．
④5回繰り返し，これを3セット行う．

Ⅲ　レッドコード・スティムラを用いた肘関節伸展（座位）

1. スタート・ポジション（図30）
①患者は治療台の上で座位をとる．
②レッドコード・トレーナーの下に骨盤帯を合わせる．
③両膝下にロールクッションを置く．
④ストラップに手を通す．
⑤ストラップの高さはウェストレベルにする．
⑥骨盤帯を包み込むようにエラスティックコードを取り付けたワイド・スリングで支持する．

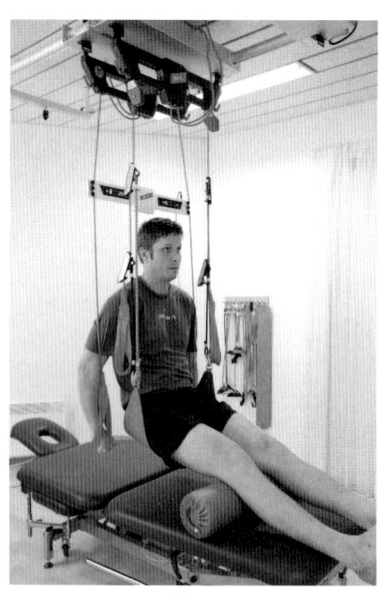

図 30

2. レッドコード・スティムラ
・両手を支持するレッドコード・トレーナーのロープに取り付ける．

3. 患者指導
①肘関節を伸展することで身体を挙上させる．
②肩関節を内旋させ，動作の終わりで前腕を回内させる．

4. 手　順
①休息を必要とするまで，この肢位を保持するよう患者に指示する．
②徐々にエラスティックコードの介助を軽減する．
③患者が介助なしで，その姿勢を保持できるまで継続する．
④5回繰り返し，これを3セット行う．

5　機器の進化と変遷

　レッドコード・ニューラックは，レッドコード・トレーナーという機器を用いて行う治療トレーニング法である．この機器の特徴として，スリングという機能を活用する．

　スリングは「吊り帯」と訳される．この意味を考えると，筋力が発達しておらず，重力に抗して動作が十分獲得できない状態にある者を助けるという認識をしている場合が多くある．しかし，この「吊る」という行為には，重力が身体にかかる量を「調整する」という意味合いが多く含まれている．

　リハビリテーションの歴史では，約70年前に考案されたGuthrie-Smithの懸垂訓練装置がはじまりとされている．これはGuthrie-SmithとThomsenが，第二次世界大戦時の負傷者に効果的な運動を行うために考案したものであった．

　わが国ではGuthrie-Smithの懸垂訓練装置を発展させたHKY式オーバーヘッド・フレームが開発された．これはフレームから吊り帯や床フック，滑車，重錘などを用いて他動運動，自動運動から自動抵抗運動まで行うことができ，さらにストレッチやリラクセーションまで，さまざまな用途で使用された．

　特に国が指定した理学療法施設基準の備品としてオーバーヘッド・フレームが含まれていたため，各施設に設置されていたが，実際の使用例としては滑車プーリー訓練などに使用されることが多く，懸垂訓練機器としての改良や臨床使用例としての発展は，ほとんどなかったといえる．

　しかし，1992年ノルウェーのPetterにより従来の身体を懸垂するアプローチとは根本的に違った観点とアイデアからセラピーマスター（現：レッドコード・トレーナー）が開発された．彼は，登山中に岩山にぶら下がることが自身の慢性腰痛症による痛みの軽減に効果的であると身をもって知り，逆の発想で下肢を天井方向に牽引する装置を開発した．

　レッドコード・トレーナーは，身体各部を懸垂する運動療法機器として医師，理学療法士の臨床例をもとに「スリング・エクササイズ・セラピー（現：レッドコード・ニューラック）」として進化しはじめた（図1，2）．

　その背景には，Petterの母国ノルウェーで国家的規模での予防医学プロジェクトが開始され，労働災害予防，生活習慣病予防などの分野でレッドコード・トレーナーによるエクササイズがめざましい功績をあげ，家庭から企業まで簡単に使用できる理学療法機器として急速に広まったことにある．さらに理学療法士によりコンピュータ・プログラムが作成され，必要な対象者に対して運動療法プログラムを提示し，実技指導からホーム・エクササイズの指導までが可能となり，より発展していった．

　レッドコード・ニューラックは，患者の四肢・体幹を支持し，理学療法士が運動療法を施行する時の安定した補助をする「第3の手」「援助の手」として1997年にわが国に紹介された（図3）．しかし，スリング・セラピーが北欧から全世界へと普及していく中で，特に英語圏における「sling」ならびに「therapy」の用語としての意味合いが，本来の理学療法（運動療法）における意

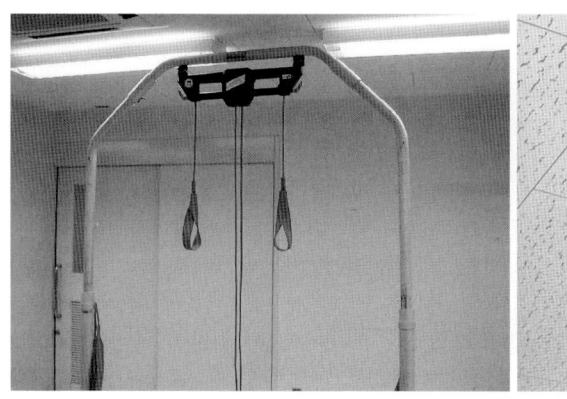

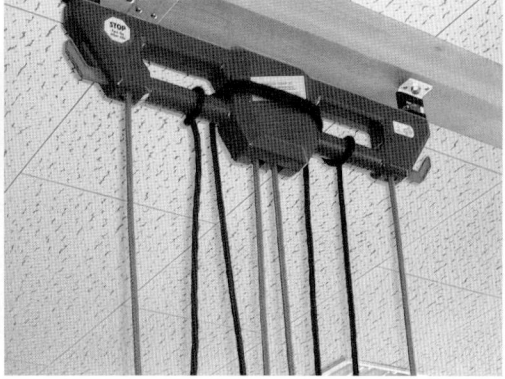

図1 初期のセラピーマスター(ポータブル・タイプ)と天井固定のタイプ

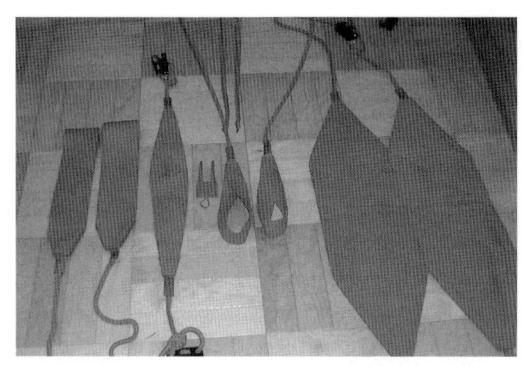

図2 初期のセラピーマスターに付属した各種ストラップ

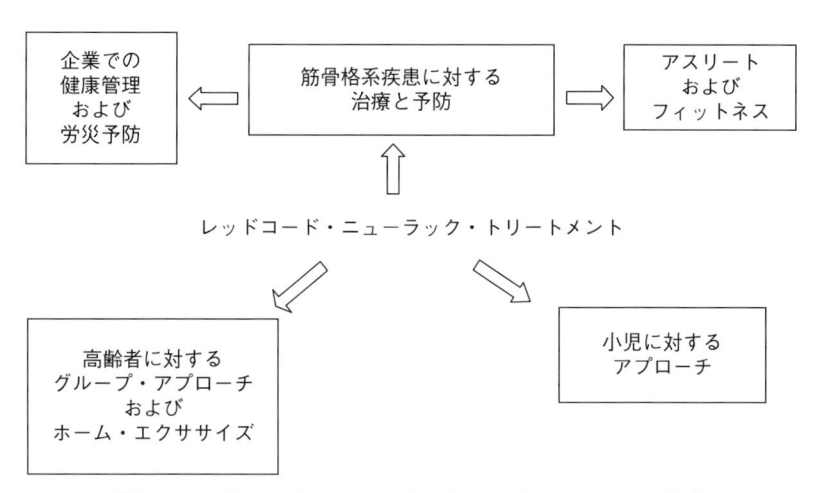

図3 レッドコード・ニューラック・トリートメントの適応

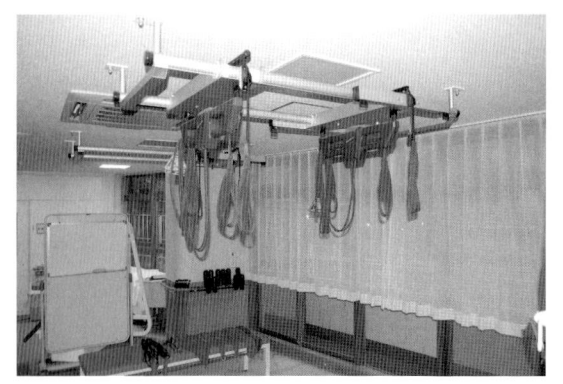

図4 レッドコード・トレーナー本体とスライディング・システムの設置例

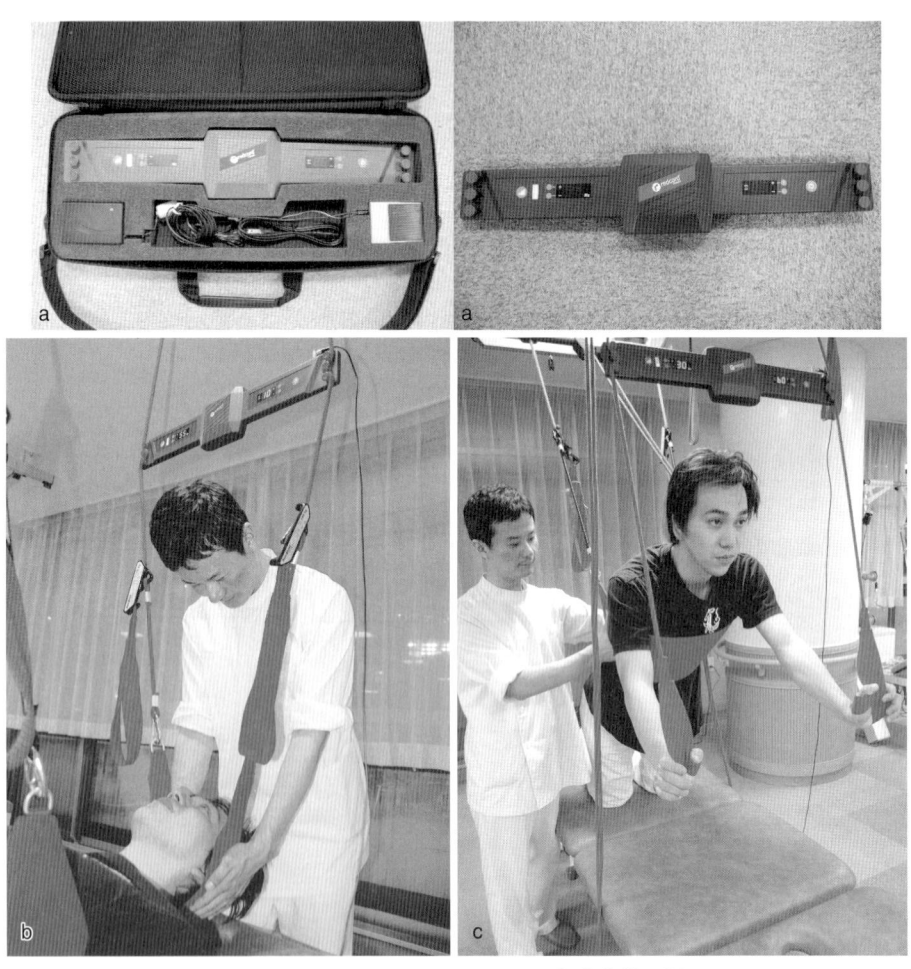

図5 レッドコード・スティムラと臨床使用例
a．スティムラ（stimula）本体
b．スティムラをレッドコードに装着し，頸部への振動刺激アプローチ
c．スティムラをレッドコードに装着し，上肢・肩甲帯への振動刺激アプローチ

味と若干の相違があり，誤解を招かないために機器の呼称が「レッドコード・トレーナー」と変更された．それに伴い，グループ・エクササイズなどをレッドコード・エクササイズと呼び，個別に治療を行う場合はレッドコード・ニューラックと名称が変更された（図4）．

2006年の国際インストラクター会議において，スリング・エクササイズ・セラピーからレッドコード・ニューラックへの名称と内容の変更が説明された．2007年には，スリング・エクササイズ・セラピー開発の中心的理学療法士であるKirkesolaが「ニューラック・アプローチ」は，まったく新しい展開であると述べ，実践が始まった．

「レッドコード・ニューラック」については本章の「2．レッドコード・セオリー」で説明されているが，機器としてはスリング・エクササイズ・セラピー時代には1台であったレッドコード・トレーナーが，レッドコード・ニューラックでは原則的に2台を用いたアプローチが行われるようになった．

レッドコード・ニューラックでは，基本的に閉鎖性運動連鎖（CKC：closed kinetic chain）による運動を自重負荷を漸増的に行うという特徴がある．運動負荷量・頻度の設定には「ウィーク・リンク（Weak Link）・テスト」が考案され，標準的な理学療法評価に加えウィーク・リンク・テストも行い，運動プログラムを設定することになる．

また，当初は徒手で与えていた振動刺激の強度・周波数・実施時間を定量化するためにスティムラ（stimula；振動刺激装置）が開発された．このスティムラを使用したコースは「レッドコード・ニューラック2」と位置づけた（図5）．

レッドコードは開発当初からの基本性能を基に臨床研究から改良が進められ，現在に至っている．今後，ますます運動療法機器として進化と変遷を遂げていくことが期待できる．

6　ウィーク・リンク・テストの標準化

I　ウィーク・リンクとは

　人の動きは，歩行などの日常的な動作，あるいはスポーツ場面の動作などにおいて，身体の各筋肉が相互に関連し合い協調しながら動作を遂行していく．効率的な運動は，視覚的にも滑らかで，むだな力が入っていないように感じられ，運動に参加する筋のそれぞれが適切なタイミングで適切な量の力を発揮している．

　しかし，初心者の運動や痛みを有している者の運動は，ぎこちなくみえ，力みが感じられる．このような効率的ではない運動・動作が起きる時，筋肉の連鎖が十分に機能していないか，弱化していると考えることができる．

　図1のように，チェーンの一部分が弱化し，針金のようになってしまった時，筋肉の連鎖（link）に不完全さが生じ，動作の遂行に障害を与えることになる．これが ウィーク・リンク（Weak Link）陽性の状態である．

　ウィーク・リンクは，「神経筋制御の低下」「スタビリティの低下」「筋力の低下」「疼痛や痛みを恐れて逃れようとする反応」などによって生じる．つまり，「ウィーク・リンクとは，生体力学的連鎖内の不全箇所が引き起こす現象であり，神経筋制御の低下，安定性の障害，筋力の障害，筋骨格系の機能障害を引き起こす痛みに対する不安逃避などの形で表出される」と定義される．

　以下に，ウィーク・リンク・テストで陽性とする徴候を3点示す．

　①パフォーマンスの不正確さ．

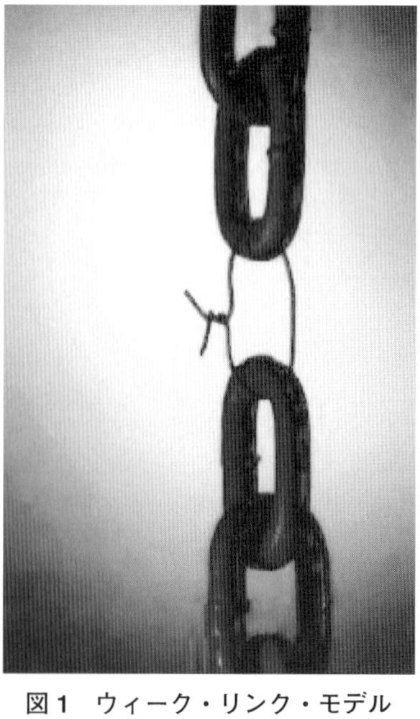

図1　ウィーク・リンク・モデル

②疼痛の発生．
③左右非対称性（左右差）の出現．

Ⅱ ウィーク・リンク・テスト・スコア

　従来，ウィーク・リンクをテストする際は閉鎖性運動連鎖（CKC：closed kinetic chain）で行える運動・動作を設定し，必ず対象者が動作を正しく行えるレベルのテストから開始するとしていた．それから徐々に運動強度を上げ，対象者が動作を正常にできないレベルまで続け，テスト結果は再テストの際の比較値，参照値と捉えていた．負荷量設定の考え方は，エラスティックコードによる補助と，レバーアームにより調整しており，段階的負荷法（progression ladder）に基づいて，どこまでできたかを記録する方式を採用していた．しかし，この際に問題となってきたのは記録方法の不統一と選択肢位のばらつき，陽性の判断基準であった．

　ウィーク・リンク・テスト・スコアについては，2009年9月，ノルウェーのアーレンダルで行われた国際会議後のニューラック・ワークショップにて，新しいウィーク・リンク・テスト方法と記録方法が，レッドコード国際インストラクターにて発表された．このテスト方法は，ニューラック1コースで新たに伝達する課題であると説明され，レッドコード・ニューラックを進める際には，このテスト方法で評価を行うことと決定された．

　新評価法の内容は，レベル1〜5までのテスト肢位を明確に設定し，陽性とする判断もはっきりとしていることが特徴である．新しいウィーク・リンク・テストは，左右それぞれでテストを行い，それぞれの課題に対して5段階レベルで評価を行う．各レベルの得点と評価基準は以下に示す．

- レベル1：ウィーク・リンク（0ポイント）．エラスティックコードによるサポートを使っても，動作ができない場合．
- レベル2：ウィーク・リンク（1ポイント）．エラスティックコードによるサポートを受ければ動作が可能である．または，レベル3のテストで痛みが生じた場合．
- レベル3：average（2ポイント）．エラスティックコードによるサポートを外した状態で動作が可能である．
- レベル4：good（3ポイント）．段階的負荷法に基づき，負荷をかけた状態で動作が可能である．
- レベル5：excellent（4ポイント）．段階的負荷法に基づき，最大の負荷をかけた状態で動作が可能である．

　このようなレベル評価を行うウィーク・リンク・テストは5項目で，左右それぞれのテストがあるため，全項目で10のテストを行うことになる．各テストでレベル5の評価を得ることができれば，合計で40ポイントということになる．もし，各テストとも左右問題なしとするaverageレベルのレベル3であれば，合計20ポイントとなる．

　もし，レベル1またはレベル2のテストで代償動作が確認された場合，その内容（状態）をスコアシートに記述する．また，仮に一方の側がレベル5で，もう一方がレベル3という2段階の違いがある場合，ウィーク・リンクがあるとみなす．患者のパフォーマンスに問題がない場合は，スコアシートに記録する必要はない．

　以上のテスト結果を参考にし，治療場面ではウィーク・リンクが認められたレベルよりも負荷

量の少ないレベルでの運動を設定する．評価と治療が一体となって，運動連鎖に対して有効なこの方法を進めていくことは重要である．

Ⅲ　テスト方法の解説

1. 骨盤帯の挙上

1) レベル1および2（図2）

- 背臥位の姿勢で，両上肢を体幹と平行にさせる．
- エラスティックコードを取り付けたワイド・スリングを骨盤帯の下に通す．
- ナロー・スリングを膝下に通し，膝関節は90°屈曲位になるように高さを調整する．
- 膝関節を伸展させ，ナロー・スリングを押し付けることにより骨盤帯を挙上させる．この時，自由になっている下肢（ここでは左下肢）とテスト側の下肢は平行な位置関係になるようにする．
- 運動最終肢位は，体幹と下肢が一直線になるまで骨盤帯を挙上させる．

【テスト動作を行った時に考慮すること】
- 骨盤のレベルが同じであるか？
- 腰椎に正常な前弯が認められるか？
- 体幹の側屈や回旋などの代償動作はないか？
- 両方の肩甲帯は浮き上がっていないか？

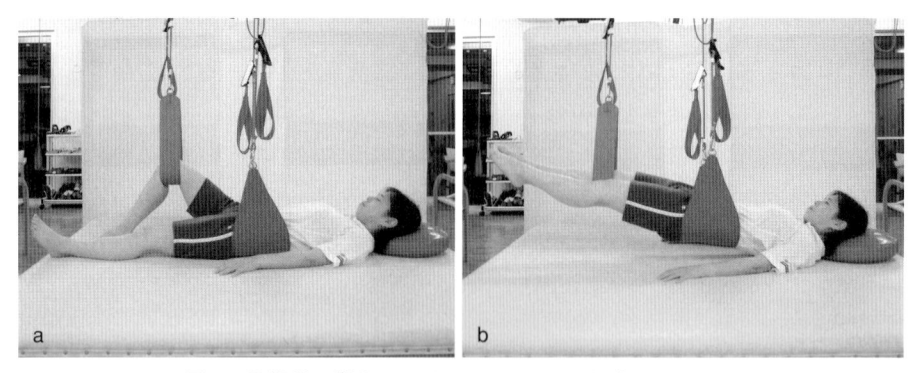

図2　骨盤帯の挙上におけるレベル1およびレベル2のテスト

2) レベル3（図3）

- エラスティックコードを取り付けたワイド・スリングを骨盤帯の下から取り外し，膝関節を伸展させ，ナロー・スリングを押し付けることにより骨盤帯を挙上させる．この時，自由になっている下肢とテスト側の下肢は平行な位置関係にあるようにする．
- 運動最終肢位は，体幹と下肢が一直線になるまで骨盤帯を挙上させる．

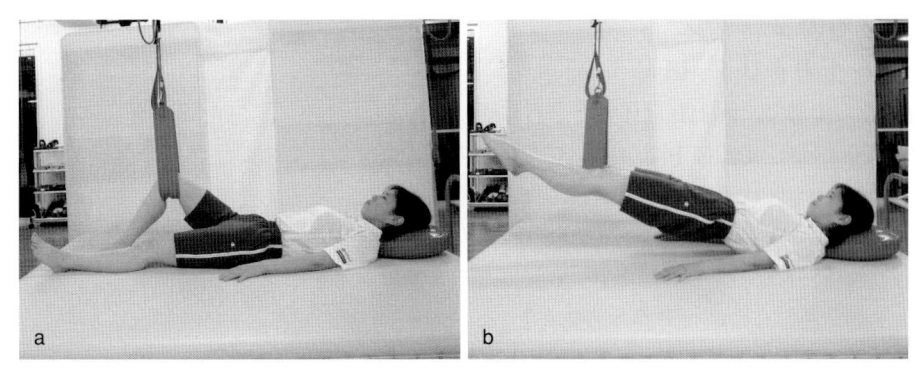

図3 骨盤帯の挙上におけるレベル3のテスト

3) レベル4（図4）
・両上肢は胸の前で組み，レベル3と同様な運動させる．

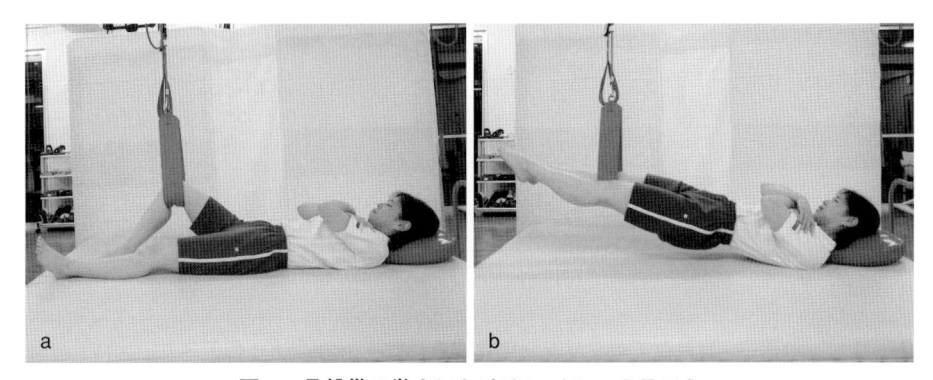

図4 骨盤帯の挙上におけるレベル4のテスト

4) レベル5（図5）
・両肩甲帯の間にバランスクッションを入れ，レベル4と同様な運動させる．

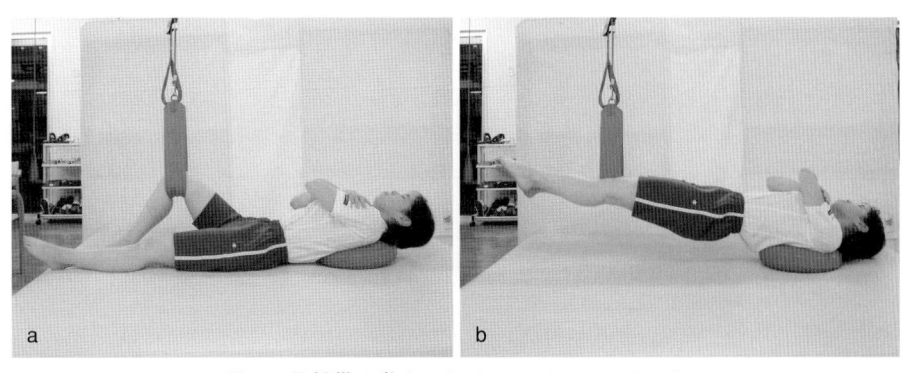

図5 骨盤帯の挙上におけるレベル5のテスト

2. 背臥位でのブリッジ
1) レベル1および2（図6）
- 背臥位の姿勢で，両上肢は体幹と平行にさせる．
- ストラップは，足関節中心が床より40cmの高さにする．この時，自由になっている下肢とテスト側の下肢は平行な位置関係になるようにする．
- 骨盤帯にエラスティックコードを取り付けたワイド・スリングで支持する．
- 運動最終肢位は，体幹と下肢が一直線になるまで骨盤帯を挙上させる．

【テスト動作を行った時に考慮すること】
- 骨盤のレベルが同じであるか？
- 腰椎に正常な前弯が認められるか？
- 体幹の側屈や回旋などの代償動作はないか？
- 両側の肩甲帯は浮き上がっていないか？

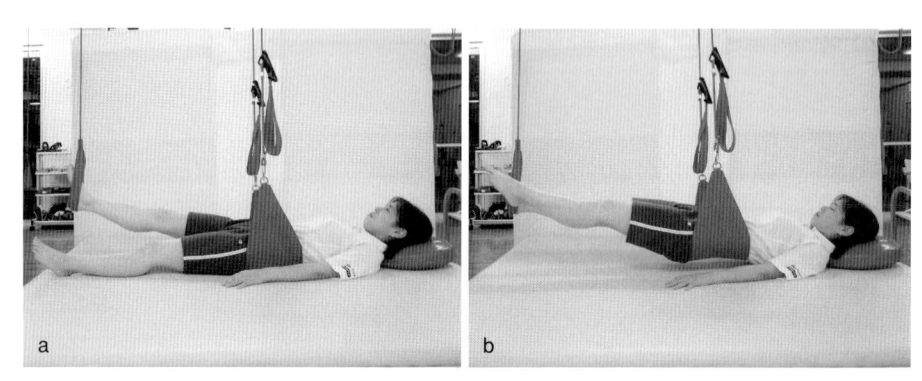

図6　背臥位でのブリッジにおけるレベル1および2のテスト

2) レベル3（図7）
- エラスティックコードを取り付けたワイド・スリングを骨盤帯の下から取り外し，レベル1および2と同様に体幹と下肢が一直線になるまで骨盤を挙上させる．

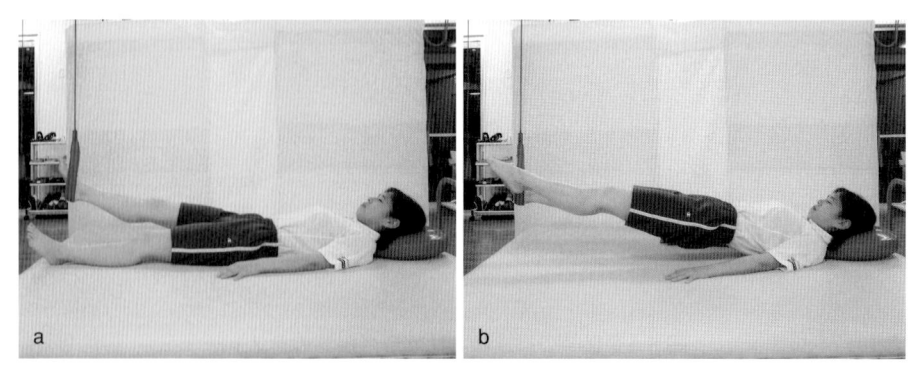

図7　背臥位でのブリッジにおけるレベル3のテスト

3) レベル4（図8）
・両上肢は胸の前で組み，レベル3と同様な運動をさせる．

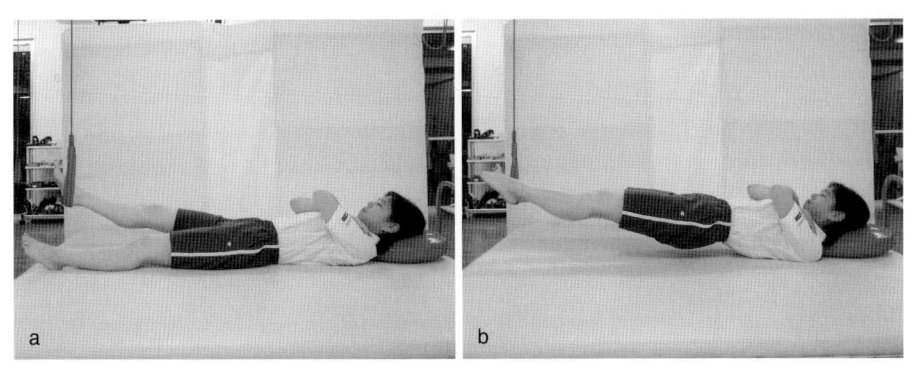

図8　背臥位でのブリッジにおけるレベル4のテスト

4) レベル5（図9）
・両肩甲帯の間にバランスクッションを入れ，レベル3と同様な運動をさせる．

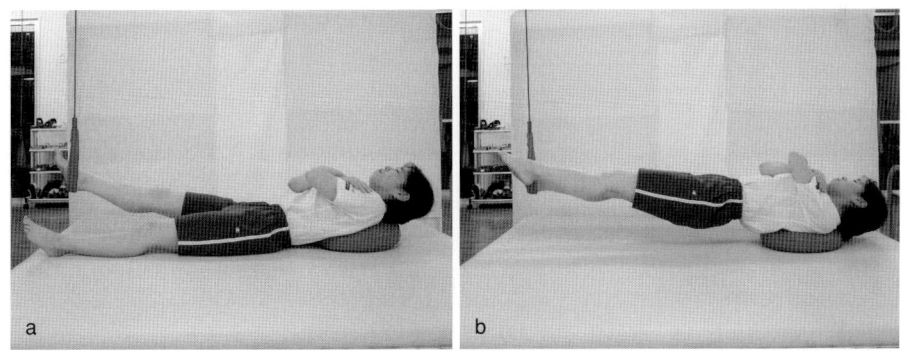

図9　背臥位でのブリッジにおけるレベル5のテスト

3. 腹臥位でのブリッジ
1) レベル1および2（図10）
・腹臥位の姿勢で，身体を両前腕で支持させる．
・ナロー・スリングは膝下に通し，肩関節と同じになるよう高さを調整する．
・テストと反対側の自由な下肢は，軽く床に接地している．
・腹部にエラスティックコードを取り付けたワイド・スリングで支持する．
・運動最終肢位は，体幹と下肢が一直線になるまで骨盤帯を挙上させる．

【テスト動作を行った時に考慮すること】
・骨盤のレベルが同じであるか？
・腰椎に正常な前弯が認められるか？
・体幹の側屈や回旋などの代償動作はないか？

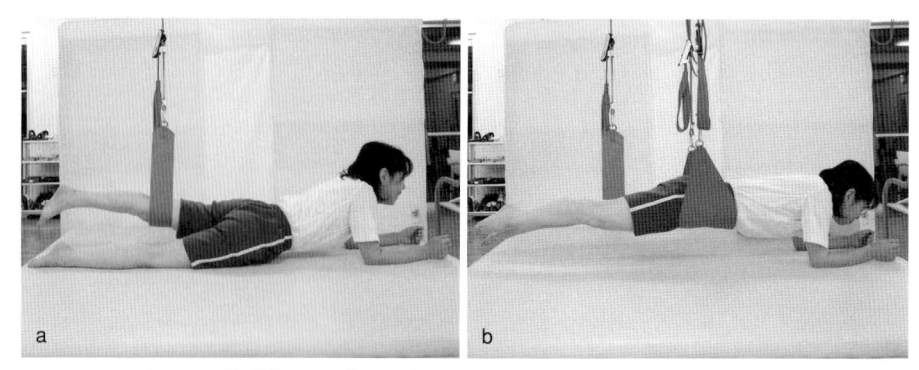

図10 腹臥位でのブリッジにおけるレベル1および2のテスト

2) レベル3（図11）

・エラスティックコードを取り付けたワイド・スリングを腹部の下から取り外し，体幹と下肢が一直線になるまで骨盤を挙上させる．

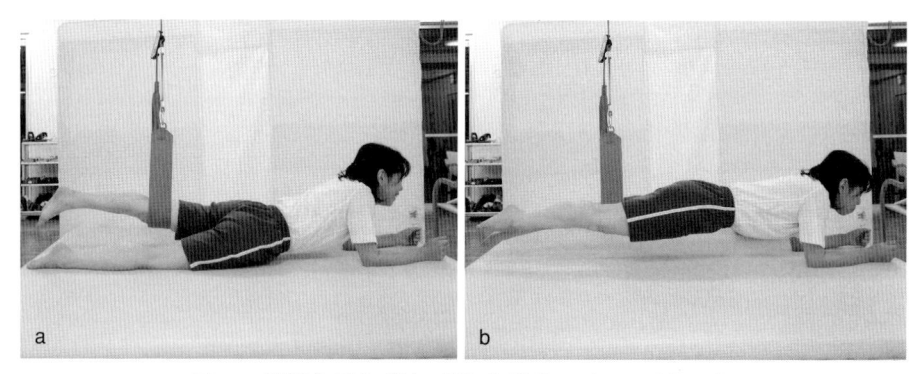

図11 腹臥位でのブリッジにおけるレベル3のテスト

3) レベル4（図12）

・ナロー・スリングを膝の下から外し，ストラップを足関節に移動してレベル3と同様な運動をさせる．

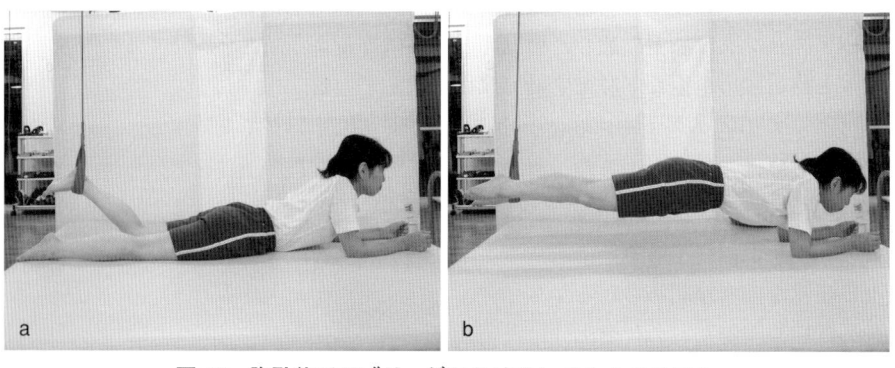

図12 腹臥位でのブリッジにおけるレベル4のテスト

4) レベル5 (図13)

両前腕の下にバランスクッションを入れ，レベル3と同様な運動をさせる．

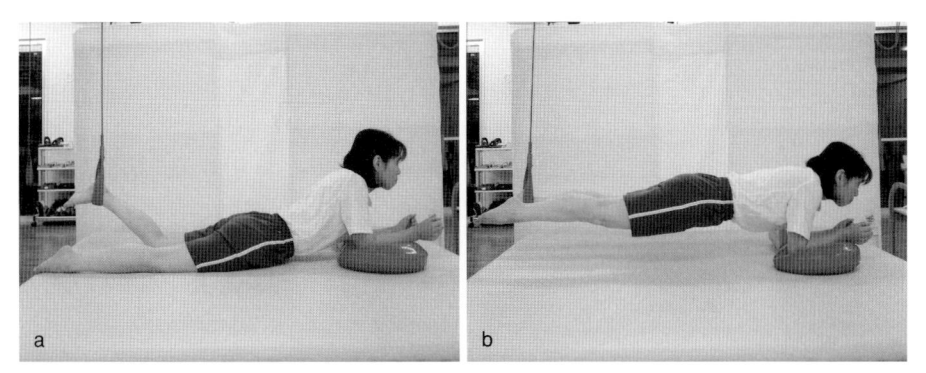

図13　腹臥位でのブリッジにおけるレベル5のテスト

4. 側臥位での股関節外転 (図14)
1) レベル1および2
- 両上肢は胸の前で組む．
- ワイド・スリングを膝の位置にセットする．
- もう一つのワイド・スリングはエラスティックコードとともに骨盤帯を支持する．
- この時，図14に示すように上にある（右）大転子と，（左）足関節が同じ高さになるように挙上させる．
- 運動最終肢位は，外転した両下肢の中央が体幹と一直線になるまで骨盤帯を挙上させる．

【テスト動作を行った時に考慮すること】
- 股関節が屈曲・伸展中間位か？
- 上側の下肢はロープと接触していないか？
- 体幹と下肢は一直線上にあるか？
- 腰椎に正常な前弯が認められるか？
- 体幹の側屈や回旋などの代償動作はないか？

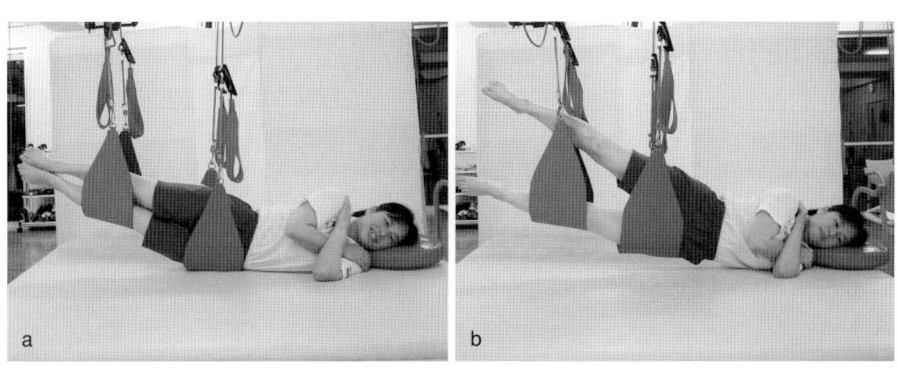

図14　側臥位での股関節外転におけるレベル1および2のテスト

2) **レベル3**（図15）
   - エラスティックコードを取り付けたワイド・スリングを骨盤帯の下から取り外し，外転した両下肢の中央が体幹と一直線になるまで骨盤を挙上させる．

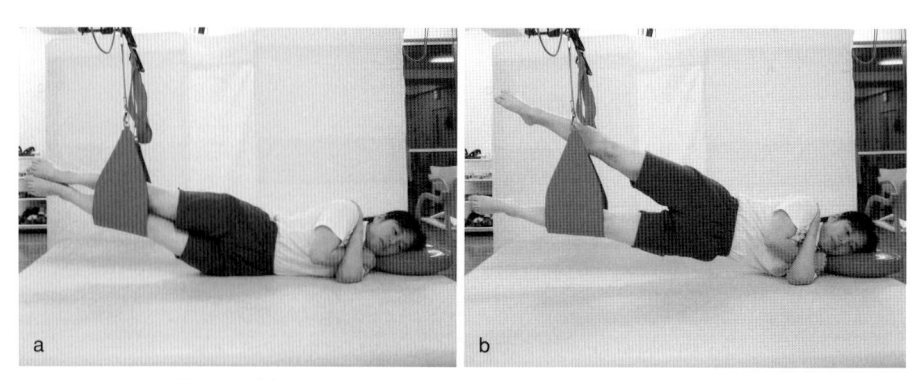

図15　側臥位での股関節外転におけるレベル3のテスト

3) **レベル4**（図16）
   - ワイド・スリングの位置を足関節に移動し，レベル3と同様な運動をさせる．
   - 必要に応じて，ワイド・スリングからナロー・スリングに付け替えてもよい．

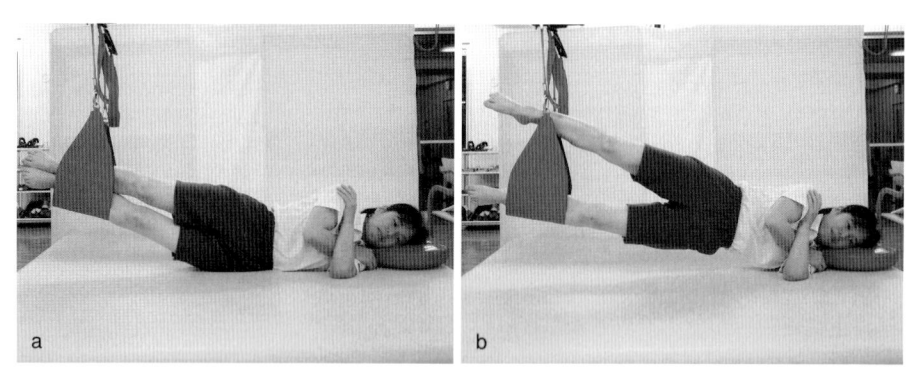

図16　側臥位での股関節外転におけるレベル4のテスト

4) **レベル5**（図17）
   - 肩関節の下にバランスクッションを入れ，レベル3と同様な運動をさせる．

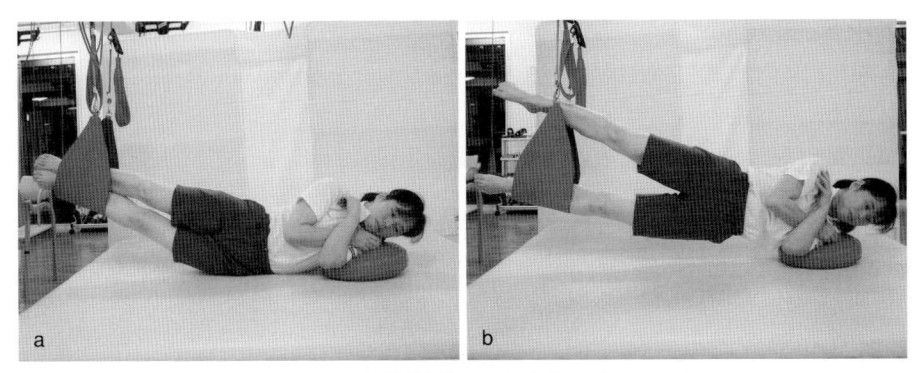

図17　側臥位での股関節外転におけるレベル5のテスト

5. プッシュ・アップ
1) レベル1および2（図18）
- 膝関節の位置はサスペンション・ポイントの真下にセットする．
- 膝は肩幅に開き，両上肢を支持するストラップの高さは上前腸骨棘（ASIS：anterior superior iliac spine）に合わせる．
- 胸部にエラスティックコードを取り付けたワイド・スリングで支持する．
- 肘関節は伸展位，体幹を一直線にして肩関節が90°屈曲位になるまで前傾させる．
- 前傾姿勢を保持したまま，一方の上肢，肘関節を屈曲させ，ロープが緩むことを確認する．

【テスト動作を行った時に考慮すること】
- 肩甲帯が挙上，後退していないか？
- 肩関節や上肢がロープと接触していないか？
- 体幹と下肢は一直線上にあるか？
- 腰椎に正常な前弯が認められるか？
- 体幹の側屈や回旋などの代償動作はないか？

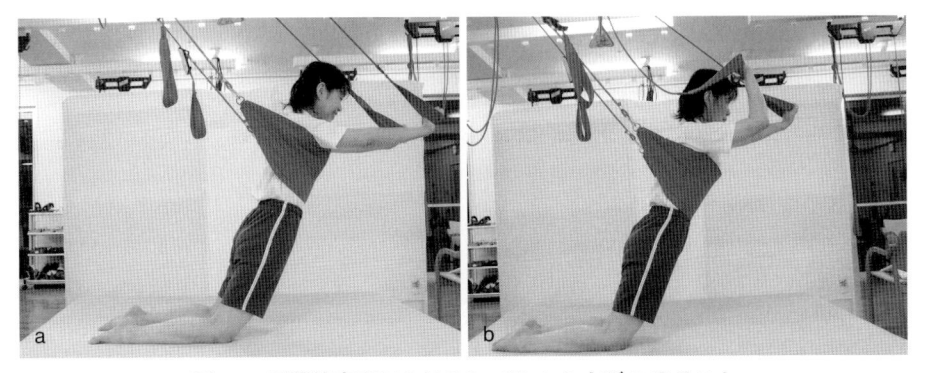

図18　肩関節突出におけるレベル1および2のテスト

2) レベル3（図19）

- エラスティックコードを取り付けたワイド・スリングを胸部から取り外し，つま先を床から挙上させる．
- 前傾姿勢を保持したまま，一方の上肢，肘関節を屈曲させ，ロープが緩むことを確認する．

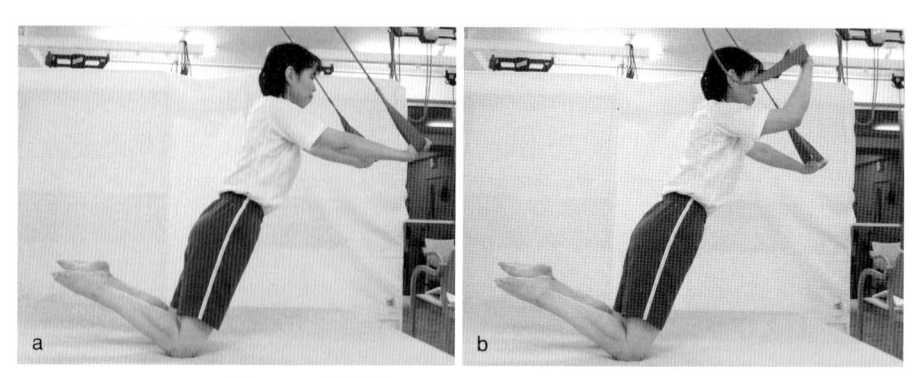

図19 肩関節突出におけるレベル3のテスト

3) レベル4（図20）

- ストラップは床から10 cmの位置で垂直になるようにセットし，レベル3と同様な運動をさせる．

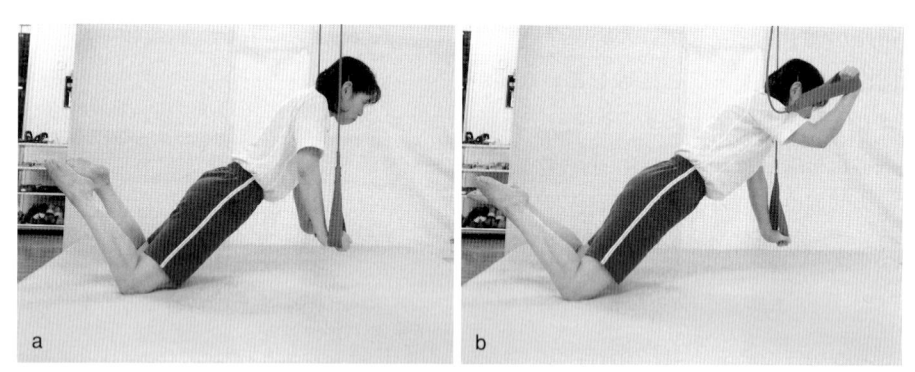

図20 肩関節突出におけるレベル4のテスト

4) レベル5（図21）
 ・ロープが垂直になるように体幹を一直線にし，つま先で支持して（腕立て位），レベル3と同様な運動をさせる．

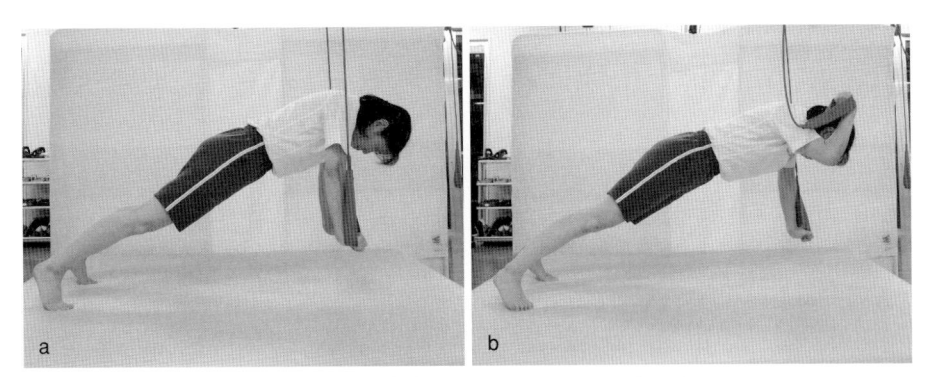

図21　肩関節突出におけるレベル5のテスト

6. 判　定

　以上のテスト結果を**表1**に示すチャートに記入していく．5つのテストを左右それぞれでチェックし，特記する内容があるのであれば，コメント欄に記入する．左右それぞれのトータルのスコアと，総合的スコアで記録を残す．この結果は，評価結果として記載するが治療効果の判定にも活用できる．左右それぞれが，各テスト項目でレベル3を記録する合計20点となれば正常と判断する．

　今後の課題としてウィーク・リンクを標準化するためには，以下の点などについて詳しく追求していく必要がある．
　　・何をもって正常とするか？

表1　ウィーク・リンク・スコアシート

氏　名					性　別：男・女
年　齢：	身　長：　　　cm	体　重：　　　kg			利き手：右・左
テスト	右側	左側	コメント		左右の合計得点
骨盤帯の挙上	1 2 3 4 5	1 2 3 4 5			
背臥位でのブリッジ	1 2 3 4 5	1 2 3 4 5			
腹臥位でのブリッジ	1 2 3 4 5	1 2 3 4 5			
側臥位での股関節外転	1 2 3 4 5	1 2 3 4 5			
プッシュ・アップ	1 2 3 4 5	1 2 3 4 5			
合　計　得　点	/25	/25	テストの合計得点		/50

・主観的に評価ができているか？
・信頼性は？
・変動性は？
・情報収集ができているか？
・機能テストとの関連づけができているか？

評価を繰り返し行うことで，評価者自身のスキルアップを図っていくことが重要である．

7 段階的負荷法

　レッドコード・トレーナーを用いたレッドコード・ニューラックでは，すべての運動が閉鎖性運動連鎖（CKC：closed kinetic chain）にて行われ，CKC で行われる運動では関節周囲の主動作筋，共同筋，拮抗筋のすべてが活動に参加し活性化されるのが特徴である．また，痛みによる運動の減少を防ぐため，対象者にできるだけ痛みの出ない状態で，高負荷の課題を正確な動作で，少ない反復回数にて実施することが原則となっている．

　レッドコード・ニューラックによる治療では，対象者のウィーク・リンク（Weak Link）の少し手前の負荷より開始し，可能であればセットごとに段階的に負荷を増加させ，簡単なものから難しいものへと課題を変化させていく．このことを段階的負荷（progression ladder）といい，レッドコード・ニューラックを進めるうえで，きわめて重要なポイントとなる．

　身体運動では，運動に関わる筋群が協調して適切に働くことで，円滑で効率的な運動が遂行される．単一の筋群のみの働きだけでは，運動を正確に遂行・保持することはできないのである．すなわち，体幹と四肢の協調性，主動作筋，共同筋，拮抗筋の協調性などが必要とされる．

　運動の協調性を回復するには神経筋再教育が必要である．これにはレッドコード・トレーナーを用いたレッドコード・ニューラックで，感覚運動系を刺激することによって神経筋系を再活性化させ，それにより運動プログラムを再編することができると考えられる．

　運動の協調性を改善するためには，適切な課題が重要であり，運動負荷量が大きすぎると過剰の随意努力が必要となる．その結果，代償運動が出現する．代償運動が出現すると運動に関わる複数の筋は協調して働くことができなくなる．難しすぎる課題は非協調的な運動となり，協調性の改善にはならない．レッドコード・トレーナーでは，無段階式に対象者の能力に合わせて負荷量を設定することができる．レッドコード・ニューラックの治療で行われる比較的高負荷の課題とは，正確に動作ができるギリギリの負荷量の設定で行われる運動であり，正確に動作ができなくなった時点をウィーク・リンク(Weak Link)という．この正確に動作できるギリギリの負荷量でアプローチすることによって，筋ならびに神経筋系に CKC の刺激を最大限に与えることができる．

　それゆえに，対象者の能力がレッドコード・ニューラックによって変化すれば，それに合わせて負荷量も段階的に変えていく必要がある．

　負荷量の調整方法にはいくつかの方法があり，最も多く使われるのが，サスペンション・ポイントを変化させることである．

　身体運動の多くが関節を軸とした回転運動から成り立ち，これをモーメントという．てこにおける力の効果は力点または重点に働く力の大きさと，力点または重点の腕の長さの2つの因子によって規定され，この2つの因子の積を力のモーメントという．同じ外力をかけた時，レバーアーム（支点からの距離）によって力のモーメントは変化する（図1）．レッドコード・トレーナーを用いて身体をスリングした時にかかる外力は体重と重力であり，変化することはほとんどない．同じ外力が働くのでサスペンション・ポイントを変えることで，力のモーメントは変化す

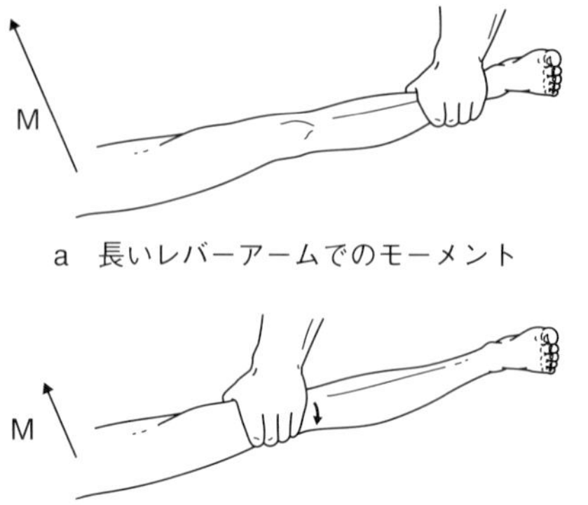

図1 力のモーメント

a 長いレバーアームでのモーメント
b 短いレバーアームでのモーメント
moment(M)＝force(F)×lever arm(R)

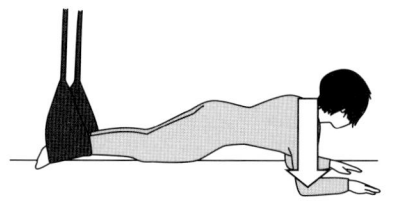

図2 サスペンション・ポイントによるモーメントの違い

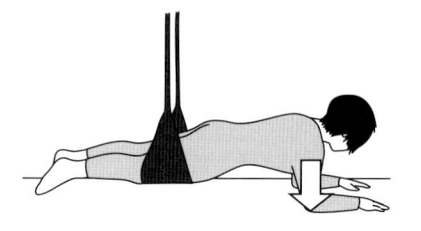

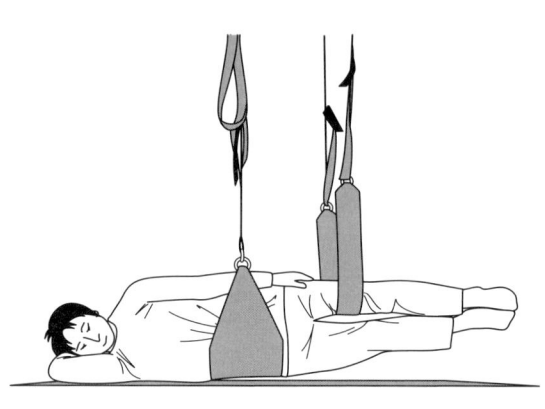

a 大腿部でサスペンションした時のモーメント
b 足部でサスペンションした時のモーメント

図3 レバーアームによる段階的負荷法

a エラスティックコードを使用して負荷量を軽減
b 大腿部でのスリングによる低い負荷
c 膝部でのスリングによる低い負荷
d 足部でのスリングによる高い負荷

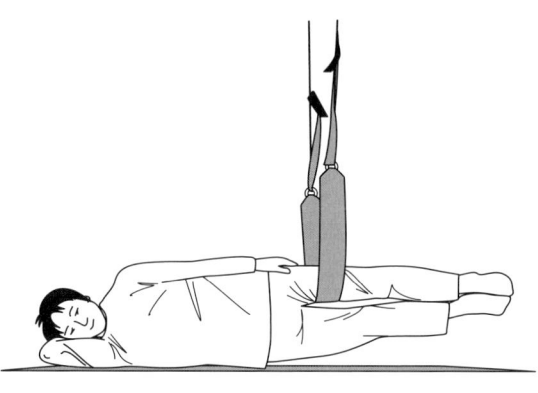

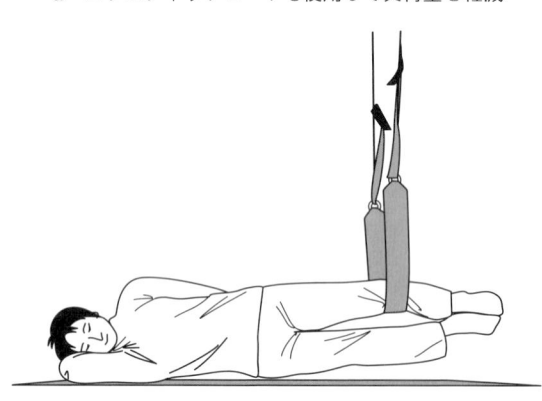

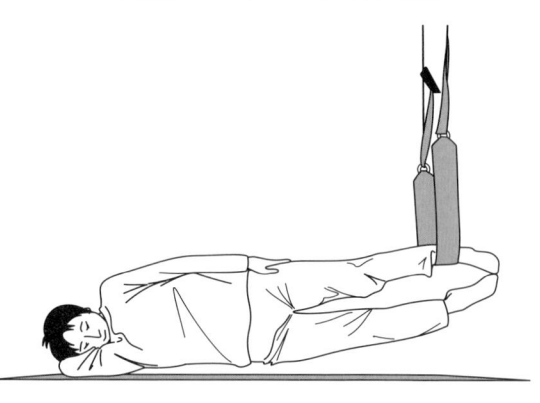

る（図2）．つまり，サスペンション・ポイントを変え，レバーアームを長くすることで負荷量を増加させることができる（図3）．図3a はレッドコード・ニューラックでは開始時の低い負荷量設定ではあるが，エラスティックコードを使用し，骨盤帯を保持することでさらに負荷量を軽減

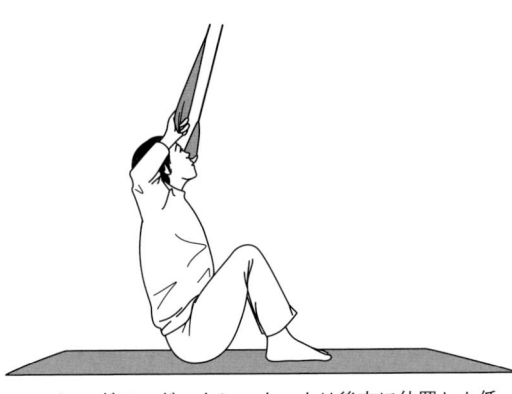

a　レッドコード・トレーナーより後方に位置した低い負荷

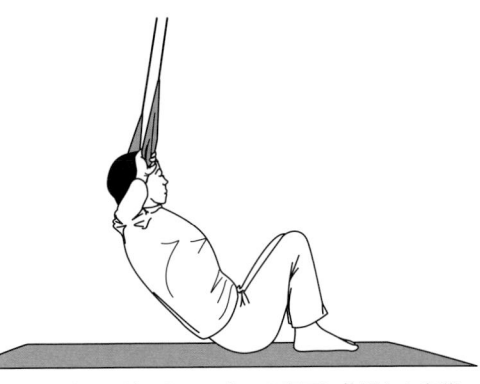

b　レッドコード・トレーナーの真下に位置した負荷量の増加

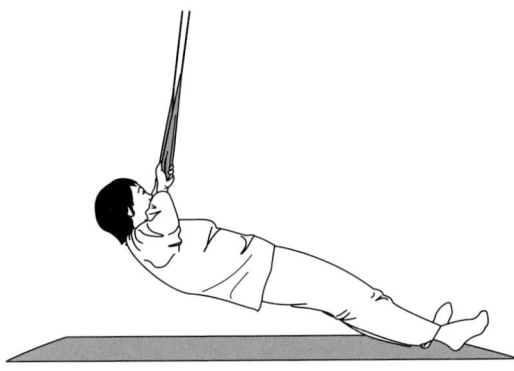

c　踵から体幹を一直線に保持することで運動範囲を拡大し，さらに負荷量を増加

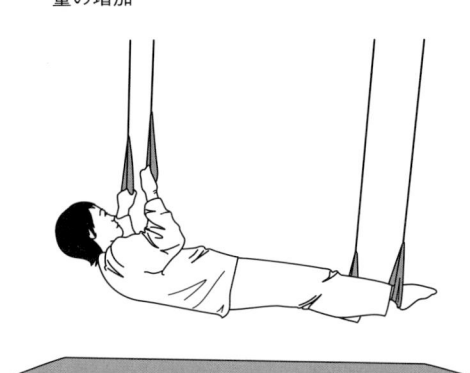

d　支持面を不安定にすることで最大の負荷量とする

図4　位置関係と運動範囲の拡大による段階的負荷法

（介助）している．図3b～dはサスペンション・ポイントを近位部から遠位部に段階的に移動することでレバーアームを長くし，段階的に負荷量を増加している．

　また，レッドコード・トレーナーと対象者の位置関係を変化させることやロープの長さを変えることで運動範囲を拡大し，負荷量を増加していく方法も使われる（図4，5）．図4a～cはレッドコード・トレーナーと対象者の位置関係を変化させることで運動範囲を拡大し，図5a～cはロープの長さを変えることで運動範囲を拡大して段階的に負荷量を増加している．図4dは2台のレッドコード・トレーナーを使用して支持面を不安定にさせるといった方法で，さらに負荷量を増加させている．図5dは支持している両膝の下にバランスクッションを入れることで支持面を不安定にし，さらに負荷量を増加させている．

　これらの方法を組み合わせることで，対象者へ適切な負荷量の課題が容易に設定でき，段階的に負荷を増加していくことが可能となる．しかし対象者によっては，痛みが出現し，低い負荷量で設定しても正しい動作ができず，代償動作が出現することがある．このような場合には，エラスティックコードを使用し，負荷を軽減（介助）させることが必要となってくる．また，負荷量を段階的に上げていく時にレバーアームでの調整だけではうまく設定できないこともある．このような場合にもエラスティックコードを使用することで負荷量を調整できる．

a 短いロープでの低い負荷

b ロープを長くすることで負荷量を増加

c さらにロープを長くすることで運動範囲を拡大し，負荷量を増加

d 支持面を不安定にすることで負荷量を増加

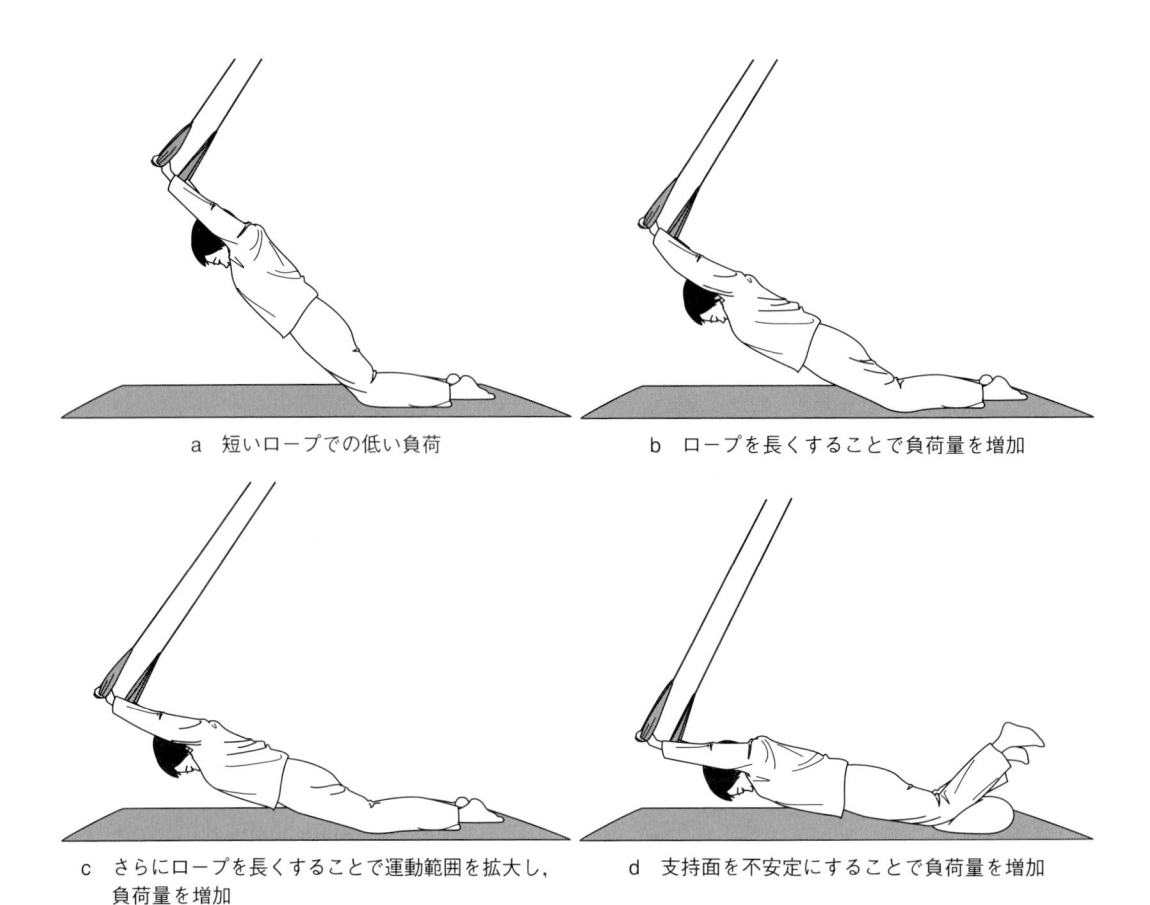

図5 ロープの長さによる段階的負荷方法

文　献

1) 宮下　智：スリングによる理学療法．細田多穂，他（編）：理学療法ハンドブック 改訂第3版 第2巻 治療アプローチ．協同医書出版社，2006，pp620-630
2) 市橋則明：運動学の基礎知識．市橋則明（編）：運動療法学．文光堂，2008，pp12-36
3) 望月　久：協調性運動障害に対する運動療法．市橋則明（編）：運動療法学．文光堂，2008，pp331-343
4) 嶋田智明：身体のてこの応用．石川　齊，他（編）：図解　理学療法技術ガイド．文光堂，1998，pp356-362
5) 中村隆一，他：生体力学の基礎．医歯薬出版，2005，pp17-42
6) 小川克巳，他：神経筋再教育・神経生理学的アプローチ．千住秀明，他（編），神陵文庫，1998，pp183-187

8 ローカル・マッスルとグローバル・マッスル

I　はじめに

　腰痛症は，その発生率の高さや社会・経済に与える影響から大きな関心をもたれてきた疾患であり，マネジメントとしてさまざまな取り組みが試みられてきた．しかしながら"腰痛症"という言葉自体は単に症状を表すものであり，臨床ではさまざまな病態や原因に起因する患者と遭遇することとなる．

　整形外科分野で選択される介入方法は，手術的療法と保存的療法に大別され，多くの患者に対しては保存的療法が第一選択となることが多い．なかでも体操療法などの運動療法は，代表的なマネジメントの方法であるが，半面，画一的なプログラムになることも多く，明確な根拠に基づいた方法として原因や病態・病期に対応して用いられてきたとはいいがたい．

　そのため腰痛治療の保存的療法として広く行われてきた運動療法ではあるが，臨床的効果を実感しにくく，セラピストにとっても不満の残るものではなかっただろうか．近年，腰椎支持機構や運動機能の解析が進み，運動療法を行ううえでの科学的根拠が示されつつある．

　ここではその病態が脊柱および周辺軟部組織に由来する腰痛症に関して，特に筋に対するアプローチを中心に運動療法の変遷について述べる．

II　体幹屈曲の運動療法

　わが国において，腰痛症に対する運動療法は Williams[1] の体操が代名詞ともいえ，広く普及してきたが，本来はある種の不良姿勢による腰痛症に対し行われていたものである．

　腰痛体操は脊柱のモビリゼーションと軟部組織のストレッチ，そして弱化した筋肉の強化が構成要素であるが，Williams の体操では腹筋の強化が含まれていたため，脊柱安定化の主な機構とされた腹腔内圧理論とともに支持された．また，過剰な腰椎前弯の増強が腰痛症の主原因とも考えられており，体幹屈曲運動の主流となった．

　しかしながら，広く普及したがゆえに本来の適応から外れ，原因別に精査されることなく急性期から予防まで漫然と行われた経緯や，腹腔内圧の上昇には腹斜筋や腹横筋の収縮が必要なこと[2]，また腹腔内圧のみで脊柱の安定化を図ることに懐疑的な意見もみられ[3]，"腰痛症だからとりあえず腰痛体操"という風潮に対する見直しが進められた．

III　体幹伸展の運動療法

　屈曲運動の Williams の体操に対し，体幹の伸展を用いる代表的な運動療法として McKenzie[4] のエクササイズがあげられる．腰痛の原因として，主に椎間板に着目したものであるが，ただ体幹伸展運動だけを行うものではなく椎間板内の流体静力学的機構と腰椎の生理的な前弯の維持を柱とするものである．また，このコンセプトには筋力訓練は含まれておらず，伸展筋強化を目的とするものではない．

体幹伸展筋に着目したものとしては Kraus-Weber[5] のテストが有名である．これは姿勢に関与する主な筋の筋力・持久力と柔軟性を6種類のテストで検査し，適合しなかった筋を中心に強化することを目的としたものである．

また，脊柱安定化機構としての腹腔内圧理論を補完・代替えするものとして胸腰筋膜などの後部靱帯系の関与が注目された[2,3]．靱帯は張力が与えられた時のみ力を伝達することができるため，胸腰筋膜と直接的・間接的に連結をもつ筋群のうち，腹部では腹斜筋・腹横筋が，背部では広背筋・大殿筋・大腿二頭筋や内包される脊柱起立筋の作用が注目された．

以上のように，わが国における腰痛症に対する運動療法は，体幹の屈曲運動を用い，腹腔内圧の上昇を目的とした単一方向の強化を中心とした訓練から，伸展要素も含めた体幹全周の筋の強化を考慮するものへと移行した．ただし，筋の出力や持久力を増加させることで体幹のコルセットとしての作用を強化し，脊柱の安定性を高めようとするものが中心であった．

Ⅳ 脊柱の安定要素と臨床的不安定性

Panjabi[6] は，脊柱の安定性は他動サブシステム・自動サブシステム・制御サブシステムの3つの要素からなり，その相互作用により保たれるとした．他動サブシステムは骨・靱帯・関節からなり構造的な安定性を担い，自動サブシステムの筋と腱が発揮する出力と，制御サブシステムの神経系がその働きを制御することで成り立つとした．

また，関節が最もストレスの少ない位置であるニュートラル・ポジションから，わずかな抵抗で可動できる範囲をニュートラル・ゾーンと定義し，この範囲がケガや退行変性，そして筋力が低下することで生理的範囲を超えて広がり，不安定となることを臨床的不安定性と呼んだ[8]．このニュートラル・ゾーンの広がりは，筋の作用によって制御される可能性があることを示唆した[7,8]．

Ⅴ ローカル・マッスルとグローバル・マッスル

Bergmark[9] は体幹の安定性に関与する筋群をローカル・マッスル（local muscles）とグローバル・マッスル（global muscles）の筋に分類した（p19の図17を参照）．

ローカル・システムの筋は，深層で椎骨に起始・停止をもち（股関節の屈曲に作用する大腰筋を除く），腰椎の弯曲の制御と剛性を与え，力学的安定性の維持に作用するとした．横突間筋，棘間筋，多裂筋，胸最長筋の腰部，腰腸肋筋の腰部，腰方形筋内側線維，腹横筋，内腹斜筋（胸腰筋膜に付着する線維）が該当する．

グローバル・システムの筋は，骨盤と胸郭を結び，力を直接伝達させ，体幹の運動をつかさどる役割をもつ．浅層に位置する胸最長筋の胸部，腰腸肋筋の胸部，腰方形筋外側線維，腹直筋，内腹斜筋，外腹斜筋が該当する．

Ⅵ ローカル・マッスルの機能

脊柱はいくつもの分節からなり，各分節はそれぞれごとに可動性を有している．ローカル・マッスルの特徴は脊柱近傍の比較的深層に位置し，レバーアームも短いため大きな力の発揮には適していないが，脊椎の分節間を連結するため，その可動性を制御する働きをもつ．この作用がニュー

トラル・ゾーンの生理的な範囲を維持し，脊柱の安定化として作用する．ローカル・マッスルのうち，特に腹横筋と多裂筋が注目されている．

VII 腹横筋と多裂筋

腹横筋は最深部の腹筋であり，従来，強制呼気筋として考えられていたが，慢性腰痛症患者に，四肢のすばやい動作を要求した際，活動が遅延することが報告され注目された．同様に多裂筋は体幹の回旋筋として捉えられてきたが，現在は脊椎分節間の前方剪断力に対抗する安定化筋として考えられている．この多裂筋も腰痛症患者ではボリュームが減少し，トレーニングを行わなければ自然回復しない例が報告された[8,9]．つまり，ローカル・マッスルの機能不全が見出されたのである．

VIII グローバル・マッスルの機能

グローバル・マッスルの脊柱安定化に対する主な機能は体幹に加えられた外的負荷のバランスを保つことであり，残りの負荷をローカル・マッスルが処理をする．この機能により大きくさまざまなバリエーションである外的負荷は，小さく少ないバリエーションの負荷となり，ローカル・マッスルが処理可能なものとなる[7]．

IX 腰椎の安定化

腰椎レベルでの体幹を横断面で考えた時，腹横筋は前方で腹直筋鞘と連結し，後方で多裂筋を内包する胸腰筋膜とともに輪状構造を呈する．Panjabi[6]の脊柱安定性のモデルに当てはめると，自動サブシステムの腹横筋と多裂筋が効率よく共同で作用することで，他動サブシステムである胸腰筋膜に緊張を与えることになる．後部靱帯系の胸腰筋膜の緊張は，連結する腰椎棘突起および横突起を介してニュートラル・ゾーンの広さを制御し，腰椎の安定性を向上させる．また，腹横筋の収縮は腹腔内圧を高め，さらに安定性の向上に寄与することとなる．

一方，制御サブシステムによるコントロール能力の低下や，自動サブシステムである腹横筋，多裂筋の機能不全により共同作用のタイミングや効率が低下すると，腰椎分節間の安定性は低下し，その分節の組織は危険にさらされることとなる．分節間の安定化はグローバル・マッスルでは十分代償できないため，ローカル・マッスルの機能回復が重要となるわけである．

Richardson[10]は，腰椎分節間の安定性を向上させるためローカル・マッスルとグローバル・マッスルを分離し，個別に教育したのち段階的に強化していく概念を報告した．この概念は広く受け入れられ，頸椎や胸椎の安定性の研究にも応用されることとなる．

X おわりに

わが国における腰痛症に対する運動療法は，体幹の屈曲運動を用いた単一方向の強化を中心としたエクササイズが行われ，伸展要素も含めた体幹全体の筋出力や持久力を強化するものへと移行したが，腹直筋，腹斜筋，脊柱起立筋などのグローバル・マッスルをターゲットとしたものが主流であった．しかし，ローカル・マッスルによる分節間の安定化作用が明らかにされることで，従来その機能分担を考慮されることなく評価・訓練されていた脊柱を取り巻く筋群は，はじめて

運動学的な役割ごとに認識されることとなった．

現在では腹横筋と多裂筋の作用に対し，骨盤底筋群や横隔膜との関連，より効率的に作用させるための認知・情動系を重視した方法など，さらなる臨床応用が進んでいる．またレッドコード・ニューラックなど，機能不全を起こした筋に対するアプローチとして新たな概念も報告されており，今後の発展が期待される．

文　献

1) Williams PC：Lesions of the lumbosacral spine, Part II. Chronic traumatic（postural）destruction of the lumbosacral intervertebral disk. *JBJS*　**19**：690-703, 1937
2) Norris CM：Spinal stabilization. *Physiotherapy*　**81**：72-79, 1995
3) Gracovetsky S, et al：The abdominal mechanism. *Spine*　**10**：317-324, 1985
4) McKenzie RA（著），鈴木信治（監訳）：腰痛治療法．医歯薬出版，1985
5) 日下部明：腰痛に対する体操療法．臨整外　**9**：669-676, 1974
6) Panjabi MM：The stabilising system of the spine. Part I. Function, dysfunction, adaption, and enhancement. J *Spinal Disord*　**5**：383-389, 1992
7) Panjabi MM：The stabilising system of the spine. Part II. Neutral zone and instability hypothesis. *J Spinal Disord*　**5**：390-397, 1992
8) Panjabi M, et al：Spinal instability and intersegmental muscle forces. A biomechanical model　*Spine*. **14**：194-200, 1989
9) Bergmark A：Stability of the lumbar spine. A study in mechanical engineering. *Acta Orthop Scand Suppl* **230**：1-54, 1989
10) Hides JA, et al：Multifidus muscle recovery is not automatic after resolution of acute, first-episode low back pain. *Spine*　**21**：2763-2769, 1996
11) Osullivan PB, et al：Evaluation of specific stabilization exercise in the treatment of chronic low back pain with radiologic diagnosis of spondylolysis or spondylolisthesis. *Spine*　**24**：2959-2967, 1997
12) Richardson C, et al：Therapeutic exercise for spinal segmental stabilization in low back pain. Churchill Livingstone, Edinburgh, 1999, pp93-102

9 超音波エコーによるローカル・マッスル・チェック

I はじめに

　ここまでは，理想的なレッドコード・エクササイズを提供するために，ローカル・マッスル（local muscles）の収縮を促し，それを確認しながら行うことで，脊柱の安定性を得ることができ，効率的かつ有効的なエクササイズになる，ということを説明してきた．

　そして，ローカル・マッスル群の適切な収縮が得られない場合にも，このレッドコード・エクササイズを行うことで理想的な収縮を得ることができると説明している．脊柱安定性システムの構築と活性化の手段としてレッドコード・エクササイズはさまざまな方法を提供している．

　では，実際にローカル・マッスルはどのような状態で存在し，どのような動きに対してどう収縮するのだろうか．ここでは超音波診断装置（エコー）を用いて ローカル・マッスル の状態を確認し，レッドコード・エクササイズ の有用性を検証する．

II 体幹のエコー画像

　図1，2は背臥位安静時の体幹筋である．同年齢の男女であるが，筋厚に違いがあることがわかる．また同一人物でも左右差を確認することがある．これらの理由として，年齢・性別・運動歴・病歴・生活習慣などのさまざまな要因が考えられ，セラピストは個人差・左右差などを考慮しながらレッドコード・エクササイズを進める必要性がある．

III ローカル・マッスルの随意収縮

　ローカル・マッスルの随意収縮を行う際に「排尿を途中で止めるように力を入れる」ことを促す．この方法は，従来収縮を誘導することが難しかった腹横筋収縮を目的とした指示方法だが，実際に排尿中に行うのではなく模擬的に下腹部に力を入れることにより，収縮を促すことを目的としている．

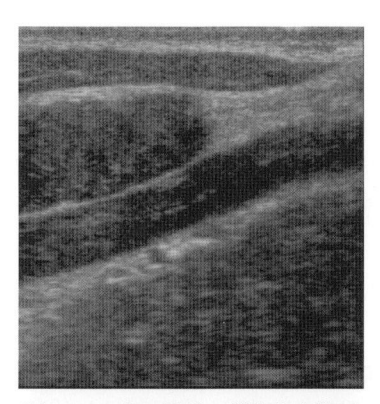

図1　17歳，男性，背臥位安静時
←外腹斜筋
←内腹斜筋
←腹横筋

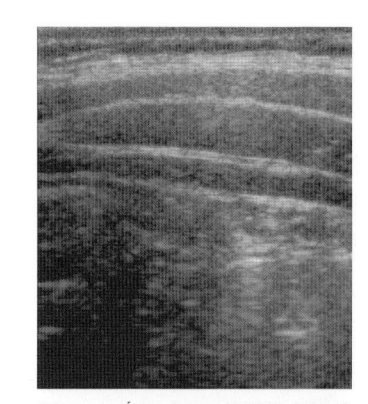

図2　17歳，女性，背臥位安静時
←外腹斜筋
←内腹斜筋
←腹横筋

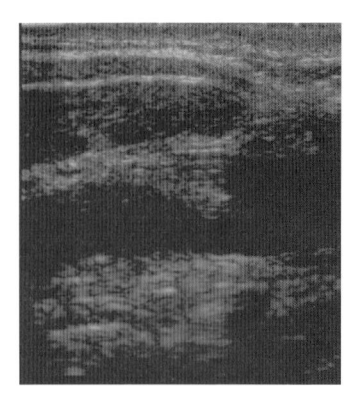

図3　腹横筋収縮あり　　図4　腹横筋収縮なし

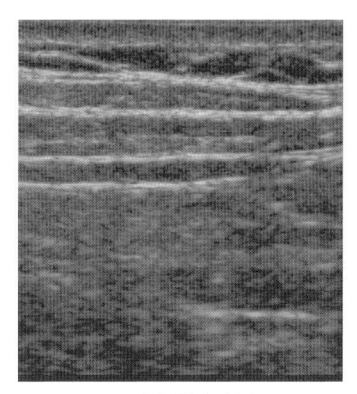

　図3, 4は背臥位でローカル・マッスルの収縮を促しているが，図4は収縮不十分な場合の体幹筋である．この画像は30歳代前半の女性で，日常生活でくしゃみをすると尿失禁してしまうことがある．ローカル・マッスルの機能障害が日常生活に及ぼす影響は大きく，その活性化は重要である．このように随意的に収縮できない場合でも，ローカル・マッスルを活性化させる方法をレッドコード・エクササイズは提供している．

Ⅳ　腹横筋の触診場所

　先行研究では，上前腸骨棘（ASIS：anterior superior iliac spine）の内側5cmおよび尾側5cm付近を推奨している．しかし，ほとんどの部位で腹斜筋に覆われていることが多い．最近の報告では，第10肋骨の内側付近に単独で触診できる領域があることが報告されている[1]が，確認には十分な注意が必要である．

Ⅴ　動作とローカル・マッスル

　図3, 4からも随意的に収縮可能な場合と不可能な場合がある．特に高齢者に対して前述の口頭での促しによる収縮を得ることは困難な場合が多い．こうした場合でもレッドコード・エクササイズはいくつかの方法を提供している．

1　座位での体幹前傾運動

　図5, 6はレッドコードを両手で把持した座位安静時と体幹前傾運動時である．この際，排尿を止めるような促しは行っておらず，対象者は無意識の状況下でローカル・マッスルの収縮を可能にしている．高齢者や随意的収縮が困難な対象者には効果的な方法である．また，より大きな重心移動が可能となり，高齢者対象のグループ・トレーニングなどにも有効である．この時，随意的に収縮可能な場合は，運動開始前にローカル・マッスルを収縮させてから運動を行うことで，さらなる効果が期待できる．

2　立位での体幹前方移動

　立位でもレッドコードを把持した状態からの体幹前方移動で同様の効果を得ることができる（図7, 8）．この動きはレッドコード・エクササイズの立位での体幹前方傾斜時の体幹筋活動とほ

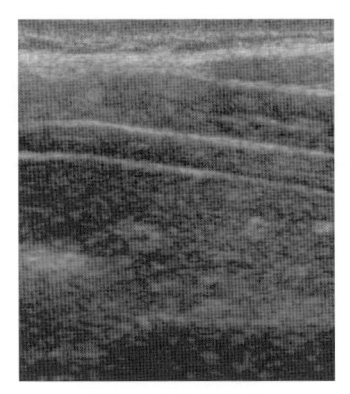

図5　座位安静時 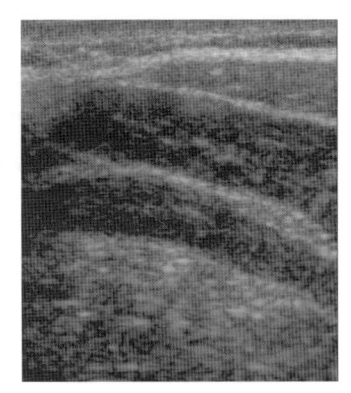　　図6　体幹前傾運動時

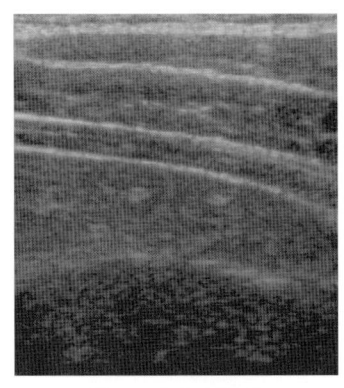

図7　立位安静時 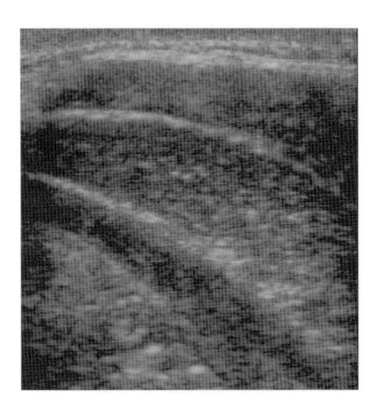　　図8　体幹前傾位

ぼ同様の運動であり，それほどダイナミックではないが，運動時には十分なローカル・マッスルの収縮を期待できることがわかる．体幹前傾の程度は体幹部の触診によって確認され，グローバル・マッスル〔global muscles，動作筋（表存筋）〕の収縮が起きない程度までとする．

3　その他の腹筋運動との比較

一般的な腹筋トレーニングでは，背臥位で体幹を起こす運動が行われている．しかし，高齢者や，疼痛が激しい時にはこの運動が困難な場合が多い．これらの運動とレッドコード・エクササイズ時の腹横筋活動を比較すると，一般的な筋力強化運動では，体幹を起こす角度によって強い収縮を確認することができるが，先に紹介したレッドコード・エクササイズと同程度でさらに表在筋の活動がより高まる傾向にある．ローカル・マッスルの選択的収縮を期待する場合は，座位・立位でのレッドコード・エクササイズがより効果的な収縮を獲得できることがエコーによって確認されている．

文　献

1) 河上啓介，他：体幹筋の解剖学的理解のポイント．理学療法学　23：1351-1360，2006

10 OKC と CKC の特徴と違い

I OKC と CKC の定義

　近年, リハビリテーションや健康福祉の分野での運動様式としては, 開放性運動連鎖 (OKC: open kinetic chain) はもちろんのこと, 閉鎖性運動連鎖 (CKC: closed kinetic chain) の評価やエクササイズが頻繁に行われている. これら定義の由来は機械工学 (engineering mechanics) のコンセプトが基本となっており, 運動のつながりが閉じた系を閉連鎖 (closed-loop chain), 開いた系を開連鎖 (open-loop chain) と呼んでいる. そのために運動連鎖という言葉はたくさんの動作の結合として捉えられ, 一つの接合部の動きが他の接合部の動きに影響を及ぼすものと考えられている. 例えば, 産業ロボットのように腕が空間で運動している場合は開連鎖で, その先が対象物と接する場合は閉連鎖といわれる. ロボットの歩行時の両脚支持や両脚での立位姿勢は閉連鎖と呼ばれている.

　現在のリハビリテーション領域で用いられている OKC と CKC という概念は, 1955 年に Steindler[1] により以下のように定義された. OKC は連動する関節のうち遠位部関節が自由に動くことができる場合の運動であり, CKC は連動する関節のうち, 遠位部の関節の自由な動きが外力により制限されているような運動と述べている. つまり, OKC として動作の例にあげているのは単純動作ではなく, 手を振るといった複合動作である. CKC の主な運動の特徴としては, ①外部の抵抗に関して, 遠位部の関節がそれに打ち勝って動くことができる運動, ②外部の抵抗によって遠位部の関節が制限され, 近位部が遠位部に対して相対的に動きを伴うもの, ③筋出力の制限により遠位・近位とも動きがないものなどがあげられる.

　日本でも 1990 年代から膝関節の靱帯損傷などでのリハビリテーションで頻繁に使用されるようになった. 現在の OKC と CKC の表現は, OKC では非荷重位で遠位が制限されず, 単関節の動きを示している場合が多く, CKC では荷重位で遠位が制限され, 多関節の動きを示している場合が多い. 例えば, Steindler の定義から考えると, OKC の代表とされる徒手筋力検査法でさえも抵抗をかけて等尺性収縮を行えば CKC として扱われる. このほか, 大腿四頭筋の筋力増強練習で単独収縮を起こす際に足関節に重りを付け, 膝関節伸展を行う運動は OKC であるが, これも CKC と解釈される.

　一方, CKC の代表として足部固定のレッグ・プレスがあり, 反対に体幹固定の場合は OKC になる. このような Steindler のあいまいな記述が解釈の相違になっており, 現在の日本で用いられている OKC と CKC の相違につながっている. この定義の違いは日本だけでなく他国においても同様の混乱が生じており OKC と CKC の定義が複雑になったものと考えられる.

　それゆえ, 最近では欧米の雑誌の中で, OKC と CKC という言葉はあまり使用されなくなり, ノルウェーのレッドコード・ニューラックではこれらの用語の混乱を避けるために, OKC を遠位部関節が非荷重の状態, CKC を遠位部関節が全体重またはその一部を支持している状態と説明している.

Ⅱ　OKC エクササイズと CKC エクササイズの必要性

　筋収縮の違いから考えると，起始（近位部）・停止（遠位部）の運動方向には大きな違いがある．一般的に体幹に近いほうを起始，反対の遠位端を停止と呼んでいる．背臥位における下肢伸展挙上（SLR：straight leg raising）のエクササイズでは，停止が起始に向かって収縮するためにOKC となる．この場合，遠位部の下肢を持ち上げるのに，体幹や股関節周囲の安定性が大切である．立ち上がり動作における大腿四頭筋収縮では，起始が停止に向かって収縮するために CKCとなり，足底や足部の安定性が必要となる．よって，動かされる部位の反対側では安定性や固定性といったものが重要とされる．

　1990 年以降，前十字靱帯損傷術後再建術の進歩により CKC は OKC よりも安全で機能的であり，CKC は OKC 同様に筋力強化につながるという報告が多数されている．しかし，われわれが行っている日常生活動作は，左右の上肢または下肢は必ずしも両側性に OKC や CKC ではなく，片方が OKC，他方が CKC となっていることが多い．例えば，歩行では立脚側は CKC，遊脚側は OKC であり，片手での床拭き動作でも片方が雑巾を持ち，もう一方が床で体重を支えている．どちらが機能的な運動とするかは問題であり，非荷重は単関節運動にあてはまらないことなど，CKC に対する否定的な指摘もある．また，筋力増強効果としても OKC に比べ CKC は目的としている筋の肥大や循環系のリスクを配慮すると，必ずしも効果的で安全でないと考えられる．

　そこで連続した運動の中で，選択的な OKC と CKC 設定（図 1～3）や，OKC と CKC の混合要素を含んだ設定も容易であるレッドコード・ニューラックがより効果的であると考えられている．

　レッドコード・ニューラックにおける OKC と CKC の定義は，OKC の場合，遠位肢節が非荷重の状態で，個別筋群へのアプローチを通して，主動作筋・共同筋の活性化がなされている．CKC の場合は，遠位の体節が，全体重またはその一部を支持している状態で，関節周囲の主動作筋と拮抗筋に加えて，運動連鎖上にある他の筋群を動員するとされる．

　一般に CKC は，よりファンクショナルなエクササイズとみなされている．CKC においては近

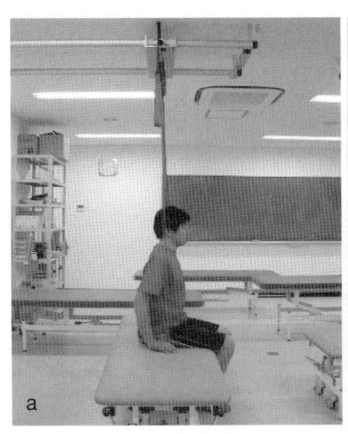

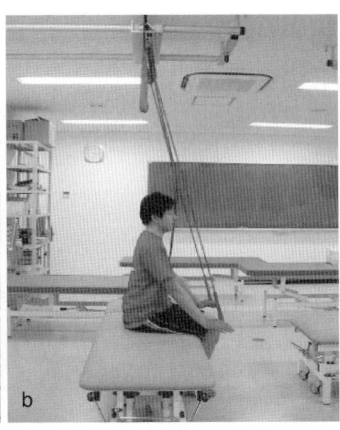

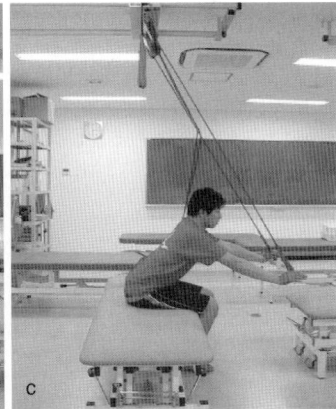

図 1　座位における肩関節屈曲可動域の OKC と CKC の比較①手関節の高さを床に合わせる
　サスペンション・ポイントを肩関節運動軸に位置させ，a が開始肢位，b が CKC 直前の OKC，c が CKC の最大である．a から b までは遠位関節を動かすことに伴う肩関節屈曲角度である．b から c までは体幹前傾に伴う肩関節屈曲角度である

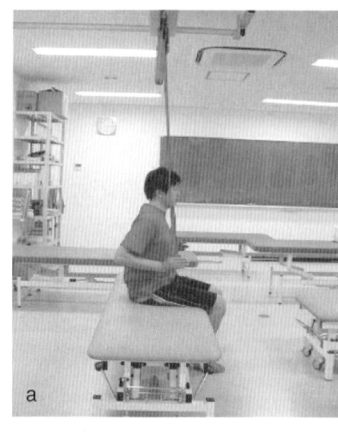

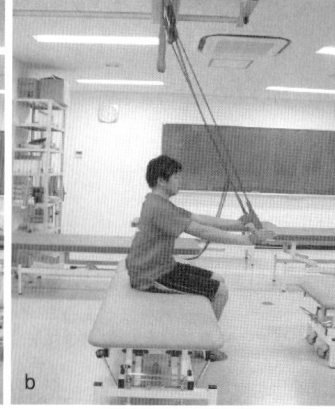

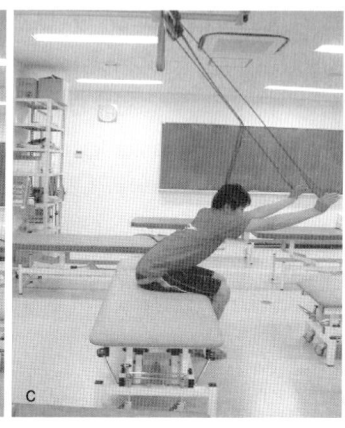

図2　座位における肩関節屈曲可動域のOKCとCKCの比較②肘関節90°屈曲位
　サスペンション・ポイントを肩関節運動軸に位置させ，a が開始肢位，b が CKC 直前の OKC，c が CKC の最大である．a から b までは遠位関節を動かすことに伴う肩関節屈曲角度である．b から c までは体幹前傾に伴う肩関節屈曲角度である

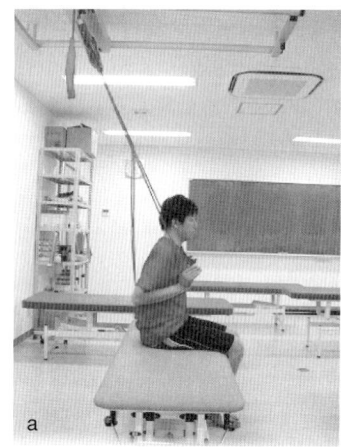

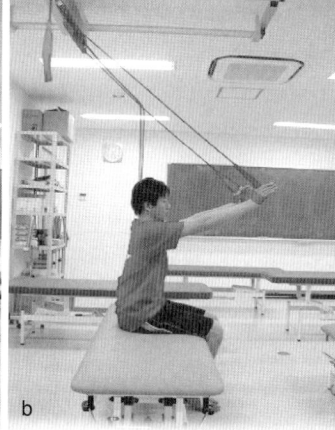

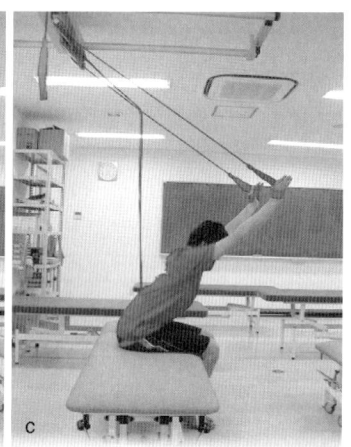

図3　座位における肩関節屈曲可動域のOKCとCKCの比較③
　サスペンション・ポイントを肩関節運動軸の後方に移動させ，a が開始肢位，b が CKC 直前の OKC，c が CKC の最大である．a から b までは遠位関節を動かすことに伴う肩関節屈曲角度である．b から c までは体幹前傾に伴う肩関節屈曲角度である

位，遠位の共同筋の役割が重要である．体重支持によって関節への圧縮力が増すので神経筋系のシグナルが増強され，主動作筋，共同筋，拮抗筋がより活性化されやすい．

Ⅲ　レッドコード・ニューラックにおける OKC と CKC の違い

　一般的に運動療法では，OKC エクササイズの場合，一度に働く関節が少なく，運動をコントロールしやすいため，エクササイズの開始時に使用することが多い．より巧緻性を要求されるような運動・動作を獲得するためには，身体の各関節が複合して行われる CKC エクササイズに徐々に変更するのがよいとされる．例えば，OKC にはマッスル・セッティング，SLR，チューブ・エ

クササイズ，重錘ベルトを足部などに付けて脚を下垂して行うエクササイズがあり，レッグ・エクステンション・マシンのように単関節運動に集中し，抵抗の量を調節して収縮様式を工夫することができる．このことは，神経的な因子よりも筋肥大を目的としたエクササイズが適していると考えられている．一方，CKCにはスクワット，ランジ，レッグプレスなどがあり，スクワットなどのように実際の動作に近い多関節が関与する運動は，足底からの皮膚感覚や関節覚など，さまざまなフィードバック情報に基づいて運動を制御するという点に特徴がある．すなわち，OKCとは逆に神経的な因子を高めるエクササイズが適していると考えられる．

したがって，総合的な神経筋コントロールの再建にはOKCとCKC両方のアクティビティを組み合わせて行うのが最もよく，OKCの単関節の筋力とCKCの複合的な応用動作における筋力の両面の維持・増強を図っていくことが重要である．レッドコード・トレーナーというツール（機器）を用いることで，同じ環境設定で負荷調節が容易であり，OKCとCKCの交互エクササイズも非常に簡素化され，セラピストにとっても安全性に考慮した管理が行いやすい．さらに，ロープの長さが一定の場合にはOKCからCKCに移行してから，最大CKCになるまで近位部を操作することが容易であり，日常生活動作練習につながりやすいエクササイズとなる．

例えば，図1，2を比較すると，肩関節の屈曲可動域は，ロープの長さを変化させることで，肩関節可動域に変化がみられ，ロープの長さが短ければ屈曲可動域角度が増大していることがわかる．また，ロープの長さを一定にさせ，サスペンション・ポイントを前後に変化させた場合にも肩関節の屈曲可動域に相違が認められる．サスペンション・ポイントを前方に移動することにより肩関節の屈曲可動域が減少し，後方に移動することにより肩関節の屈曲可動域が増大（図3）していることがわかる．

よって，ロープの長さの変化やサスペンション・ポイントの移動によりOKCとCKCを選択した肩関節可動域練習や肩関節の安定性，または協調性のエクササイズで容易に応用できる．このように肩関節可動域だけでなく，他の関節においても同様にOKCとCKCの運動範囲の割合を容易に設定することが可能である．

文　献

1) Steindler A：Kinesiology of the human body under normal and pathological condition. Springfield, Chales C Thomas, 1973

11 感覚運動システム

　感覚運動システム（sensorimotor system）や感覚運動機能（sensorimotor function）という用語は，わが国ではあまり馴染みのない言葉であるかもしれない．しかし実際には医学，健康，スポーツ科学の分野において多く応用されており，関節トレーニングなどに称される方法もその一つであろう．

　体性感覚系では末梢からのさまざまな情報，つまり受容器からの入力信号が中枢神経系に伝導され，視覚や前庭覚など他の感覚系と相互比較して身体位置情報の解釈と統合を行っている．末梢からの情報とは，皮膚や皮下組織，筋，腱，靱帯，関節包などにある機械的受容器から入力される信号の感覚情報のことである．

　末梢から入った身体の関節情報は，視覚や前庭覚などの身体位置情報と一緒に脳で統合されたのち状況判断され，それに対応するための運動は中枢から命令されて，身体位置の修正や補正をする（一部は脊髄反射にてなされる）．そしてそこで起きた修正情報は瞬時に再度，末梢の感覚受容器情報を求心性伝導路を介して，新たに中枢への解釈と統合を行わせる．これを繰り返すことで姿勢や動作の運動が制御されている（図1）．

　レッドコード・ニューラックではこのように繰り返される情報処理の過程を利用し，より多くの入力と出力の修正や補正を行わせることを目的としてパフォーマンス向上のために身体に刺激を与える．刺激の方法は，個人の身体能力を超えて制御不能なほどの代償運動を起こさない範囲で最大限不安定な状況を，レッドコード・トレーナーやエアスタビライザーなどを用いて設定する．そして，ニュートラル・ポジションを保持しながら身体運動を行ったり，さらには外力として振動刺激を与えたりすることで感覚運動システムを最大限に活性化させる．例えば，閉鎖性運動連鎖（CKC：closed kinetic chain）エクササイズでは，身体の遠位端をロープに吊るし体重をかけることで，本来動かない場所に身体を置いて運動した場合と比べると明らかに不安定な状況を設定できる．腕立て伏せ運動の場合，通常の床の上に手をつき安定した支持面で行う場合と，吊るしたロープの末端をつかんで行う場合とを比較すると，後者のほうが明らかな不安定性を伴う．この不安定な状況の中で運動を遂行するためには，通常の腕立て伏せより多くの末梢情報を処理し，不安定性をコントロールするためにより多くの筋出力とバランス能力を必要とする．これは動作を行うために必要な筋の働きのみでなく，動作筋，拮抗筋を含む協調的な共同活性化が必要となることを意味する（図2）．

　感覚運動システムを意識し，リハビリテーションプログラムやエクササイズにこのような不安定な要素を取り入れることにより，感覚・知覚系のより高いレベルでのパフォーマンスが可能となり，日常生活動作や目的運動遂行に効率よくつなぐことができる．

　また，感覚運動システムは関節感覚（joint sense）や筋感覚（kinesthesia）による情報が非常に重要となる．関節の感覚とは，感覚運動システムを構成する要素の一つである．重力下ではわれわれはいかなる状態においても常に身体の位置情報が入力され認知されている．これはいわゆる

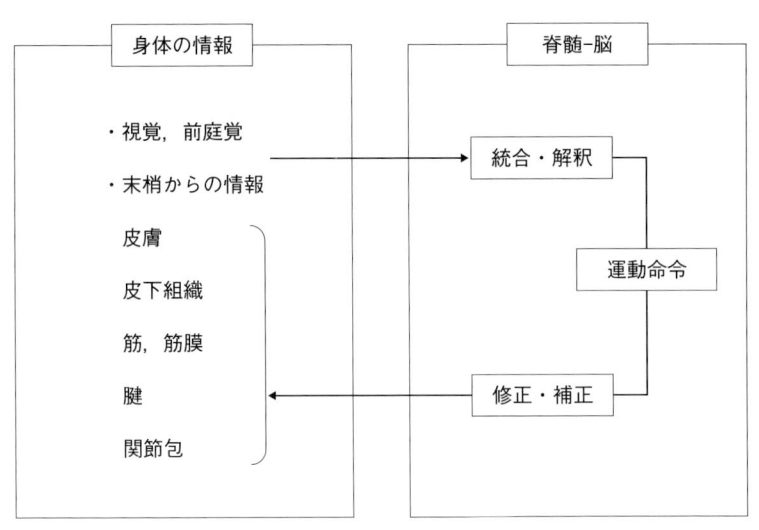

図1 感覚運動システム（sensorimotor system）

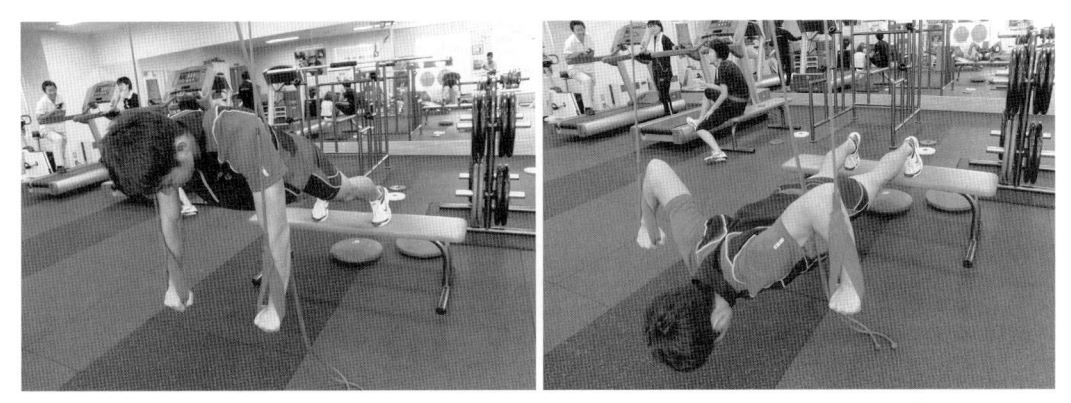

図2 レッドコード・トレーナーを使用した腕立て伏せ動作

関節覚（位置覚，運動覚）のことで，動きそのものや動く方向，スピード，それらの変化を認知している．これらの感覚は関節の受容器にて情報が集められる．関節受容器は関節構成体によって異なる．関節自身の受容器はラフィニ，スプレー，パチニ，自由神経終末，靱帯感覚器官など，関節包のさまざまな位置に存在する．

　筋感覚も関節の感覚と同様の役目を担っており，筋の末梢受容器は骨格筋の筋腹に存在する筋紡錘である．筋紡錘は求心性線維を中枢神経系に入力し，遠心性線維によって制御される．筋における感覚は関節運動を伴う時に関節情報と関連して情報入力される．

　感覚運動システムにおいて感覚情報入力受容器は，運動のコントロールを行うために非常に重要である．特に末梢から正しく情報が入力されない状態であった時は，誤情報が中枢で解釈されるため修正も誤った出力を指令されることになり，さらに誤った情報が末梢から入力されるという悪循環を招くことになる．例えば，関節機能異常をきたしている場合，関節感覚に誤情報が入

11．感覚運動システム

力され筋感覚にも影響を及ぼし，正しくない動作反復を行い，慢性的な機能異常や代償動作を誘発することになる．よって，動作や運動時には正しい関節位置が重要であり，セラピストは常に配慮する必要がある．

12 フィードバックとフィードフォワード

　フィードバック（feed back）とは結果を原因に戻すことによって，元の原因を調節する機能のことをいい，生体や電気回路での自動調節機能などでよく知られている．ここでは動作や動きに対する四肢の位置情報について，感覚系を通じて運動のコントロールが行われるものをいう．これは目的とする運動が正しく行われているかを，体性感覚の情報を基に，関節などに加わった力に対する反応や視覚によって確認されるものである．特にゆっくりとした動作においては，感覚と運動のズレを即時に修正しながら遂行することができる．例えば水がいっぱい入ったグラスを持って，それをこぼさないように慎重に運ぶ時などがこれにあたる．グラスの中の水面の揺れを視覚情報として，手にかかる圧変化を末梢からの情報として中枢に入力し，こぼれないように身体の筋活動を調整している．また，動作中や動作終了後などに正しく行えているかどうかを指導する場合もフィードバックといい，新たに行う運動の学習などでみられる．レッドコード・ニューラックでは，ロープに四肢を吊るした不安定な状況下で運動を行う時や，不安定でグラグラ動く関節を制御しながら動作を完了させていく時などは，このフィードバックの要素を十分活用して感覚運動システムに取り入れたものといえる．

　一方，フィードバックで制御できないような速さの動作に対してはフィードフォワード（feed forward）制御が必要となる．フィードフォワードとは，運動が遂行される以前に予測的にこれから起こる動作の状況を察知する制御のことをいい，一般的には小脳での運動制御として知られており，フィードバックに頼らない制御である．また小脳での制御のみでなく，大脳からの随意運動指令からも発動されており，動作開始前や体重移動にあらかじめ準備された筋活動としてみられる．レッドコード・ニューラックではフィードフォワードで活動する主要な筋である頸部・体幹の深部安定化筋群（local muscles）の機能などを特に重要視している．頸部における頭長筋や頸長筋，腰部の横突棘筋群（多裂筋，回旋筋など），腹横筋，骨盤底筋群，横隔膜などがこれにあたり，脊柱安定化に寄与している．四肢の動作を行う主動作筋の収縮に先立って，これらの筋群の収縮がフィードフォワードとして活動する．

　しかしこれら深部安定化筋群の筋力低下，筋委縮，筋活動不全などがある場合には，身体反応としてフィードフォワード制御の司令発動がなされても，実際には深部安定化の筋活動ができずに身体運動が開始されてしまうことになる．その結果，深部体幹の安定性を伴わないまま動作筋が働くため，脊柱の支持性の低下や損傷の原因となりえたり，代償動作を誘発するに至ったりしやすくなる．さらに四肢の運動は，中枢部の安定性を欠くことによって末梢の不均衡な動作を強いられやすくなることから，脊柱と同様に代償や損傷を引き起こしやすく，慢性的な異常動作を繰り返す原因となりうる．

　四肢の運動後のフィードバックを十分活用させるためにも，四肢に対する中枢部位である頸部・体幹の安定性が必要であり，フィードフォワードとフィードバックが伴っての情報が中枢神経系に感覚運動システムとして入力され，情報統合・解釈を経て出力修正される一連の情報処理が活性化されることによって，より高いパフォーマンスが得られるといえる．

13 グラウンド・リアクション・フォース

　グラウンド・リアクション・フォース（GRF：ground reaction force；以下，床反力）とは，身体が足部を通し支持面に対して与えた力と同じ大きさで反対方向に作用する力と定義される．ニュートンの運動の第3法則（反作用の法則）によれば，すべての作用には反作用が伴うといわれている．身体と重力の間には常に相互作用が働き，重力はすべての物体を地面の方向に引き下げようとしている．逆に，身体が地面に与えた力と等しい反対向きの力が常にかかっている．このことを，床反力と呼ぶ．力＝質量×加速度であるので，床反力は身体の質量×加速度になる．同様に身体の加速度＝床反力／質量であるといえる．別の表現をすれば，床反力が大きければ加速度も大きいということである．図1のように，左足で踏み込んだ力に拮抗するような力（＝床反力）を左足部から下肢・骨盤・体幹と伝え，右下肢のパワーへと変化させていく．この時，体幹・骨盤部の安定性が保たれなければパワーの減弱へとつながっていく．ボールを蹴るインパクトの際にも同様に作用・反作用の関係がある．この時の反作用に負けないようにするには体幹の安定性が重要である．

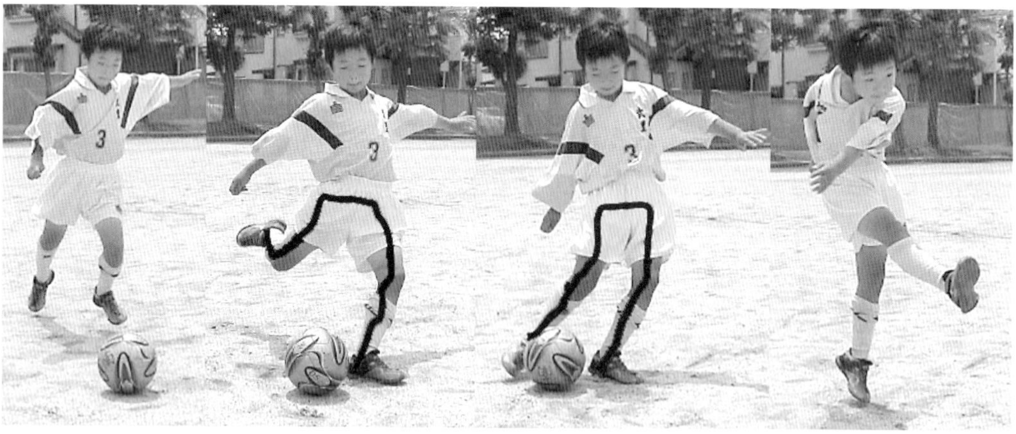

図1　ボールを蹴る連続写真（実線で床反力の伝わりを描く）

　図2は，ボール速度の50％以上が下肢からのパワーによって，発揮されていることを示している．技術的な問題は，しばしば下肢と体幹から起こりうる．運動選手のパフォーマンスは，四肢・体幹の分節を正しく調節し，連動させることが重要であり，それには体幹部の安定が必須である．力の移行は，個々の体節を最も解剖学的に無理がなく，効率のよい方法で力を伝達しなければならない．また，個々の体節周囲の筋群は適切なタイミングで活動参加しなければならない．これら2つの事柄が連動した分節の働きが重要である．

　図3は，実線がテニスのサーブにおける協調した関節運動，力と時間との関係を示している．

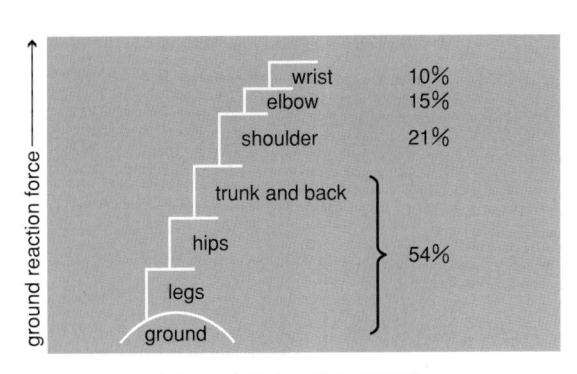

図2 床反力と分節の連結

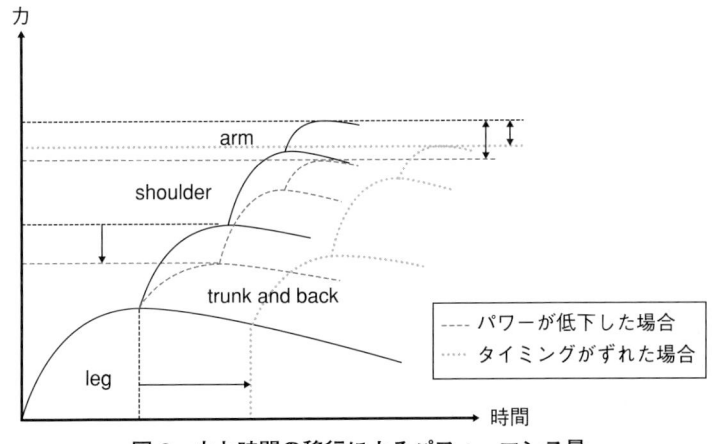

図3 力と時間の移行によるパフォーマンス量

　これら破線が示すとおり，体幹の筋力低下や痛みなどにより体幹部で発揮するパワーが小さくなるとパフォーマンスの量は低下する．また，点線のように連結するタイミングがずれることにより，効率が悪くなりパワーの発揮が十分にされなくなってしまう．

　足部の内側アーチは，大きな床反力に対して衝撃吸収を行う最も重要な装置である．理想的な足部アライメントが保たれていなければ，床反力は運動連鎖全体に影響を及ぼし，筋骨格系に疼痛をもたらす．さらに，身体のどこかに弱化した能力〔ウィーク・リンク（Weak Link）〕が存在すれば，運動パフォーマンスは低下し疼痛を伴う．また，この内側アーチは下腿筋のアンバランスによりアーチの減少を伴うことがある．衝撃吸収機能において，足部のみならず下腿筋のバランスを評価することは重要である．足部で生じた反力がスポーツで用いられる器具（テニスラケットやゴルフクラブなど）や蹴る，投げるなどのパフォーマンスに伝達される場合，身体構造は協調的で目的にかなった運動を行うため，調和のとれた働きをしなければならない．

　最高レベルのパフォーマンスができる選手の神経系は，連鎖の問題点が足部に発生するが，その身体（四肢体幹の分節・関節）を連鎖していく力を完璧に調節し，タイミングを制御することによって身体各部への傷害，被害を防いでいる．チャンピオン級のゴルファーは優美で効率的な

動作でボールを打ち，その時の力は足部から身体各部を連鎖し腕・手と伝わり，最終的にクラブヘッドに達している．初心者はバックスイング，ダウンスイングがぎくしゃくしてスムーズさを失い，身体各部の使い方に適切なタイミングを欠いてしまう．初心者の神経系伝達経路においては，協調性のある動きのパターンを作り出すような適応変化が，まだ生じていないといえる．質の高い練習を何年も続けることによって，初心者だった者もやがて目的にかなった協調性と再現性のあるスイングを獲得していくことができる．

　ゆえに，床反力をパフォーマンスに生かすためには，各分節が連動し動かなければならない．その連動した動きには，足部からの力をタイミングよく伝えるための構造と周囲筋の活動参加が重要であり，評価・治療時に欠かすことのできないポイントである．よって，床反力は動作を捉えるうえで重要な要素の一つといえる．

文　献
1) 福永哲夫：筋の科学事典．朝倉書店，2003
2) ロルフ・ヴィルヘード：目でみる動きの解剖学．大修館書店，2002
3) Groppel JL：High tech tennis 2nd ed. Human Kinetics, Champaign IL, 1992
4) Kibler WB：Clinical biomechanics of the elbow in tennis：implications for evaluation and diagnosis. *Med Sci Sports Exerc* **26**：1203-1206, 1994

14 ファンクショナル・トレーニング

　人間の運動（動作）は，神経筋系および感覚運動系が制御するプログラムによって行われる．しかし，視覚・前庭感覚・固有受容感覚活動（空間における身体の位置関係の感知など）の低下が生じることで，運動の拙劣さや筋力低下，神経筋制御の低下が出現する．この神経筋系および感覚運動系を制御するプログラムとして，近年，ファンクショナル・トレーニング（functional training）という考え方が浸透してきている．自重を用いてバランス要素を取り入れ，上肢・下肢を交互に動かすようなトレーニングを行うものである．ファンクショナル・トレーニングは，個々の機能を引き出す，または目標を達成するためのトレーニングを指すもので，必ずしも目新しい動きではない．つまり，野球選手にとってのファンクショナル・トレーニング，またバレーボール選手にとってのファンクショナル・トレーニング，サッカー選手にとってのファンクショナル・トレーニングは，それぞれ違ってくるのである．

　図1はサッカーチームに対して，理学療法士がレッドコードを用い，ファンクショナル・トレーニングを行っている場面である．ここでは自重を負荷として用い，単純な動作でも自重をどのようにコントロールすればよいかを学習しているのである．バランスや固有受容感覚器への刺激がトレーニングの中に意図的に組み込まれていることが特徴である．

　ファンクショナル・トレーニングでは，コントロールできる範囲で不安定な環境を導入し，その中で安定するように選手自身が反応しなければならないような状況が必要なのである．すなわち，ファンクショナル・トレーニングは個々のパーツ（例えば，部分的な筋力強化など）のトレーニングを指すものではなく，具体的な目的動作が存在していて，その動作を全身を使用して円滑

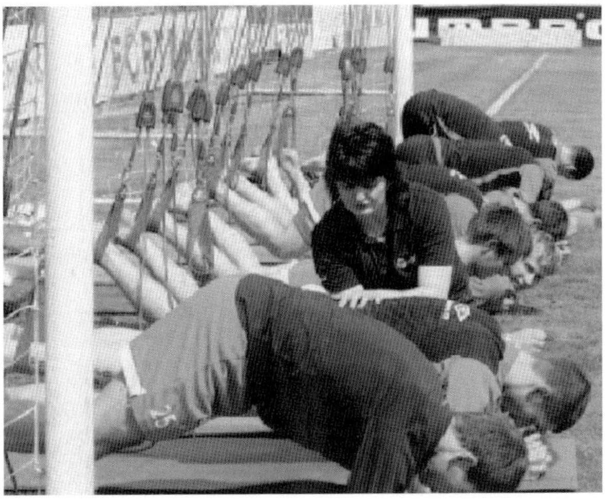

図1　サッカーにおけるレッドコード・ファンクショナル・トレーニング

に高いスキルの中で遂行するという要素がある．

　一般的にファンクショナル・トレーニングは，図2に示すように，実生活に合致する機能訓練という位置づけがなされている．ウィーク・リンク（Weak Link）で見い出される「安定性（体幹部）の強化」の後，「弱い筋の強化」がベースに存在し，段階的負荷法（progression ladder）によって，多くの筋肉の動員を行い，全身運動に発展していく．さらに実生活に合致するという視点から，具体的動作が可能になるようにエクササイズは進められていく．すなわち，ファンクショナル・トレーニングはトレーニングすべてを示していると考えることができる．

I　ファンクショナル・トレーニングは，何のためのトレーニングか

　ファンクショナル・トレーニングとは，何のためのトレーニングであるかを整理したい．ファンクショナル・トレーニングは，いくつかの階層の最上位に位置づけられていることから，下位の部分を再確認することで全容がみえてくるものと考える．トレーニングを3段階に分け，それぞれを説明していく．

1．トレーニングのためのトレーニング

　①生存するために必要な動きのトレーニング．
　②生活の質を維持するためのトレーニング．
　③仕事をするためのトレーニング．
　④事故や病気などを予防するためのトレーニング．
　⑤最善のコンディションを得るための準備トレーニング．

　これらはファンクショナル・トレーニングの準備段階と捉えると理解しやすく，具体的なターゲットとしては筋，関節，靱帯，神経システムに関わるものがこれにあたる．

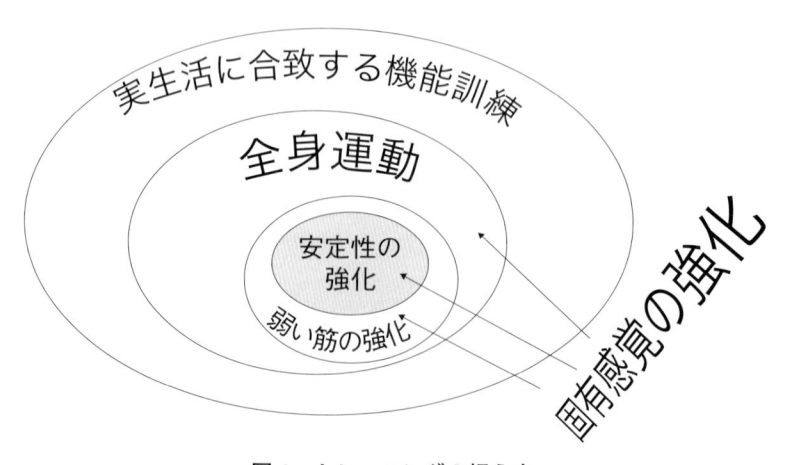

図2　トレーニングの捉え方

2. 競争をする（基準目標をクリアする）ためのトレーニング

① 生活やスポーツで必要とされる動作，運動のトレーニング．
② トレーニングの内容が身体機能や脳機能，巧緻機能を高めるトレーニング．
③ ケガを予防するトレーニング．
④ 競争をするためのトレーニング．
これは具体的な動作目標を設定し，それに到達することをゴールとしている．

3. 成功する（勝つ）ためのトレーニング

① 生活やスポーツで必要とされ，より厳しい（難しい）レベルのトレーニング．
② 身体的にもメンタル的にも限度を超えた容量に関わるトレーニング．
③ 特異性が含まれているトレーニング．
④ ケガをしないように管理する能力を調整するトレーニング．

　成功するためのトレーニングには，これらがあげられ，高い可能性を要求するものである．このようにファンクショナル・トレーニングを整理すると，どの段階で何のためのトレーニングなのかを説明することができる．この3つの異なるフェーズには，各筋肉間のコンビネーションが要求され，最終的にファンクショナル・トレーニングは，成功する（勝つ）ためのトレーニングでなくてはならないと考えることができる．

Ⅱ　ファンクショナル・トレーニングで獲得するもの

　ファンクショナル・トレーニングで何を段階的に獲得させるのかを整理していきたいと思う．ファンクショナル・トレーニングは実生活に合致する機能訓練であることから，スポーツ選手にはその競技の特性を含んだ動きであることが重要である．痛みや障害により，日常生活に不自由がある人の場合には，日常生活における具体的動作の要素を含んだ動きが必要になる．図3に示すように，段階的にアップしていく内容を検討していかなくてはならない．

　ファンクショナル・トレーニングを立案する場合，実情（生活または競技）に最も近い環境を設定する．そして，実情に合った課題を準備し，対象者の能力を計測・測定した後，その活動

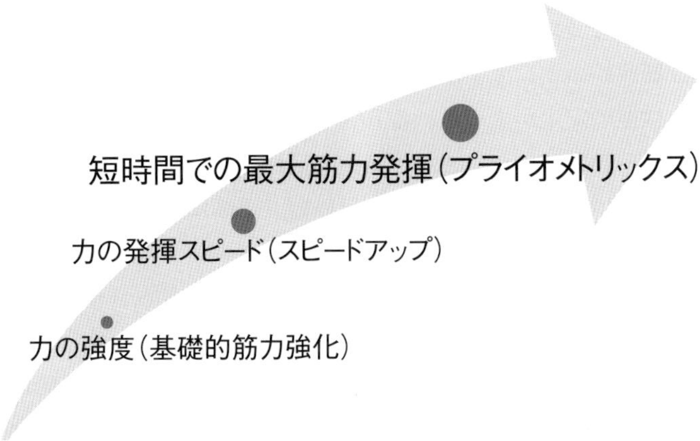

短時間での最大筋力発揮（プライオメトリックス）
力の発揮スピード（スピードアップ）
力の強度（基礎的筋力強化）

図3　ファンクショナル・トレーニングによる段階的獲得項目

（競技）で必要とする要素を明確にすることによって決定・構成されることが，ファンクショナル・トレーニングをデザインするうえで重要である．特にスポーツにおける動作は，動く方向によって対応力のある適切な力を発生させることが重要である．

重力によって提供される遠心性の負荷は，速く強い力の発生を伴った機能的な力と安定性が求められる．このことは筋力増強マシンで何回を何セット行ったとか，物理療法で何分間通電したとかでは獲得できる動作ではない．バランスという視点での環境設定の中で，レッドコードを用い，適切なサスペンション機能を利用しながら重力をコントロールし，段階的に進めていくことが重要である．つまり，随意的な運動トレーニングからオートマチックな運動へ進めていくことができればスムーズな遂行と考えることができる．このためには，以下のような要素を有機的に組み合わせ，反応を確認するための動作分析・評価を行いながら段階的に負荷を増加させていくことが重要である．

①受け入れる負荷量の理解．
②調整される負荷量の理解．
③自然に動く力量の理解．
④スピード．
⑤動きの方向づけ．
⑥動きのタイミング．
⑦反射の確認．

Ⅲ　ファンクショナル・トレーニングを進めるうえで必要なものとは

ファンクショナル・トレーニングは，実生活に合致した機能訓練を遂行するために，実際に想定される動きを体験させることが重要である．この体験の前段階において，ウィーク・リンクの解消や感覚運動システム（sensory motor system）に基づいたエクササイズが必要なのである．先でも述べたがファンクショナル・トレーニングは，単に運動の上位にあるトレーニングとした位置づけだけでなく，ボトムアップされた最終的なトレーニングであるとの認識で行うことが必要である．ファンクショナル・トレーニングを構成する要素を図4に示す．

解剖学的安定とは形態学的閉鎖（form closure）と力学的閉鎖（force closure）で説明される．form closure は，関節周囲における骨的な安定によるものである．また，force closure は筋肉の構造的な走行に加え，筋収縮のオンオフができ，活動的な安定をつかさどる一方，休憩やリラックス時にも対応できる機能的安定が求められる．

筋肉特性とは「最良の動きは，たくさんの筋肉の活性化がみられ，動筋の適切な収縮と拮抗筋の適切な抑制がなされている状態」であることをいい，正確に繰り返し動作のトレーニングをとおして獲得させることが重要である．

さらに個々の筋肉へのアプローチから，ローカル・マッスル（local muscles）へのアプローチ，グローバル・マッスル（global muscles）を活性化させつつ，各筋肉の統合を図ると解釈することが重要である．統合の過程では，床からの反力（grand force reaction）や感覚運動システムなどとの関連を考慮し，機能的な訓練プログラムを設計する時に考えなくてはならない．ここでの重要

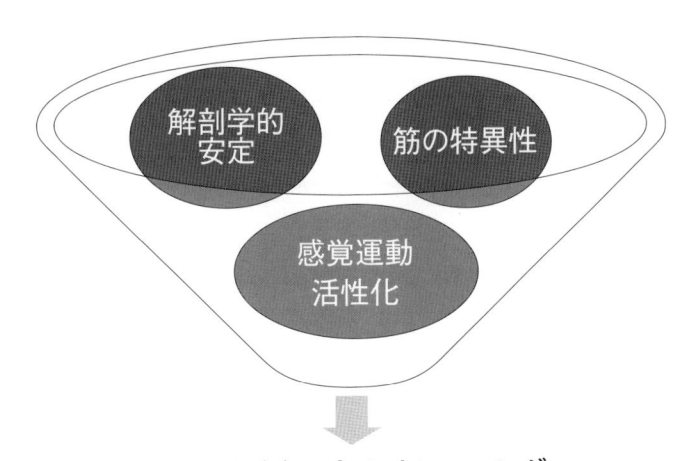

図4 ファンクショナル・トレーニングの構成要素

（解剖学的安定／筋の特異性／感覚運動活性化 → ファンクショナル・トレーニング）

ないくつかのポイントを以下にあげる．
①日常生活やスポーツ場面で，要求される動作を把握，確認する．
②対象者の動作能力を測定する．
③動作遂行に必要なタスクを明確にする．
④できるだけ想定する場面に近い運動環境を設定する．

したがって，解剖学的な安定性，筋の特異性，および感覚運動能力から構成されるファンクショナル・トレーニングは，従来いわれていた上位に位置するバランス・トレーニングや体幹トレーニングのみではなく，基礎的な下位トレーニングを含めたすべてのトレーニングの統合と理解することが重要である．ほとんどの日常生活動作やスポーツ動作は，三次元空間における筋肉間でのコンビネーションが要求され，その改善のためにいろいろなアプローチが試みられてきた．

ファンクショナル・トレーニングは，力が身体運動をとおして筋肉や腱が有機的なつながりをもち，どのように伝えられるかという能力を獲得させるためのトレーニングであり，日常生活やスポーツで要求される動きをトレーニングで体験させることが重要である．

15 セラピーマスター・プラクティス

　セラピーマスター・プラクティス（terapimaster praxis）は，レッドコード・エクササイズの実例集を幅広く集めたソフトウエアであり，患者の運動プログラムを作成することができる．

　エクササイズ例は，肩，体幹，膝など，各部位ごとに分類されている．さらに，リラクセーション，スタビリティ，運動感覚・エクササイズなどの目的ごとにも分類されている．そして，それぞれのエクササイズは，イラストによって解説されているので，患者がみてもどのような運動をするのかがわかりやすいといえる．

　セラピストは，部位や目的に応じて，患者に適したエクササイズをライブラリーの中から選択し，反復回数や保持時間，セット数などを書き込む．

　いくつかのエクササイズを選択したものをプリントアウトすることで，専門的で効果的な運動プログラムを容易に作成することができる（図1）．

　運動プログラムは，患者の状態とともに修正が必要になる．機能の改善や向上がみられれば，それに応じて運動プログラムもより負荷の高いものにしていかなければならない．

　レッドコード・エクササイズの特徴として，レバーアームを長くすることにより負荷を増やす

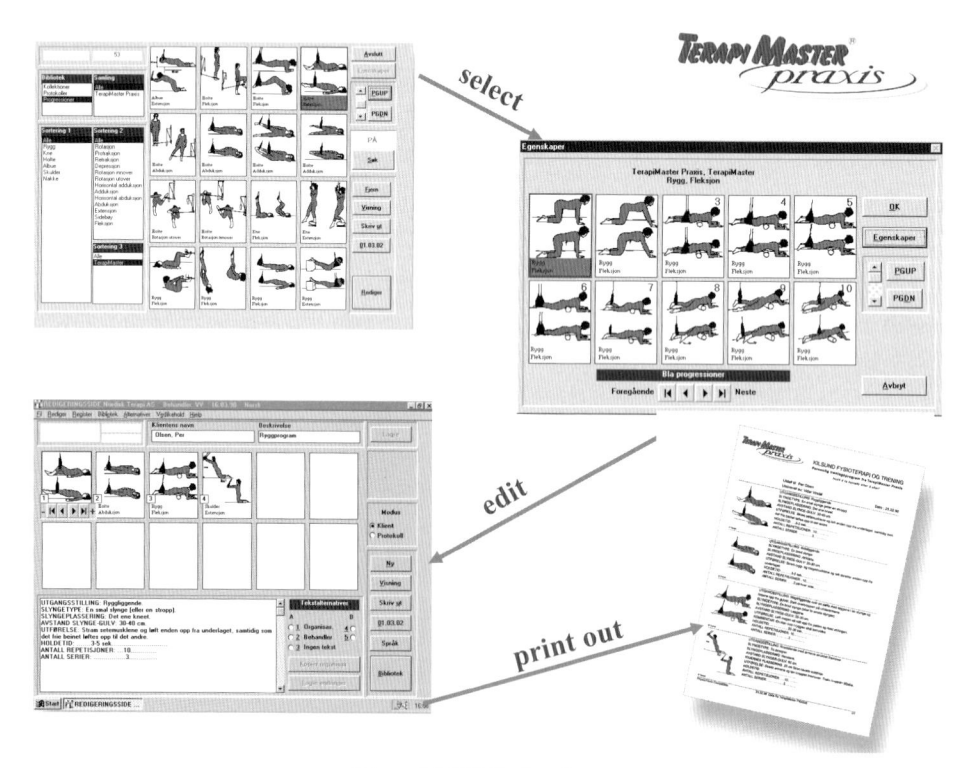

図1　個別運動プログラム

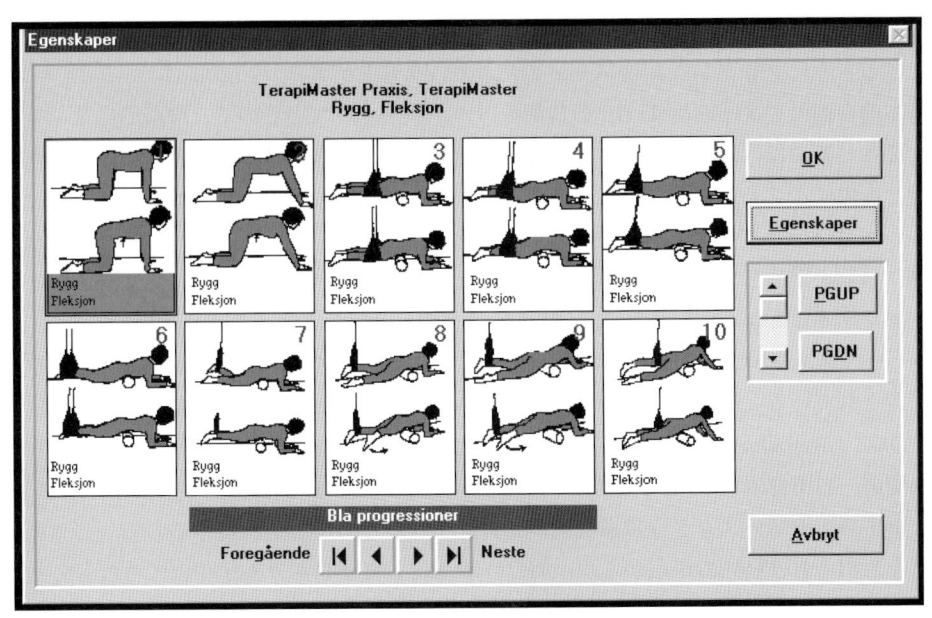

図2　プログレッション・システム

Shoulder
1

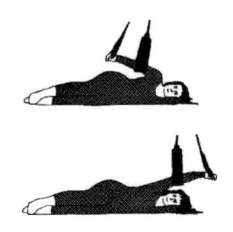

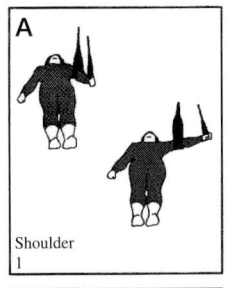

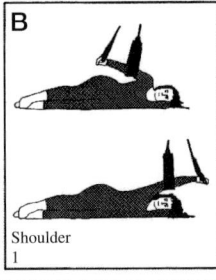

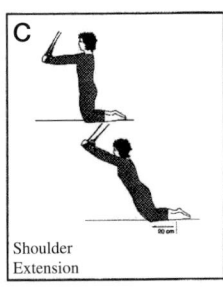

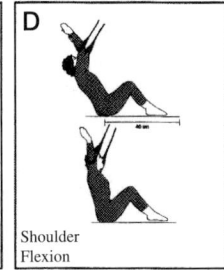

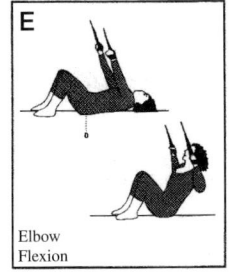

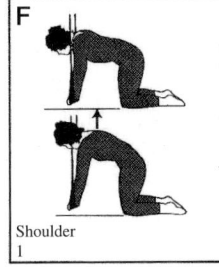

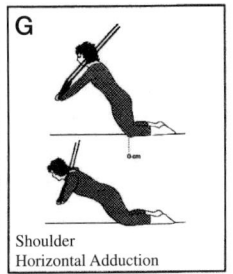

図3　プロトコール

15　セラピーマスター・プラクティス

ことができる．セラピーマスター・プラクティスには，レバーアームの長さによる負荷の増減に対応できるようにプログレッション・システムというものがある．

　各基本的な運動パターンは 2～10 の負荷レベルが設定されているので，段階的に負荷を増やしていくことが容易に行える（図 2）．よって，セラピストは患者の状態に合わせて，より難しい運動課題を提供することができる．また患者は，次の段階の運動へチャレンジしていくことで，トレーニングのマンネリ化を防ぎ，モチベーションを維持していくのに役立つと考える．ただし，段階的に負荷を増やしていく際，痛みが出ていないか，正しいフォームで行えているかということに注意をすることが必要である．

　セラピーマスター・プラクティスには，プログラムの目的に応じて求められる運動のプロトコールも用意されている．例えば，肩のプロトコールを選択すると，肩関節屈曲・伸展の開放性運動連鎖（OKC：open kinetic chain）と閉鎖性運動連鎖（CKC：closed kinetic chain）のエクササイズや，肘関節，肩甲骨の CKC エクササイズなどが用意されている（図 3）．プロトコールの中には，フィットネス・トレーニングや頸椎捻挫のプログラムなども用意されているので，どんなエクササイズを選択すればいいのかわからない時は，参考にしてプログラムを作成するのも有効であると考える．

　セラピーマスター・プラクティスには，レッドコード・エクササイズを行ううえで，非常に便利な機能が用意されている．セラピストは，この機能を活用し，より効果的なエクササイズを提供することが期待できる．

16　第3の手の原則

I　伝統的なスリング療法

　もともとスリング（吊り帯）は整形外科術後療法の道具として，滑車や天井フレームとともに古くから用いられていた．

　1895年，Sayerはhead halterという脊柱変形矯正のためにギプス固定した身体をサスペンション（懸吊）するのに患者の顎下と後頭部に正しく適合するスリングを考案した．これは，あとに頸椎牽引に広く応用されることになる[1]．

　1948年，Guthrie-Smithは戦傷者が重力を除去して効果的に運動が行えるよう懸垂訓練装置を考案した．この装置は，フレームに取り付けたフックにロープをかけ，スリングで身体の一部あるいは体幹を垂直に吊り下げ，運動肢の重力と接触面の間に生ずる摩擦を取り除いて運動を行える構造となっている[2]．

　1955年，Scottは脊柱牽引用フレームを考案した．これはキャンバス・ハンモックにハーネスを装着した臥位の患者に，鎖でフレームに固定し，スプリング・バランスで牽引力を調整するものである[3]．

　その他，骨盤翼骨折に対してベッドにやぐらを組み，骨盤にカンバスを付けて吊り上げ整復を試みる方法，各種骨折整復のための牽引療法，先天性股関節脱臼の整復前処置としての牽引，脊椎骨折整復のための反張位キャンバス療法，Glisson，Crutchfield法による頸椎牽引が行われていた．その後，Cotrel法，頭蓋輪牽引法など，多少運動を加味してより強力な牽引療法が考案されてきた．

　しかし，Guthrie-Smithの懸垂訓練装置やオーバーヘッド・フレームを利用したスリング療法は，①多くの滑車が必要である，②ロープの長さを自由に調節できない，③適切な長さで瞬時にロックできない，④広い天井や空間が必要でスリングやロープ設定に手間と時間がかかり面倒であるなどの問題点があり，臨床でほとんど用いられなくなった．

II　レッドコード・トレーナーを用いたトレーニング

　伝統的なスリング機器の問題点を解決するため，1992年にノルウェーのレッドコード社（旧ノルディスクセラピー社）によってレッドコード・トレーナー，可動式天井フレーム，ロープロック部品（図1）が開発された．ロープロック部品はレッドコード・トレーナーのロープにスリングロープを瞬時に取り付けることができ，1本のロープに何本ものスリングロープを簡単に，しかも瞬時に取り付けることができる．また，取り付けられたスリングロープを瞬時にロックできるため，レッドコード・トレーナーのロープが天井からサスペンションされていれば，どの身体部位でもスリングで吊ることができる．

　このようにレッドコード社によってレッドコード・トレーナー，可動式天井フレーム，ロック部品（機構）が開発されたことで伝統的なスリング機器の問題が解決され，臨床においてレッド

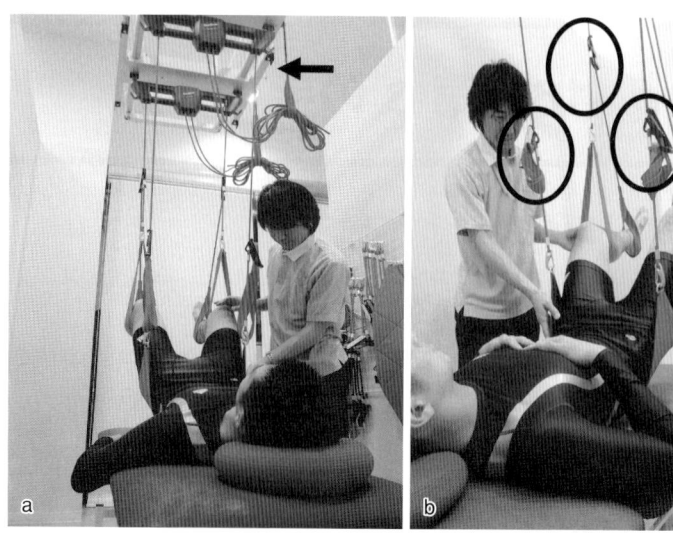

図1 可動式天井フレームとロープロック部品
a．レッドコード・トレーナー，可動式天井フレーム（gliding suspension system）（矢印）
b．ロープロック部品（丸印）

コードが運動療法手技として用いられやすくなった．

1. 第3の手の原則

　患者は，徒手療法を行うセラピストの不適切なハンドリングによって，筋骨格系の故障を招くことがあるといわれている．さらに日常の治療活動で，セラピストの身体には大きな負荷がかかり，しばしばそれが原因で身体上の障害を引き起こすことも珍しくない．もともと，レッドコード・システムは，治療施行中に患者の体重の一部をほかに預けることによって，そのような事故を防ごうという発想からデザインされている．
　以下に，6つの利点を示す．
　①セラピストの手が自由になる．
　②大きな重さを支える必要がない．
　③患者がリラックスしやすく，安心感を与える．
　④患者が痛みを生じない肢位に設定することが容易である．
　⑤患者に痛みを生じさせない肢位を保持することが容易である．
　⑥身体各部位の制御がしやすい．
　レッドコードは第3の手として機能し，利用者を安全にサポートすると同時にセラピストにかかる身体上の負荷を軽減する（図2〜5）．ストラップ，エラスティック・エキスパンダー，エラスティック・コード，伸張性のないロープなどを活用することで，個別に最適なトリートメント・ポジションを容易に設定することができ，負荷量は段階的負荷法システムによって抵抗なしの状態から最大負荷状態まで調節できる．

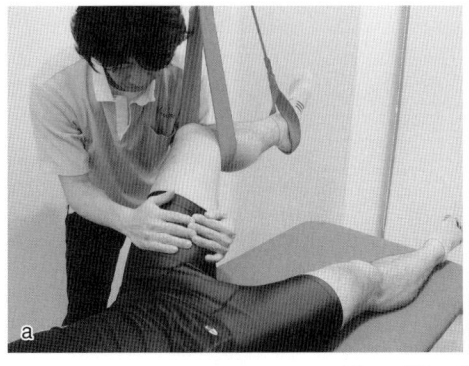

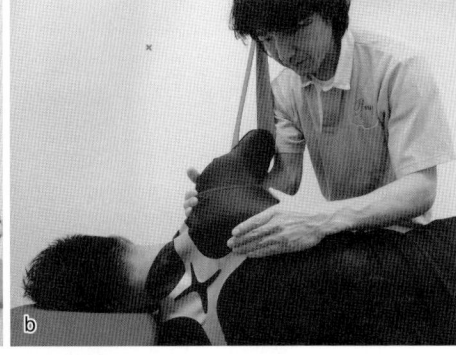

図2 第3の手の原則①
a．股関節のモビライゼーションを施行する際に，体重の一部（下肢）を吊ることによってセラピストの手が自由になり，ハンドリングしやすくなる
b．肩甲帯のモビライゼーションを施行する際に，体重の一部（上肢）を吊ることによってセラピストの手が自由になり，ハンドリングしやすくなる

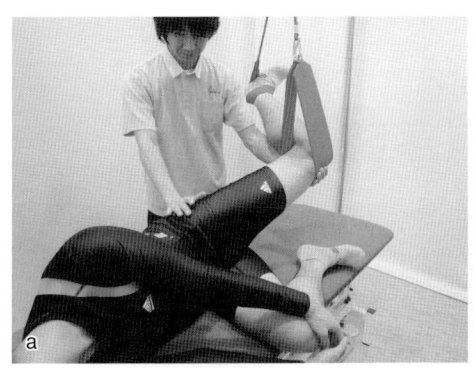

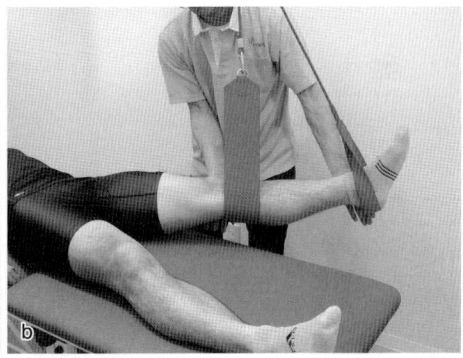

図3 第3の手の原則②
a．腸腰筋のストレッチングを施行する際に，体重の一部（下肢）を吊ることによって大きな重さを支える必要がなく，セラピストへかかる負担を減らす
b．開放性運動連鎖（OKC：open kinetic chain）での中殿筋の筋力増強運動を施行する際に，体重の一部（下肢）を吊ることによって大きな重さを支える必要がなく，セラピストへかかる負担を減らす

2. レッドコード・システムの発展

　初期のレッドコードは第3の手として使用し，自重を免荷してセラピストの徒手的治療を効果的に実施するための道具であった．しかし，ノルウェーの臨床セラピストを中心とする研究グループによる研究と開発の結果，レッドコード・システムへと進化した．レッドコードのトリートメント原理は，従来のレッドコード・エクササイズと，レッドコード・ニューラック（neurac：neuromuscular activation）による神経筋の活性化を促すものに区分される．従来のレッドコード・エクササイズは，容易な負荷調整機能を活用することで手軽に実践でき，重力の影響を受けないOKCエクササイズを主体としている．レッドコード・ニューラックは，筋のスタビリティについての新しい理解に基づき，閉鎖性運動連鎖（CKC：closed kinetic chain）エクササイズを重視し，ファ

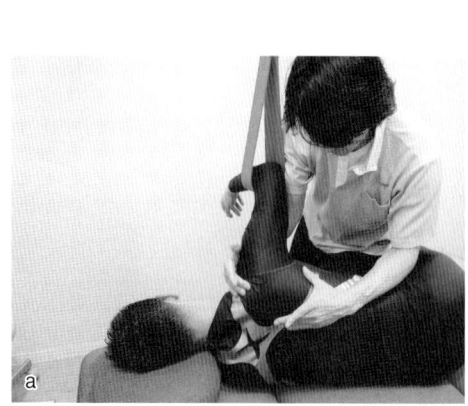

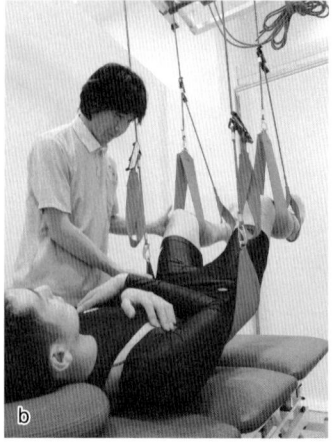

図4 第3の手の原則③
a．体重の一部（上肢）を吊り，肩甲帯のルーズパック・ポジション肢位に設定することで，患者がリラックスしやすく，安心感を与える
b．体重の一部（骨盤・下肢）を吊り，腰部のリラクセーション肢位に設定することで，患者がリラックスしやすく，安心感を与える

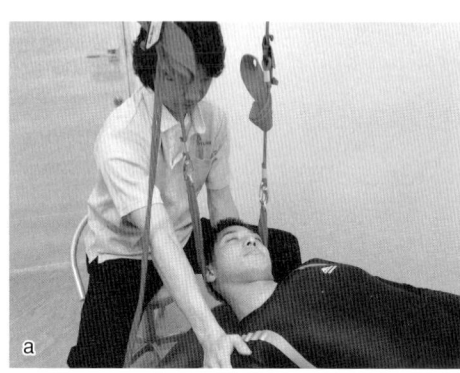

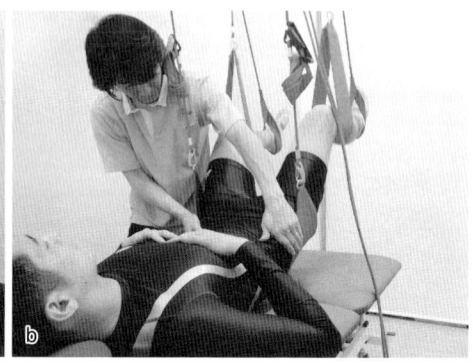

図5 第3の手の原則④
a．僧帽筋のストレッチングを施行する際に，体重の一部（頸部）を吊ることによって患者に痛みを生じさせない肢位を保持することが容易であり，頸部の制御がしやすい
b．腰椎の牽引を施行する際に，体重の一部（骨盤・下肢）を吊ることによって，患者に痛みを生じさせない肢位を保持することが容易であり，腰部の制御がしやすい

ンクショナルな生体力学・生理現象の要素として重力を捉え，系統立てた方法でそれを活用（自重が抵抗として動作中に作用）しようとしている（図6）．レッドコード・システムの発展により，小児から高齢者まで，また筋骨格系障害から中枢神経系障害までに，運動療法を実施することが可能になった．

文　献
1) Rogoff JB：Intermittent traction. Massage, Manipulation and Traction. Elizabeth Licht Pub, 1960, p252
2) Bier SK：Guthrie-Smith apparatus；its construction and use in rehabilitation *Phys Ther Rev* **28**：227-238, 1948

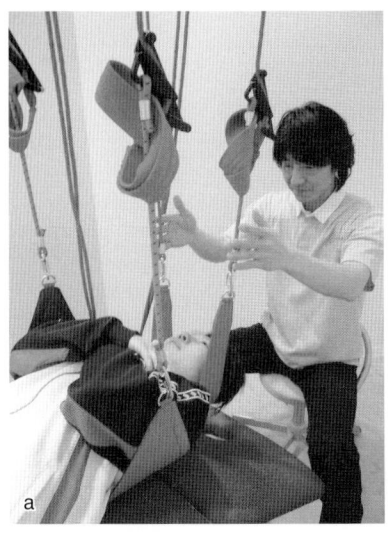

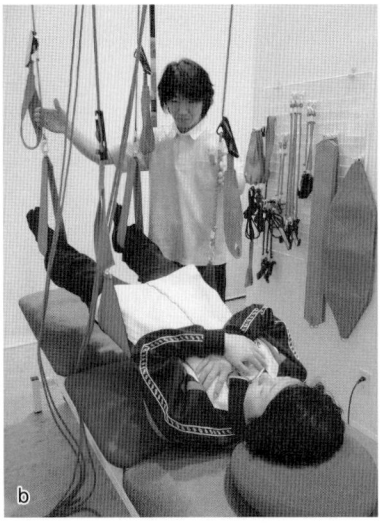

図6 ニューラックによるレッドコード・エクササイズ
a．頸部領域の深部筋安定システムを再活性化させるCKCでの頸部セッティング
b．腰椎・骨盤・股関節領域の深部筋安定システムを再活性化させるCKCでの骨盤挙上

3) Harris R：Traction. Massage, Manipulation and Traction. Elizabeth Licht Pub, 1960, pp223-251
4) Redcord AS：Neurac 1 Theory text. Version A, 2008
5) Redcord AS：Basic Course text.

第2章 ケーススタディ

1 脳血管障害

I 症例

1. 現病歴
　74歳，女性．脳梗塞右麻痺の症例．3年前に転倒し受傷．右大腿骨頸部骨折と診断され，7日後に人工骨頭置換術施行．翌日，脳梗塞を発症した．当院へは，内科目的にて2年前に入院．

2. 理学療法評価
- ブルンストローム・リカバリー・ステージ：上下肢ともにIV〜V．
- 感覚は表在・深部ともに軽度鈍麻．
- 関節可動域：右股関節屈曲100°，伸展5°，外旋25°，内旋5°．
- 日常生活動作：起居動作・座位は可能である．しかし，立ち上がりは前方への重心移動が不十分なため上肢でのサポートが必要である．また，歩行は独歩が困難であり，4点支持歩行器は10 mほどにて麻痺側下肢の振り出しが低下するため，実用性は低い状態であった．

II レッドコードを利用したエクササイズ

1. 90°ハンギング肢位での下肢自動運動
　両側性の動作・麻痺側下肢内旋運動を行い腹部の筋活動を促し，麻痺側下肢の伸筋痙性の抑制を自動運動（または自動介助下）で獲得させる．その際，腰背部などでの過剰な筋収縮の出現（代償動作）を確認する．代償動作の確認時は，運動の大きさ・スピードを調節する（図1）．

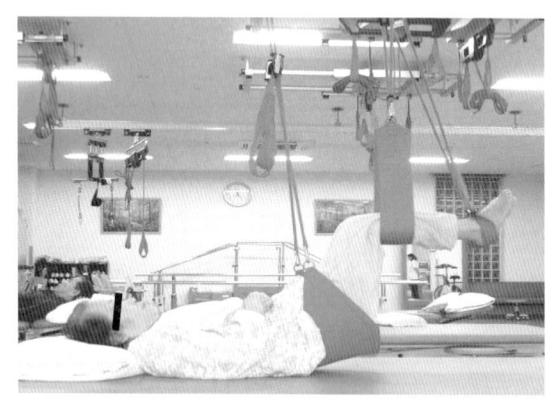

図1　90°ハンギング肢位での下肢自動運動

2. 背臥位での殿部挙上（ブリッジ動作）

両下肢末梢部をスリングし，自動で股関節・膝関節屈曲運動後，エラスティックコードを利用し殿部挙上をアシストしながら動作遂行へと導く．エラスティックコードで張力を減少させることで，段階づけに負荷量（介助量）の調節が可能となり，最終的に自力での動作遂行へとつなげる（図2）．

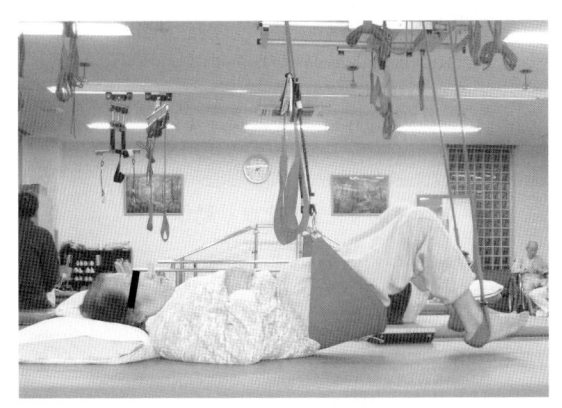

図2　ブリッジ動作

3. 座位での体幹モビリティ・エクササイズ

患者は体幹上部の屈曲が強いため，サスペンション・ポイントを頭頂の直上に位置さる．そして，体幹の伸展が出やすい状態で，他動的に胸腰椎移行部に圧迫を加えて，体幹の伸展を促通する（図3）．

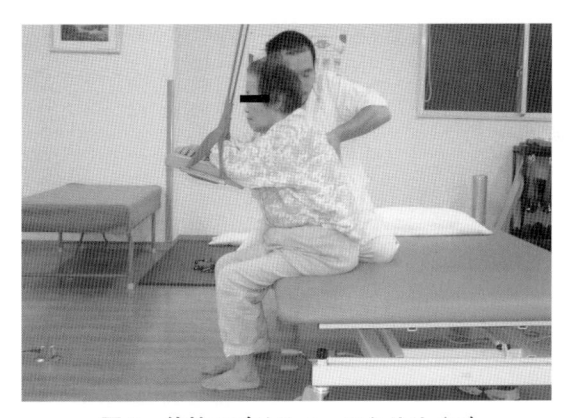

図3　体幹モビリティ・エクササイズ

4. 立ち上がり動作

自動での動作遂行困難な患者に対しても，殿部離床をエラスティックコードにてアシストすることが可能である．重心が前方に移動しづらく殿部の持ち上がりが不十分な場合でも有効である．通常はサスペンション・ポイントの位置が離殿時の重心落下点より前方に位置することで，動作自体は誘導の要素が高まる．また，体幹が前方に崩れている患者では，サスペンション・ポイントの位置より前方に患者が位置することで，体幹伸展運動が誘導しやすくなり，難易度の軽減につながる（図4）．

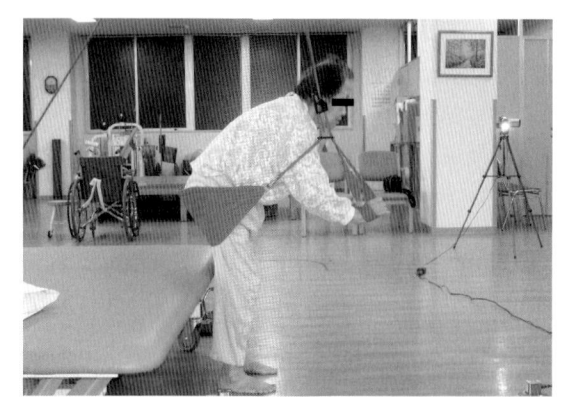

図4 立ち上がり動作

5. 歩 行

 平行棒に比べ安定感は軽減され，より歩行バランスの獲得につながる．さらに，麻痺側上肢をサスペンションすることで上肢の影響（重量）を取り除くことが可能であり，他の部位への介助・誘導にセラピストは注視可能となる．また，非麻痺側上肢はエラスティックコードを利用することで過剰努力の軽減となる（図5）．

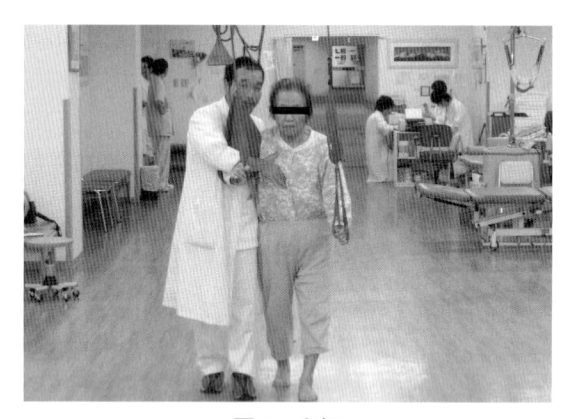

図5 歩行

Ⅲ おわりに

 脳血管障害のように麻痺を呈した患者では，筋活動の不均衡を自重を免荷し，その中でアウトプットされる動きを観察・分析することで訓練方法や効果を考えることができると思われる．

文 献
1) 宮下 智：スリングセラピー．鈴木重行，他（責任編集）：理学療法MOOK3 疼痛の理学療法．三輪書店，2002，pp141-150

2 頸部障害

I 症例

　80歳，女性．歩行障害・手指巧緻運動障害がみられ，頸椎症性脊髄症と診断され，翌月に頸椎椎弓形成術（C4～Th1）を施行．術後の後療法は施行されておらず，頸部痛や首下がりの増強が続き，当院を受診しリハビリを開始した．リハビリ初期時の立位姿勢での頭頸部は，重心が前下方に変位し，著明に頸部前屈位を腹部が前方に突出した姿勢となっていた．頸部の関節可動域は，特に伸展に対しての可動域制限が強く，頸部伸展運動に対し恐怖心を強く訴えた．

II レッドコードを利用したエクササイズ

1. 頸部筋のリラクセーション

　サスペンション・ポイントを，眼窩上縁にセッティングする．当症例は，頸部を動かされることに恐怖心が強かったため，ワイド・スリング（図1a）にてホールド感を強調し，安心感をもたせてからスプリット・スリング（図1b）へ変更した．また，後屈に対して違和感を訴えることが多かったため，前屈位から徐々に後屈位へ調節をしたことにより，頸部周囲筋の緊張から解放された（図1c）．

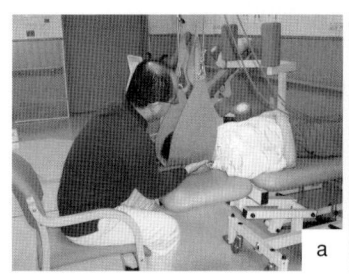

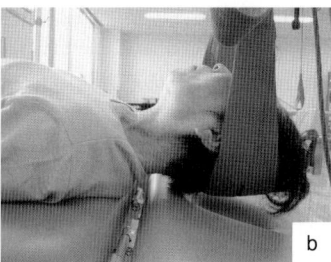

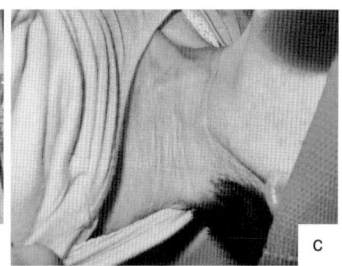

図1　頸部のリラクセーション

2. 頸部筋筋力強化エクササイズ

　サスペンション・ポイントを眼窩上縁として頸部の等尺性収縮（isometric）エクササイズを施行．この時，ロープにはエラスティックコードを用いた．顎を引く，上げることをはじめに練習し，頸部の深層筋のトレーニングを行い，その後，顎を引いた状態からと顎を上げてからの等尺性収縮エクササイズを背臥位と腹臥位で施行する（図2）．

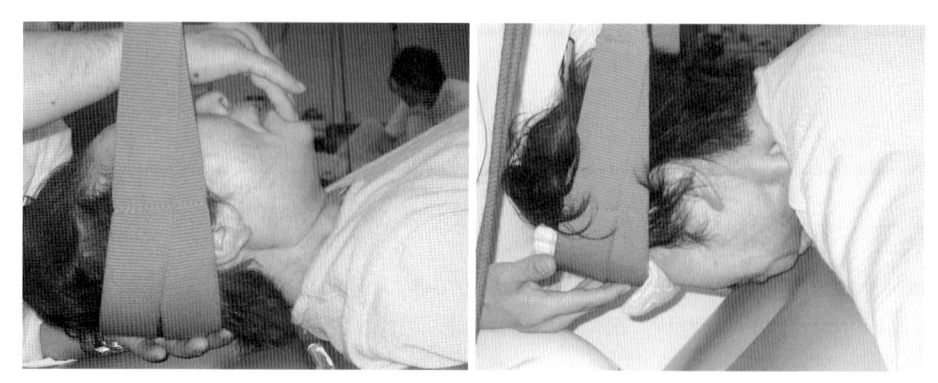

図2　背臥位・腹臥位での頸部の等尺性収縮エクササイズ

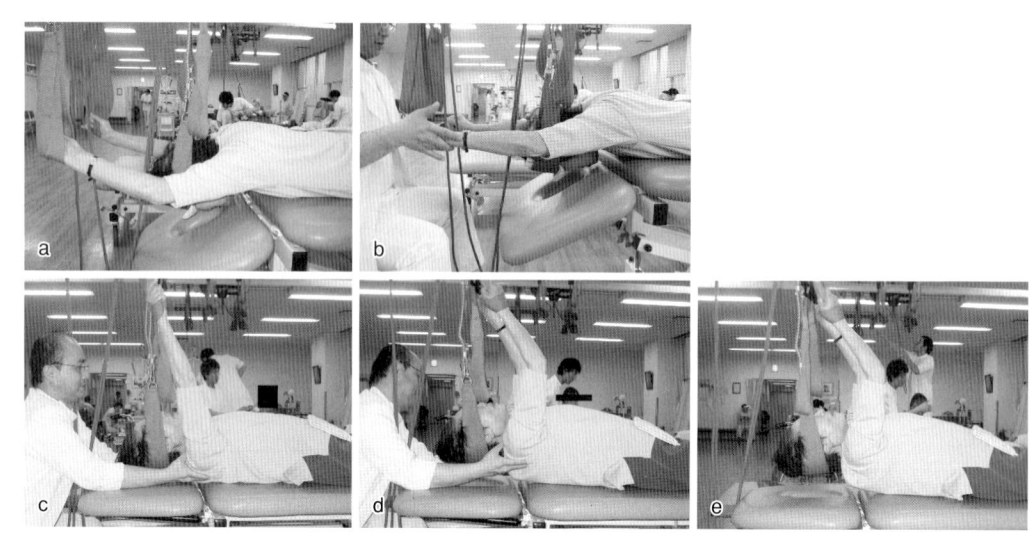

図3　胸椎上部・肩甲帯の筋力強化エクササイズ

3. 胸椎上部・肩甲帯の筋力強化エクササイズ

　肩甲帯周囲筋の筋力強化では，腹臥位にて頸部の重さを取り除くよう垂り上げ，両上肢の挙上保持や，頭部の持ち上げなど複合的な運動を施行する（図3a，b）．また，背臥位で両上肢を牽引し，肩甲帯の後退，胸椎伸展，肘関節屈曲運動にて，床から体幹を離していくよう肩甲帯・体幹筋強化の複合運動を施行する（図3c～e）．この時，頸部に関しては運動は行わず，上肢・肩甲帯の力で体幹を持ち上げることによって，頸部が中間位に近づくように設定する．運動時，負荷量が多いと代償的に腰椎前弯の増強や頸部の屈曲がみられるので注意する．

4. 頸部・肩甲帯・体幹の複合運動エクササイズ

　立位にてストラップを把持し，後方へ倒れて斜位になる．斜位にて頸部は，正中位にセッティングする（図4a）．この時，サスペンション・ポイントより遠ざかること（図では左側へ）やロープの長さを短くすることで難易度を下げることができる．この斜位から頸部を正中位保持のまま肩甲帯後退，胸椎の伸展運動を行い，肘関節を屈曲していき体幹を起こしていく（図4b，c）．こ

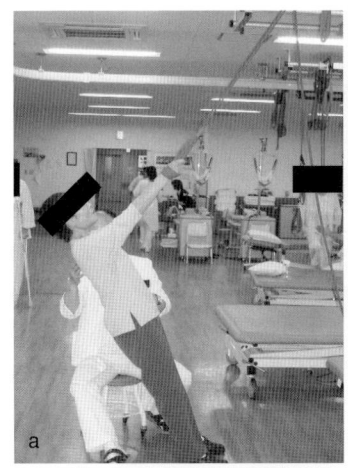

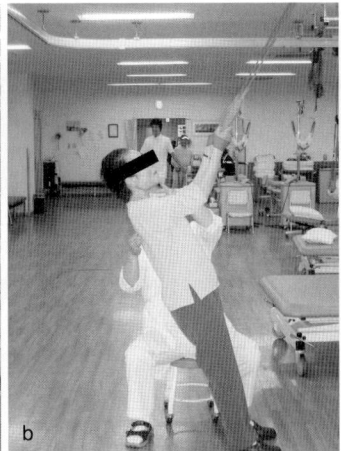

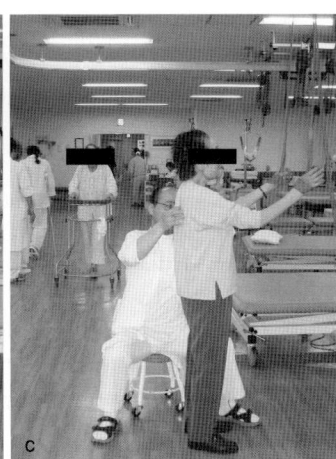

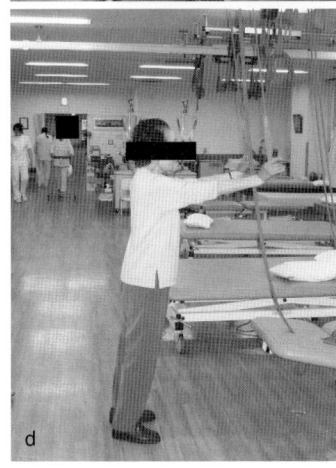

図4 頸部・肩甲帯・体幹の複合運動

の時，頸部屈曲や腰椎前弯の増強が強まるなどの代償動作がみられた場合は，胸椎部の介助や運動方向の誘導，体幹の傾斜角度を調節するなど負荷量を選択する．直立位になるまで可能となったら，前方へ体幹を傾けていく（**図4d**）．これにより，体幹・頸部の伸展運動に関しては重力が負荷となるため，能力を向上するのに適した運動となる．この動作中，頸部の保持をアシストしたり自力で行わせたりすると，固有感覚受容器に刺激を与えるとともに筋の活動をフィードバックさせ，保持能力の向上が得られる．

Ⅲ　レッドコード・エクササイズの効果

レッドコード・エクササイズを利用し複合運動を行ったところ，頭頸部の頸部前屈位が減少し，腹部の前方突出も減少した．頸部の可動域においても，可動域改善がみられた．これらを踏まえると，個別・複合運動を施行していくことにより筋力の増強がみられるとともに姿勢の改善が可能となり，その結果，頸部の可動性の改善にも影響を及ぼすことができたと推察される．

文 献

1) 中村隆一,他:基礎運動学.医歯薬出版,2003
2) 戸山芳昭,他(編):脊椎脊髄の手術.三輪書店,2002,pp3-255
3) 日本整形外科学会診療ガイドライン委員会,頸椎症性脊髄症ガイドライン策定委員会:頸椎症性脊髄症診療ガイドライン.南江堂,2005
4) 松崎浩巳,他:頸椎 Laminoplasty 術後の軸性疼痛.骨・関節・靭帯 **18**:2005
5) 德橋泰明,他(編):脊椎脊髄術中・術後のトラブルシューティング.三輪書店,2003
6) 伊藤達雄,他:リスクマネジメント脊椎手術.南江堂,2005
7) 宮下 智:スリングセラピー.鈴木重行,他(責任編集):理学療法 MOOK 3 疼痛の理学療法.三輪書店,1999,pp141-150
8) 南本浩之:頸椎椎弓形成術後に高度翼状頸を呈し,スリングエクササイズを利用し改善がみられた症例.理学療法学 **33**:451-454,2006

3 肩関節障害

　肩関節周囲炎の理学療法では，温熱療法による疼痛緩和と徒手療法による肩甲上腕関節の可動域改善が主に行われている．肩関節周囲炎の特徴として，疼痛による不動から肩甲骨の動きが低下し，肩甲上腕リズムに異常をきたしていることが多い．外傷による肩関節周囲炎の症例に対し，レッドコード・トレーナーを用いて，主に自動運動で改善した例を紹介する．

I 症　例

　左利きの 50 歳代の女性．自転車で転倒し，左肩を打撲．転倒後 1 カ月間経過しても痛みがひかず，腕も上がらないため受診．単純 X 線にて異常所見なし．肩関節周囲炎との診断にて理学療法が開始となる．

II レッドコード・ニューラック・プログラム

①プッシュ・アップ（p154 を参照）．
②膝立ち位での肩関節伸展（p169 を参照）．
③膝立ち位での肩関節外展．
④肩甲帯の動きを意識したプッシュ・アップ・プラス（p87 を参照）．
⑤腕の屈曲・伸展（p85 を参照）．

III 経　過

　理学療法開始時，肩関節屈曲・外転ともに疼痛により 90°以下の可動域制限と夜間痛があった．週 2 回の頻度で，理学療法を開始した．主なレッドコード・ニューラックプログラムの内容は以下のとおりである．プログラム①はその姿勢を維持することを 3 セット実施．プログラム②～④は 5 回を 1 セットとし，3 セット実施した．すべてのプログラムにおいて痛みの出ない範囲で振動刺激を加えて行った．

　理学療法を開始して 1 カ月で夜間痛は消失．3 カ月後，疼痛と可動域の改善により，結帯動作以外は支障がなくなる．理学療法頻度を週 1 回へ変更し，これまでのレッドコード・ニューラック・プログラムにプログラム⑤を追加．

　経過良好であったが家庭内にて要介護者が出現し，左上肢の過剰使用と理学療法頻度が 2 週に 1 回となったことで，疼痛と可動域制限，夜間痛が再発した．

IV 現　状

　少ない理学療法の中でも，治療前後のレッドコード・ニューラックによる即時効果は認められている（図 1，2）．しかし，持続性については理学療法を行った翌日までしかもたず，不十分な状態である．

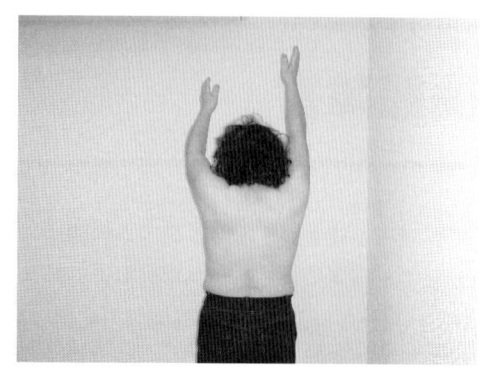

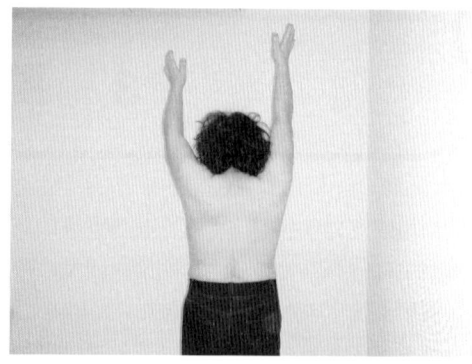

| a 治療前 | b 治療後 |

図1　肩関節屈曲

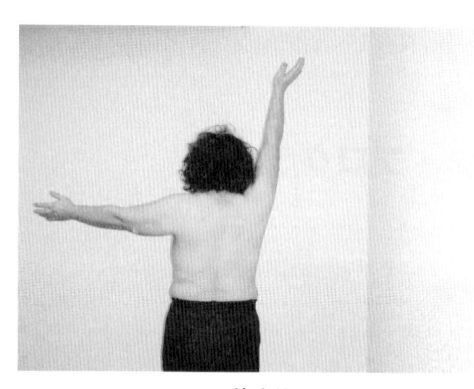

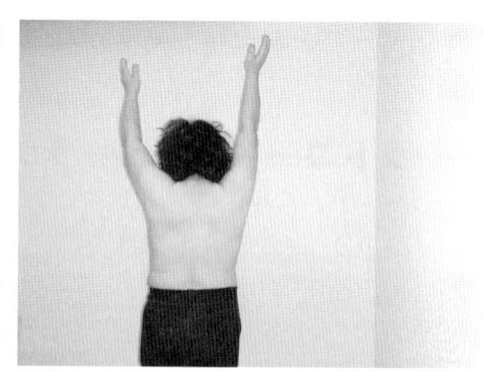

| a 治療前 | b 治療後 |

図2　肩関節外転

V 考　察

　肩関節の可動域を得るためには，肩甲上腕リズムが正常に働く必要があり，肩甲骨の安定性が重要であると考えられる．レッドコード・トレーナーを用いることで，再現性ある自動運動を閉鎖性運動連鎖（CKC：closed kinetic chain）でアプローチすることが可能であった．CKCでは関節周囲の主動作筋，共同筋，拮抗筋がより活性化されやすいといわれている．本症例でも肩関節周囲筋に対しCKCでアプローチしたことで，肩甲骨周囲筋が活性化され，短時間で肩甲骨の安定性が得られ，肩甲上腕リズムが改善し，疼痛と可動域の改善がみられたと思われる．

　また本症例では，症状の悪化と理学療法の頻度減少が重なり，現状では以前のような持続的効果は現れていない．再獲得した関節機能を維持するためには習慣化するまでの継続的な理学療法が必要とされる．即時効果を出せるレッドコード・ニューラックで，持続的な効果を求めるためには，理学療法の頻度をあげるか，もしくは肩甲上腕リズムの異常を引き起こさないホーム・エクササイズを実施することが必要であると考えられる．

文　献
1) 横山茂樹，他：肩関節周囲炎・腱板損傷の病期別理学療法ガイドライン．理学療法　**19**：85-93，2002
2) 建内宏重：痛みに対する運動療法．市橋則明（編）：運動療法学．文光堂，2008，pp331-343
3) 宮下　智：スリングによる理学療法．細田多穂，他（編）：理学療法ハンドブック 改訂第3版．協同医書出版社，2006，pp620-630

4 腰部障害

I はじめに

腰部障害は腰部脊柱安定性システムが破綻していることが多く，治療もこのシステムの活性化・再構築を中心に行われる．特に腹腔内圧を高める腹横筋などの深部筋の働きが重要であり，表在筋だけでなく深部筋にも注目してプログラムを立案する必要がある．

II 症例

重量物取り扱い作業に従事している60歳，男性．常に腰部に重だるさがあったが，急激な痛みを生じて受診．安静時およびすべての動作時に強い痛みを生じ，特に腰背部の筋は，安静時・動作時ともに過剰収縮が確認される．また，腹横筋収縮テストでは随意的収縮が不可能であった（エコー確認でも随意収縮不可能）．

このように疼痛が強い場合は，リラクセーションや開放性運動連鎖（OKC：open kinetic chain）エクササイズを中心に行い，痛みが軽減したら閉鎖性運動連鎖（CKC：closed kinetic chain）エクササイズに移行する．

1. 背臥位でのリラクセーションおよびモビリティ・エクササイズ

いわゆるハンギング・ポジション（hanging position）（図1）でのリラクセーションを行う．腰部ワイド・スリングは骨盤を後傾するようにセットし，股関節・膝関節の屈曲は45°～90°で対象者がいちばんリラックスできる肢位とする．この際，ハンギング・ポイント（hanging point）を尾側にすることで牽引効果が得られ，腰椎牽引機を用いた場合は，痛みが生じる場合などに有効である．リラクセーション効果が確認できた時は，腰部を他動的に軽く揺らし痛みがなければ自動運動へと移行してモビリティ改善を促す．

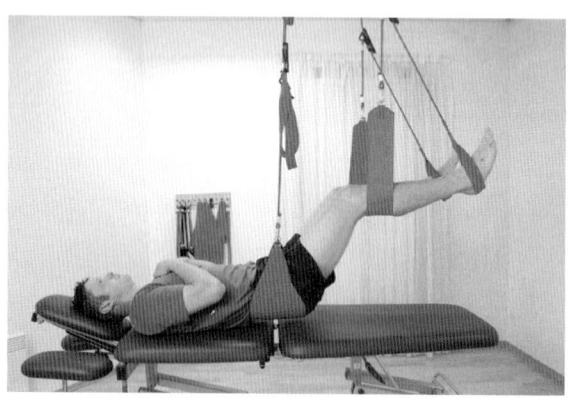

図1 ハンギング・ポジション

2. 座位でのリラクセーションおよびモビリティ・エクササイズ

　レッドコード・トレーナーの下で座位をとり，ワイド・スリング内に前腕を通し，その上に頭部を置きもたれかかるような状態でリラックスする．痛みがなければ体幹を軽く前方に倒したり後方に戻したりを繰り返し，脊柱の可動性を確保する．さらに痛みが生じない場合は，左右への側屈および回旋の要素を加える．

　モビリティ・エクササイズ時は背臥位・座位ともに対象者には「排尿を止めるように下腹部に力を入れて」と口頭指示することもよい．これらと並行しながら，腹横筋の随意収縮が可能になるよう背臥位での触診を行う．

　この患者はレッドコード・ニューラック・エクササイズ開始から2週間で安静時痛の軽減（ほとんど消失）と可動域の改善がみられたが，随意的腹横筋収縮はわずか（エコーにて安静時→収縮時の変化は 0.4 mm）であり，動作時痛および腰背部の過剰収縮も残存している．また，重量物運搬も通常の半分以下の重さ程度でしか行えなかった．

3. レッドコード・ニューラック・エクササイズ

　痛みが軽減した3週目からはレッドコード・ニューラック・エクササイズを導入した．膝立ち位での腰部・体幹安定性保持（kneeling lumbar setting）では，初回時は腹斜筋群の活動性が活発な状態で，保持時間も10～15秒程度であった．この際，対象者は筋力強化を意識しすぎていたことから，ニュートラル・ポジションの保持と腹横筋収縮を注意して実施した．このほか，背臥位での骨盤挙上（supine bridging），腹臥位での骨盤挙上（prone bridging），立位での体幹前方傾斜（standing learning forward）などを行う．介助量は多めから実施し，痛みの出現には十分な配慮を行った．

　レッドコード・ニューラック・エクササイズ開始から3週間後，動作時痛が軽減し（重だるさは残存するも以前ほど気にならない），腹横筋収縮も開始時と比べて随意収縮時で 2.5 mm の収縮増加を確認できた（図2，3：腹横筋の収縮）．また，膝立ち位（kneeling）でのニュートラル・ポジション保持時間も90秒まで改善している．この患者のように痛みが強い場合（急性期）は，リラクセーションやOKCエクササイズから導入し痛みの出ない状態を確保してからレッドコード・ニューラック・エクササイズに移行することが効果的である．さらにこの対象者には振動刺激（stimulation）を併用し，不安定な中での安定性獲得のためのエクササイズを実施することも効果的であった．

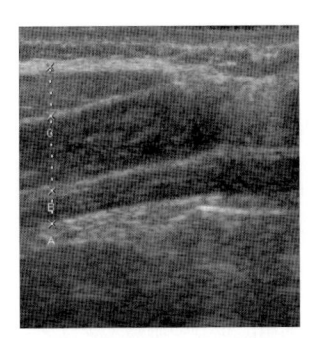

図2　ニューラック 開始前
　腹横筋：4.2 mm
　外腹斜筋：6.3 mm
　内腹斜筋：9.6 mm

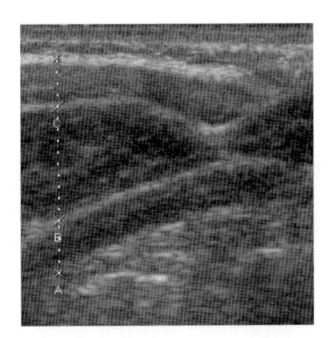

図3　ニューラック 3週間後
　腹横筋：6.7 mm
　外腹斜筋：6.3 mm
　内腹斜筋：14.3 mm

5 股関節障害

I はじめに

変形性股関節症は,股関節の軟骨になんらかの変性が生じた状態であり,疼痛や可動域制限,筋力低下による歩行や日常生活動作の障害が問題となる[1]).

変形性股関節症の疼痛の原因としては,関節包や滑膜の炎症,軟骨や骨の破壊,筋のスパズムと,その結果で生じる関節内圧の上昇が考えられる[2]).この関節内圧の制御方法として牽引療法があげられる[3]).これは股関節を牽引することで関節内容量を変化させ,即時的な除痛効果を期待するものである.また,変形性股関節症では関節包の拘縮や筋の短縮,骨頭の変形,骨棘の形成などにより可動域制限をきたす.この制限は日常生活動作の妨げとなるだけでなく,腰椎や膝へ過剰なストレスを与え,軟骨への負荷も増大させる.

股関節の外転筋力は,骨頭の変形や偏位による構築学的な変化にも影響される[4]).骨頭が外方に偏位することで,レバーアームが相対的に短くなり,より大きな力が要求される.また,大転子が上方化することで筋の機能的な長さが保たれなくなり,効率的な力の発揮が阻害される[5]).さらに病期が長期にわたるため,身体の使用パターンを修正することが困難な場合が多い.そのため理学療法は,疼痛の管理,身体偏位の矯正,股関節の安定化,姿勢感覚・運動制御能の再獲得,患者教育などを目的として行われる(表1).

筆者は前述の概念をもとにレッドコードを用いて運動療法を行っている.以下に,おおまかな流れを示す.患者は背臥位とし,股関節を軸に下肢を懸垂→関節内循環と柔軟性を高めるために自動での内外転運動→他動による内転筋のストレッチと外転可動域の改善→弾性バンドを使用して外転筋トレーニング→エラスティックコードで膝伸筋・殿筋トレーニング(setting 様)→懸垂したまま患側を上にして側臥位→自動での屈曲・伸展運動(腰椎の代償動作に注意)→他動での屈筋のストレッチ→抗重力での股関節外転→懸垂したまま腹臥位→屈筋の持続的な伸張→はじめのポジションに戻り長軸方向の牽引を行う.

以上の方法であれば,一度セットした後は長さの調節だけで操作を行うことができ簡便である.内容はもちろん患者の状態により変化する.

表1 変形性股関節症に対する理学療法の目的と方法

目 的	方 法
疼痛の管理	安静,牽引,筋力訓練,物理療法
身体偏位の矯正	可動域訓練,ストレッチ,装具療法
股関節の安定化	筋力訓練,muscle imbalance の改善,同時収縮・拮抗筋活動の調節
姿勢感覚・運動制御能の再獲得	視覚的フィードバックの利用,重心の制御・歩行リズムの再学習
患者教育	生活指導,体重の軽減,筋力訓練,ストレッチ,杖の使用

図1 44歳，介入開始時　　図2 46歳，筋解離術前（臼蓋上縁の骨棘の増大がみられる）　　図3 50歳，さらに臼蓋上縁の骨棘の増大がみられる

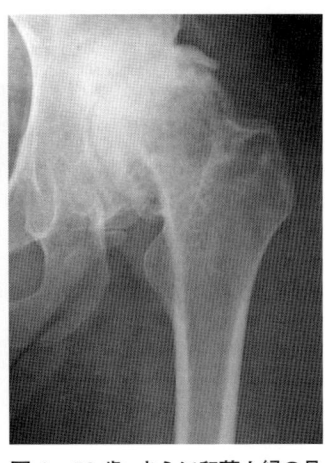

II 症例

　50歳，女性．44歳時に左変形性股関節症にて介入開始．既往として10代で棚形成術を受けている（図1）．筋力は比較的保たれていたが，可動域制限と運動時・荷重時痛が強く，歩行はT字杖を使用していた．牽引療法によく反応し，3週間の集中的な介入で疼痛は改善した．その後，理学療法は未介入であったが，8カ月後に疼痛と可動域制限の増悪，歩行能力の低下を訴えたため，平均週1回のペースで再開した．再介入1年後の46歳時には臼蓋上縁の骨棘（roof osteophyte）の増大も認められ（図2），症状も安定してきたことを契機に筋開離術を施行した．その後も同様のペースにて約2年間介入を継続した．終了時の歩行は跛行がみられるも独歩が可能で，疼痛の訴えもほとんどなくなり可動域は初回介入時よりも改善がみられた．50歳の定期受診時では，さらに臼蓋上縁の骨棘の増大がみられ，歩行や他の能力も維持されている（図3）．

III おわりに

　変形性股関節症は進行性に経過し，最終的に人工関節の選択が余儀なくされることも多い．しかしながら，骨棘の増大に代表される関節自体のもつリモデリング作用[6]によって裂隙の開大や適合性が改善するものも散見される．これらの反応を完全に予測することは困難である[7]が，人工関節までの待機期間が必要な症例も含め，患者には長期間の努力が要求されることになる．その間，少しでも修復の確率を高めるためにはモチベーションを維持することが重要となるが，そのためにも股関節の牽引療法のように疼痛に対する即時的な対応が可能で成果の実感できるものが必要であろう．

文献

1) 永井　聡，他：股関節．山嵜　勉（編）：整形外科理学療法の理論と技術．メジカルビュー社，1997，pp115-143
2) 山本昌樹，他：変形性股関節症に対する外来運動療法．PTジャーナル　35：5-11，2001

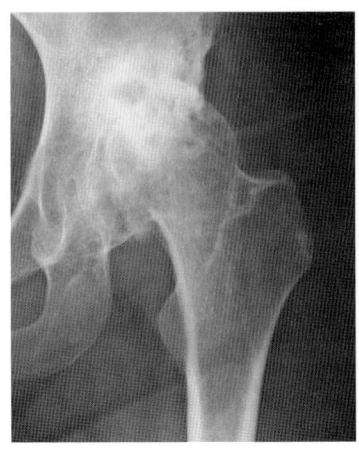

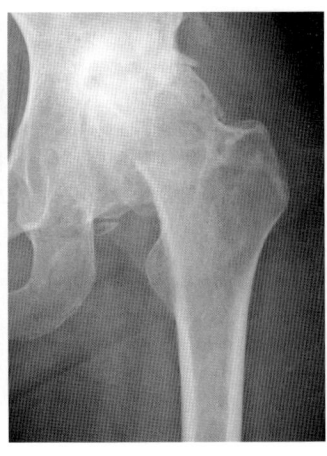

3）内田成男：股関節の可動障害と理学療法．嶋田智明，他（編）：関節可動障害―その評価と理学療法・作業療法．メディカルプレス，1990，pp12-46
4）佐々木伸一，他：変形性股関節症と外転筋の筋力特性．PT ジャーナル **31**：29-36，1997
5）竹内孝仁：股関節疾患の理学療法．臨床理学療法 **8**：95-114，1982
6）西田圭一郎，他：OA の病態と発展―形態学的面から．関節外科 **22**：26-32，2003
7）吉田行雄：股関節症の長期自然経過．関節外科 **22**：48-57，2003

6　膝関節障害

I　はじめに

　一般に整形外科領域で膝関節疾患は，頻度の高い疾患の一つといわれている．例えば，変形性膝関節症や膝関節の靱帯損傷などは臨床上よく遭遇する疾患であり，疼痛，変形の助長や再損傷への恐怖などにより選択的な運動を行うことが難しくなりやすい．高齢という条件が加われば，著しく日常生活動作に支障をきたす場合がある．早期離床や早期退院を具現化するには阻害因子になる要素を取り除く必要があり，レッドコード・ニューラックは容易に問題解決が可能である．
　今回は基本プログラム内容として，①疼痛緩和，②関節可動域練習，③筋力維持・強化，④日常生活動作を紹介する．治療部位は膝関節で，レッドコード・ニューラックを用いた膝関節運動療法である．

II　疼痛緩和―リラクセーション・テクニック

　われわれは生活の中で，重力に耐えながら姿勢を維持し，生活しているため，身体の一部の筋が過剰に緊張することが多く，痛みの増強や循環障害を招くことがある．従来のリラクセーションでは，治療者が徒手で他動的に行うことが多く，関節の安定性が不十分な場合は過剰な筋収縮を引き起こし，痛みや防御収縮を強め，いっそう時間を費やす場合がある．レッドコード・ニューラック・トリートメントでは自動的から他動的までのリラクセーションの段階づけが容易であり，段階的な筋収縮に適した設定が容易である．また付属パットを使用することにより，関節を安全かつ長時間保持することも可能となる．さらに膝関節周囲のリラクセーションは下肢の誘導だけでなく，骨盤周囲も同時に誘導するとより効果的である．ハンギングは身体の一部を支えるため，その部位の感覚障害，術後の創部などを有する場合には十分に注意する必要がある．

III　関節可動域練習―膝関節屈曲・伸展

　臥床期に生じる筋の短縮・拘縮で，特に膝関節の伸展制限は，日常生活において重要な障害となる可能性があり，予防と早期の改善が必要となる．ただし，各手術アプローチによってリスク上，制限される運動方向に十分注意を払わなければならない．よって，レッドコード・ニューラック・トリートメントでは，側臥位で膝関節屈曲・伸展（図1）や体幹の不安定，過度の屈曲・内転・内旋にならないようにハンギング・ポイントを考慮する必要がある．
　従来の膝関節可動域練習（図1a）では背臥位や側臥位で大腿部を固定し，下腿部を動かす場面をよくみかける．この可動域練習は膝関節の角度に注目したものであり，日常生活動作に類似した機能的な関節運動ではなく，日常生活動作から観察される関節の動きとの相違点が認められる．例えば，椅子からの立ち上がり動作での膝関節を考えると，大腿骨と脛骨が遠ざかりながら，かつ膝関節中心が後方へ移動する（図2）．日常生活の動作場面ではこのように関節軸と両側の軸が動くことが多いため，機能的関節運動と従来の関節可動域運動では異なる点がある（図1b）．こ

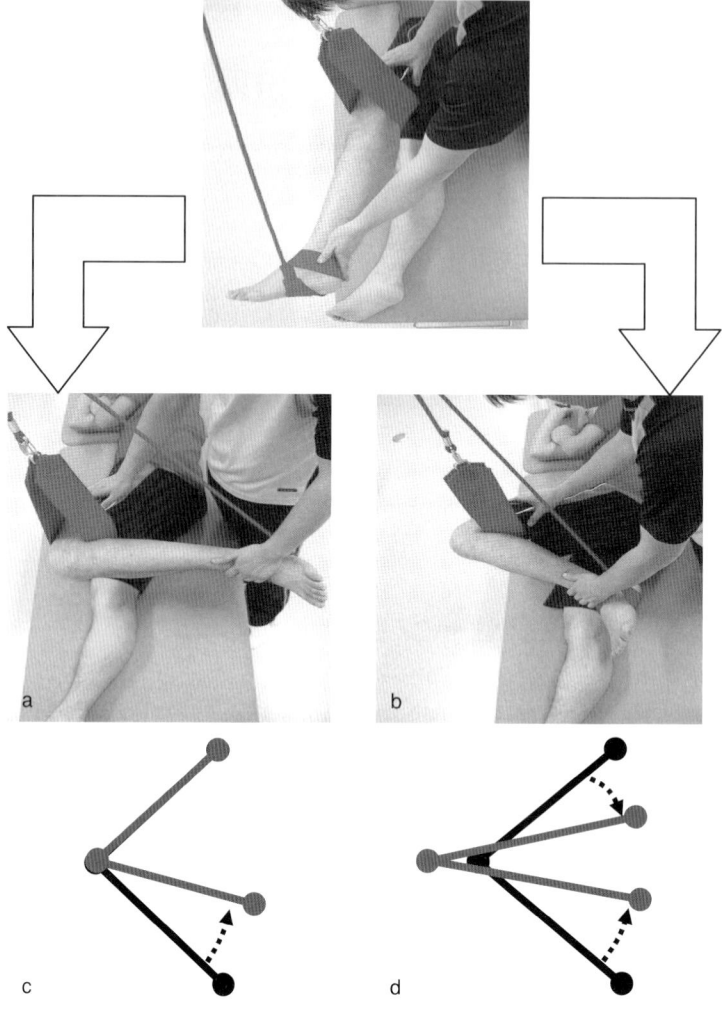

図1 レッドコードを用いた従来の関節可動域練習と機能的可動域練習の違い
a．従来の膝関節可動域練習
b．機能的膝関節の可動域練習
c．aの基本軸・運動軸の hinge type を模式的に示した
d．bの基本軸・運動軸の hinge type を模式的に示した

のような場合でもレッドコード・ニューラック・トリートメントを用いることで重力が軽減され，機能的な関節運動を誘導することが容易になり，大腿と下腿の操作性が向上する．

Ⅳ 筋力維持・強化練習—膝関節伸展筋

　レッドコード・ニューラック・トリートメントでの筋力維持・強化練習は，重力を除いた選択的な筋力強化や自重を用いた筋力強化と多彩であり，サスペンション・ポイントと運動関節の位置関係を調節することによって段階的な負荷を与えることができる．さらに，エラスティックコードによって容易に設定でき，利用者にあった適度な強度の維持・強化練習が可能である．また，

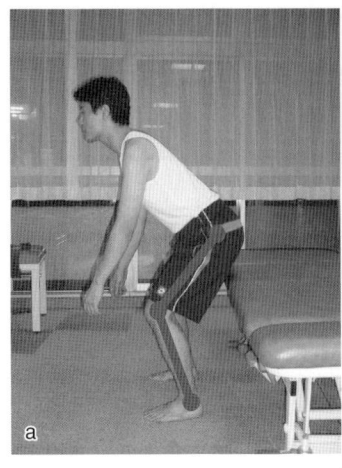

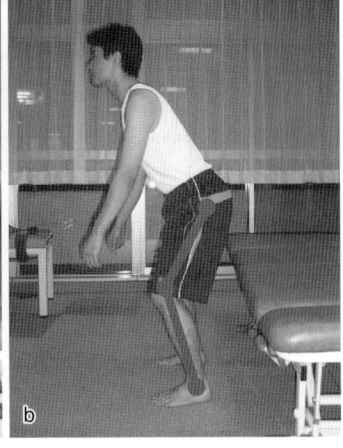

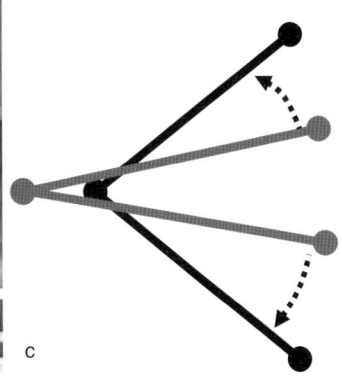

図2 椅子からの立ち上がりの場合

a, b. a と b 側方からでは，大腿部と下腿部で作られる膝関節は，両方の軸が同時に動きかつ膝関節の中心が移動するという機能的関節運動を呈しているために，日常生活動作に類似した関節運動練習が必要である
c. 立ち上がり動作における大腿部と下腿部，膝関節を模式的に hinge-type で表したものである

膝関節屈曲・伸展運動における開放性運動連鎖（OKC：open kinetic chain）と閉鎖性運動連鎖（CKC：closed kinetic chain）の徒手的誘導を使い分けることによって，より一層応用範囲が広がることになる．

V 日常生活動作

近年，わが国では高齢化問題や生活の変容が叫ばれており，転倒防止教室や健康教室などがさかんに行われている．高齢者転倒の観点からもバランス感覚は加齢に従って低下する傾向にあり，末梢感覚への依存度は増加傾向で，固有受容器への働きかけが大切であると考えられる．また生活の変容は，運動不足や体重増加を助長し，関節負担をかけやすくなる．転倒予防を考慮した日常生活動作練習にレッドコード・ニューラック・トリートメントを使用することは有用である．

文 献

1) 沖田幸治：スリング．理学療法 **15**：127-133, 1998
2) 宮下 智：スリングセラピー．鈴木重行, 他（責任編集）：理学療法 MOOK 3 疼痛の理学療法．三輪書店, 1999, pp141-150

7　アスリートに対するアプローチ①

I　症例

＜年齢・性別＞
　20歳，男性．

＜スポーツ歴＞
　小学校4年生より野球を始める．リトルリーグ，高校野球を経験しプロ野球入団．

＜経　過＞
　高校時代，右肩の痛みを訴え来院．loose schoulder（動揺肩；図1a）とともにrotator impingementを指摘される．その後，開放性運動連鎖（OKC：open kinetic chain）を中心とした個々の筋の筋力増強を開始．筋肥大（図1b）の確認と同時に投球時の肩甲帯，肩関節のエクササイズを行う．

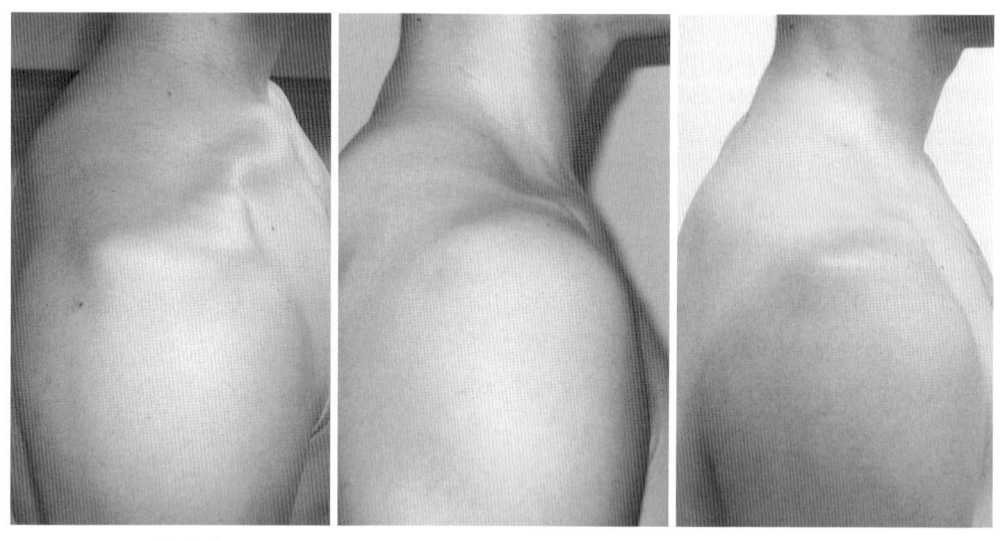

　　a．初診時　　　　　　b．トレーニング後　　　　c．4kgストレス
図1　初診時のloose shoulderとトレーニング後の状態

1. 肩関節・肩甲帯の協調運動

　テイクバック動作時に肩甲帯周囲筋が弱く，僧帽筋で代償運動を行うことが多い．そこで，レッドコード・ニューラック・トリートメントを用いテイクバック動作と筋収縮の学習を行う（図2, 3）．

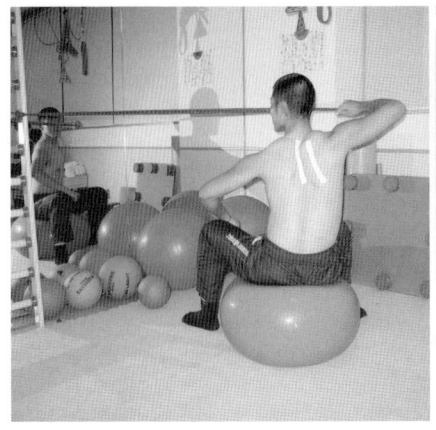

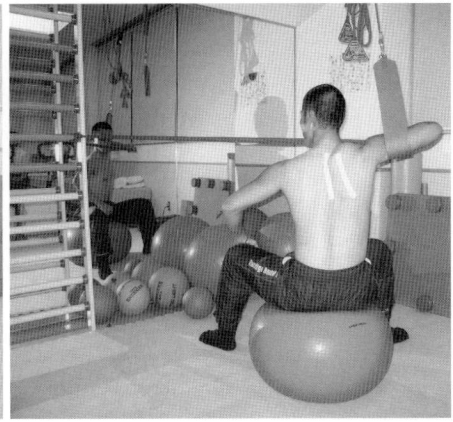

a．僧帽筋により代償している　　　b．三角筋後部線維，棘下筋，菱形筋による運動

図2　肩甲帯の筋力強化（棘下筋，菱形筋の筋力強化）
レッドコード・ニューラック・トリートメントで代償運動を防ぐよう誘導し，肩関節伸展0°より肩甲骨内転運動が行えるように学習させる

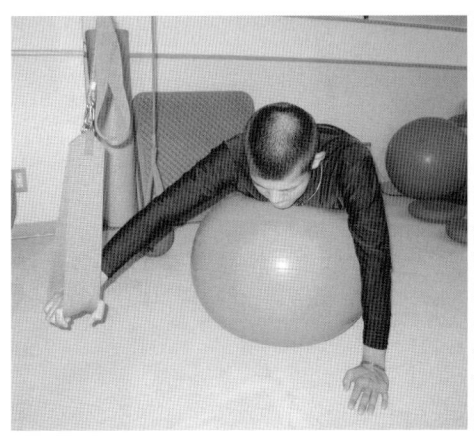

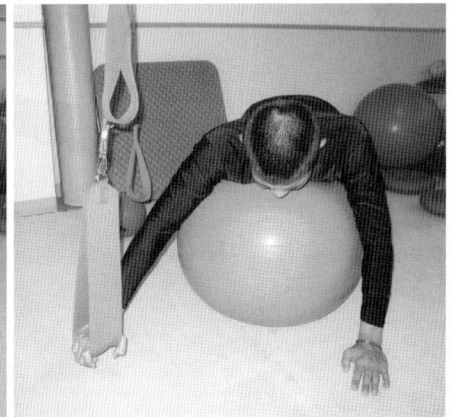

図3　前鋸筋の筋力強化
ボール上に四つ這い位となり，エラスティックコードを取り付けたナロー・スリングを下方に押す．正常に行えない場合はセラピストが誘導する

2. 上肢・体幹の連鎖運動

　固有受容性神経筋促通法（PNF：proprioceptive neuromuscular facilitation）パターンにてレッドコードとセラバンドの併用による上肢・体幹の筋力強化（図4）．

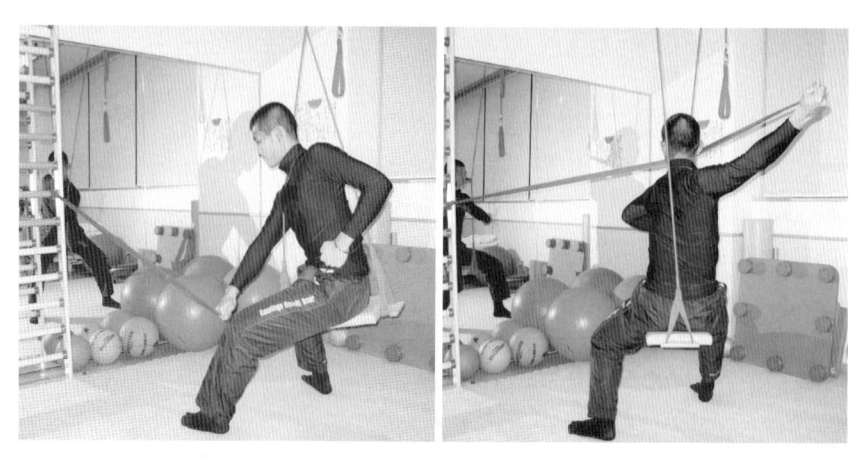

図4　PNFパターンを利用した座位エクササイズ
ロープに板を取り付け，板上にまたいで座る．肋木にセラバンドを結び，体幹の回旋を入れながら行う

3. 広背筋のストレッチング

広背筋はリリース後に遠心性の収縮を起こし，肉離れの原因となる（図5）だけではなくオーバーユースによる筋の柔軟性低下から円背を招く（図6）．円背により肩甲骨内転が制限され，肩関節の過伸展により rotator impingement を起こしやすい．そこで，広背筋のストレッチングを行う（図7）．

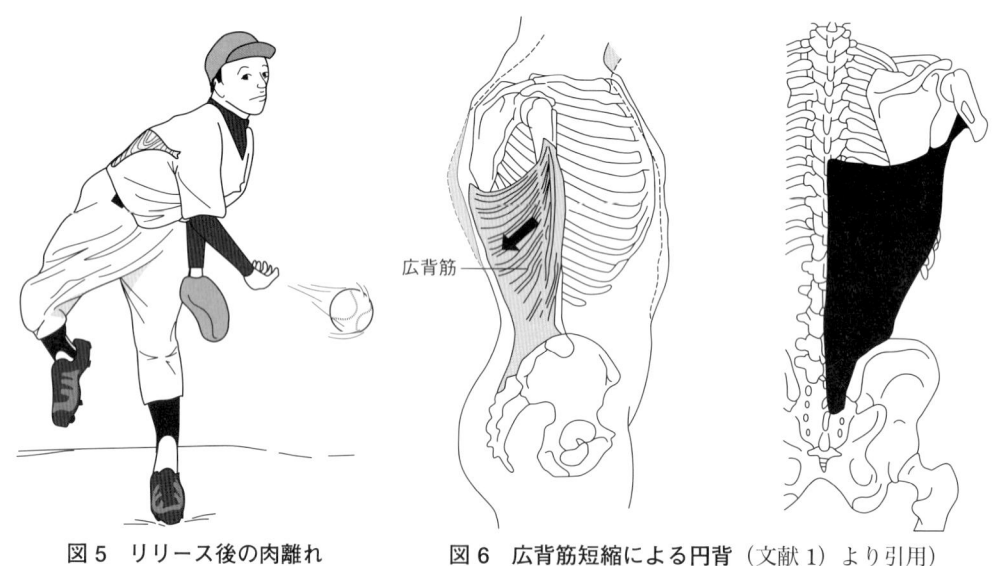

図5　リリース後の肉離れ　　図6　広背筋短縮による円背（文献1）より引用）

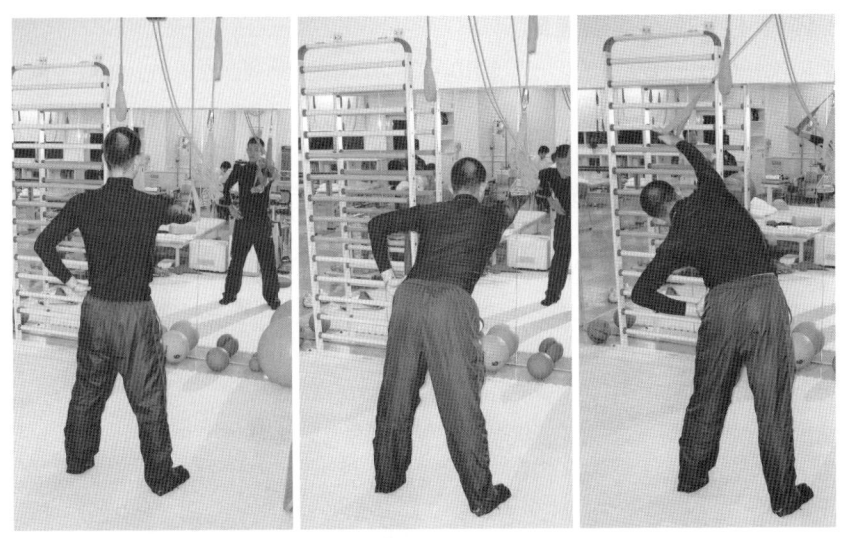

図7 広背筋のストレッチング
立位にて肩関節を90°屈曲位にし，手指でスリングを把持する．次に体幹を屈曲しながら上肢を挙上する．上肢挙上位より体幹を回旋させながらストレッチを行う

4. 体幹・下肢の連鎖運動

投球動作において体幹・下肢の固定は重要な因子となる．そこでレッドコード・ニューラック・トリートメントを利用し，段階的に体幹・骨盤帯・下肢の連鎖運動を行う．

5. 立位バランス

エラスティックコード，ボールを用い不安定板を作成し，立位バランストレーニングを行う（図8）．

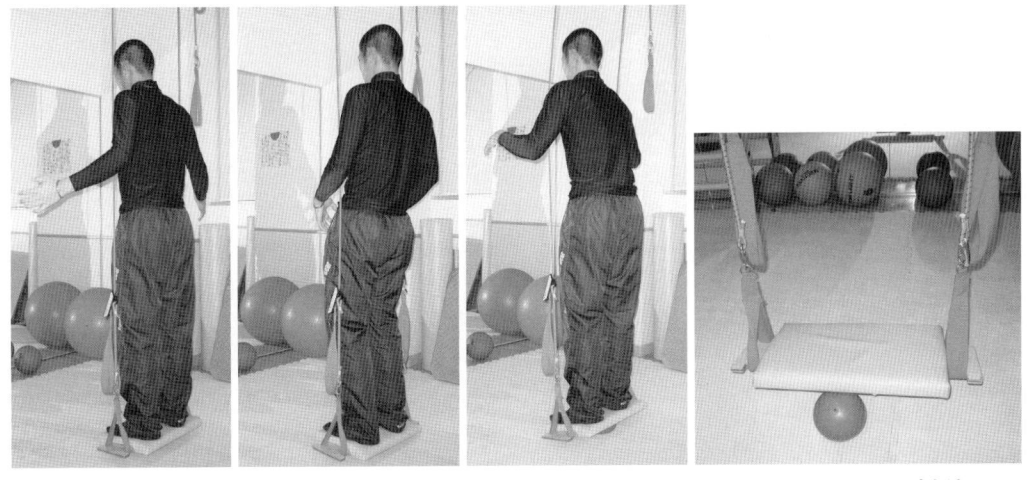

a．立位バランストレーニング　　b．セッティング方法
図8 立位バランス

6. 上肢・体幹・下肢の連鎖運動

立位バランスが獲得されたらブレードを用いて上肢への振動刺激を入れ，上肢・体幹・下肢の協調運動を行う（図9）．

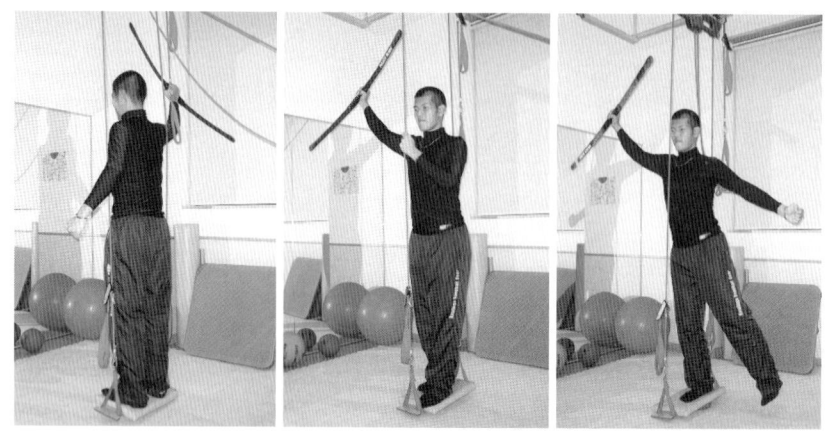

a．開脚立位　　　b．継足立位　　　c．片脚立位

図9　全身の協調運動

7. 投球動作への応用

最後に投球動作をとおして，動筋・拮抗筋収縮のコントロールおよび重心移動を学習する（図10）．

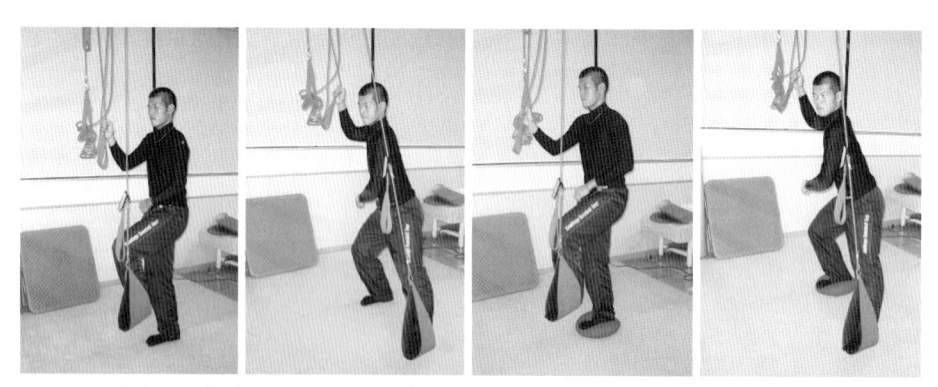

a．安定した床面でのエクササイズ　　b．バランスクッションによる不安定面でのエクササイズ

図10　投球動作への応用

Ⅱ　まとめ

　今回のレッドコード・ニューラック・トリートメントは，個々の筋を対象とした筋力増強ではなく，コンディショニングを目的とした使用方法を紹介した．こうした観点からみると，レッドコード・ニューラック・トリートメントは，下肢から体幹，上肢への固有受容器を刺激し，協調性を確保するとともに，運動連鎖を取り入れた手段として有効かつ効果的な運動療法となりうる．

文　献
1) Oatis CA：KINESIOLOGY. Lippincott Williams & Wilkins, USA, 2004，pp141-176
2) 鈴木重行（編）：アクティブIDストレッチング．三輪書店，2007，pp70-75

8 アスリートに対するアプローチ②

I スプリンター（陸上短距離選手）のトレーニング例

　陸上競技は自然環境などの外的要因が結果に影響しやすい競技の一つである．いかなる外乱状況においても，自己最大運動能力を発揮するべく即時的身体反応が必要であり，これはまさしく予測的運動制御能力のいかんによって発揮されるものであろう．スプリンターの走技術はドリルや実践的な走り込みなど専門的トレーニングによって養われるが，基礎的身体能力の向上や補強練習およびコンディショニングにおいて，レッドコード・ニューラック・トリートメントの活用性・応用性は幅広い．

　短距離走は直進安定性やコーナーでの遠心力のコントロールのために，上下肢の協調性およびバランス恒常性のための体幹安定性が常に必要とされる．また，競技場や自然環境によって異なる外的因子と，身体コンディショニングや心理的要因などからなる内的因子に対して，常にパフォーマンスに関する情報を察知し修正する能力が要求される．空気抵抗や風の影響による加速度変化に対する外乱応答反応などは無意識に発動されるものであり，そのためには選手が自らの反応に耐えうるだけの基礎的体力と身体コントロール能力をあらかじめ有していないと応答できない．その結果，フォームの崩れやリズムの乱れが生じ，力の伝達が走動作に発揮されにくい状況になったり，障害を引き起こす危険性を高めたりすることになる．

　ここで紹介する例では，トータルな運動機能を高めるために全身的エクササイズを主として体幹深部安定性（local stability），感覚－運動機能，閉鎖性運動連鎖（CKC：closed kinetic chain）を中心とした基本的トレーニングを行う．また，多様な運動制御能力を引き出すための基礎的能力を養うことを目的として，選手が自ら開発した方法が含まれる．運動は以下のように分類される．エクササイズを行うにあたっては，動作遂行直前から常に体幹深部安定化筋群（腹横筋，骨盤底筋群など）の収縮をさせるようにする．

①スタティック・エクササイズ（図1）．
②対称性エクササイズ（図2）．
③非対称性エクササイズ（交互運動，回旋運動；図3～5）．
④感覚－運動機能（上記エクササイズに適宜組み込まれる）．
⑤スペシャル・エクササイズ（図6）．

　その他，上肢のCKCエクササイズ（図7）は安定したクラウチング・スタートを行うための感覚運動機能の向上や加速時の体幹の回転モーメントのコントロールにおいて有用である．

　エクササイズを遂行するにあたり，ウィーク・リンク（Weak Link）を探し出し個人の運動連鎖上の弱い個所を発見することは，障害予防上重要な要素であり，パフォーマンスの不利や動作の修正を行うための重要な情報となりうる．もちろん故障やリハビリテーション・プログラム遂行中は，ウィーク・リンクによって内在する問題点を抽出し治療や再発予防に努める．一般的なトレーニングでは選手本人と指導者の方針，競技大会を踏まえた長期計画を確認しながら必要なア

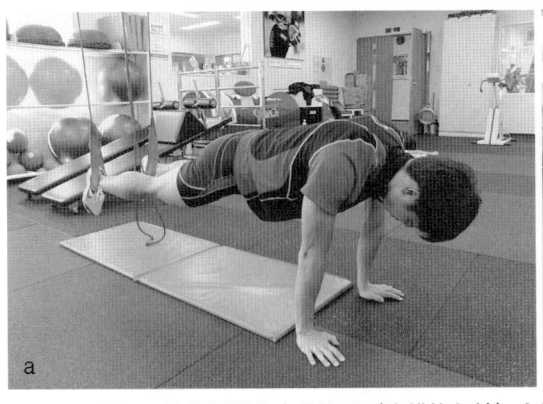

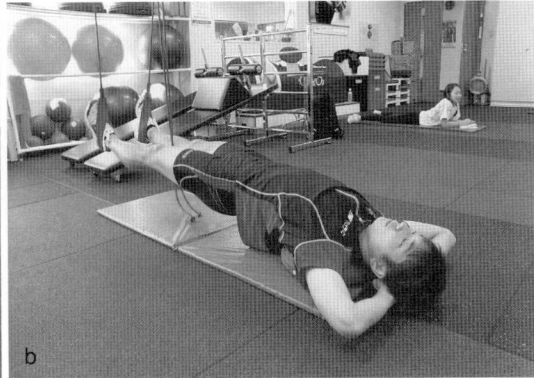

図1 体幹深部安定化筋群（腹横筋収縮）を働かせながらのスタティック・エクササイズ

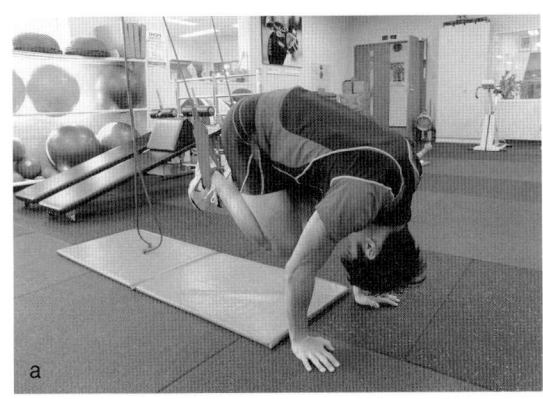

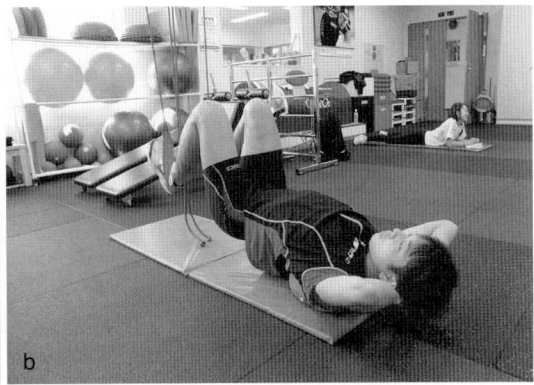

a．上肢・体幹・下肢屈曲筋群　　　　　　　　b．体幹・下肢伸展筋群
図2 対称性エクササイズ

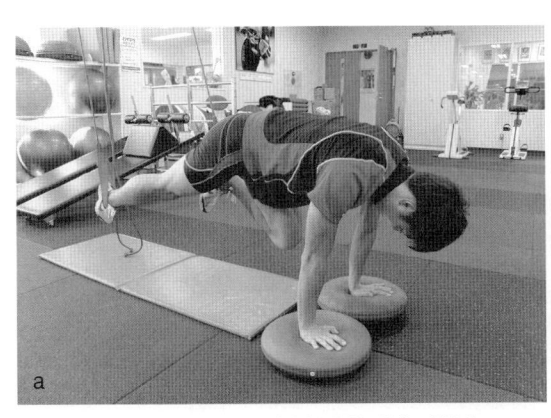

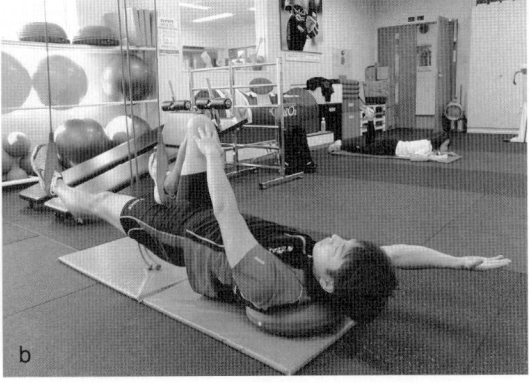

a．上肢・体幹・下肢屈曲筋群交互運動　　　　b．体幹・下肢伸展筋群交互運動
図3 非対称性エクササイズ①

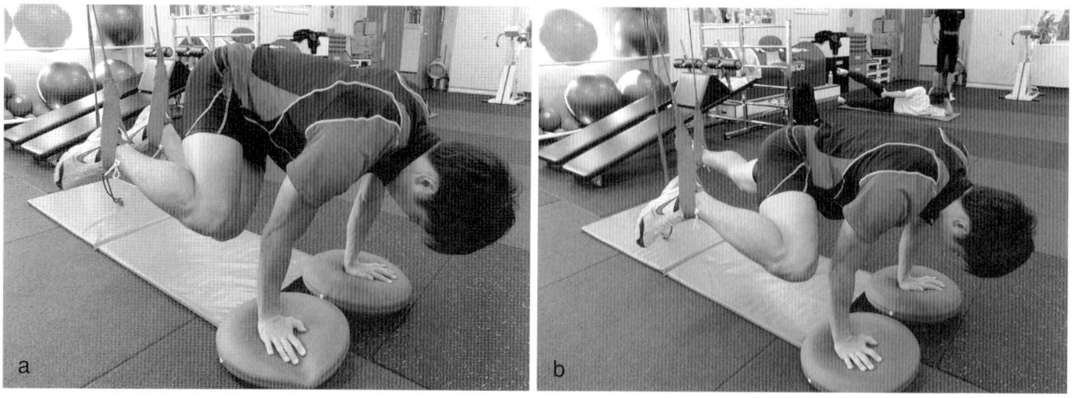

図4 非対称性エクササイズ②
a, b. 上肢・体幹・下肢屈曲筋群非対称運動での回旋を伴う感覚運動機能エクササイズ

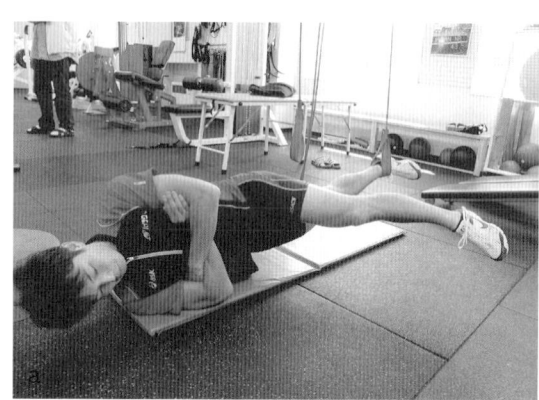

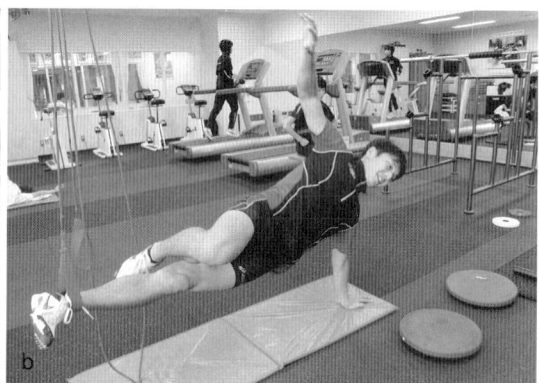

図5 非対称性エクササイズ③
a, b. 体幹・下肢側腹部筋群（股関節外転）エクササイズ（a は骨盤の回旋を伴う）

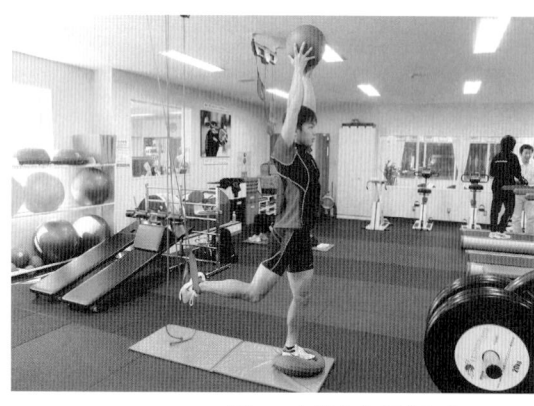

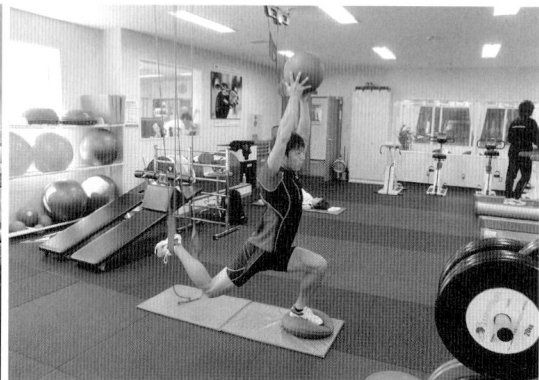

図6 走動作を想定したスペシャル・エクササイズ（選手考案）

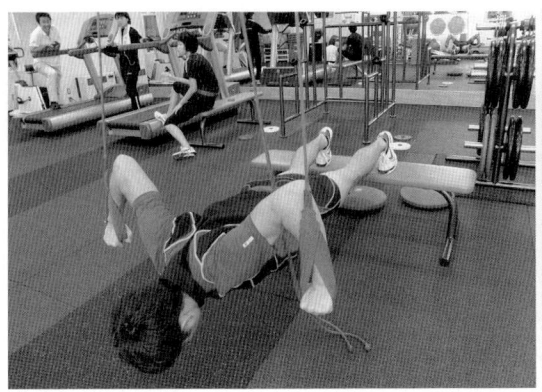

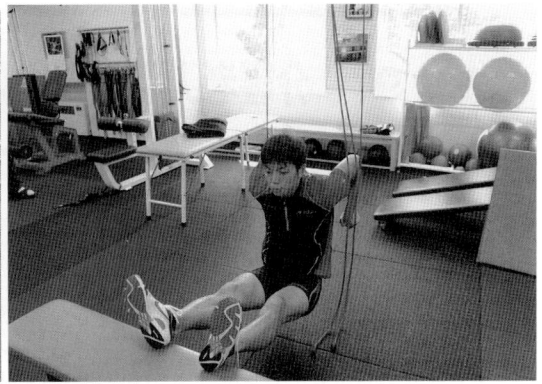

図7　上肢のCKCエクササイズ

ドバイスを行うことが大切である．

　今後の可能性として，競技前の身体調整のための補強的軽運動による神経筋活性化，予選と決勝など競技間のリラクセーション，複数日間の競技日程時でのプライベート・トレーニングやリラクセーションなど，より選手主体の競技現場でのレッドコード・ニューラックの応用があげられる．そのためには選手および指導者，所属組織や競技場の理解がさらに必要であり，また使用にあたっての安全性確保をさらに確実にするためにも，アスリートのための積極的な指導が普及することが望まれる．

9 介護老人保健施設におけるグループ・アプローチ

　介護保険が開始されてから今日まで，さまざまな法改正が行われ，虚弱高齢者や障害をもつ老人に対する医療およびケアが，病院では長期的に行えなくなっている現状がある．このため昨今では，介護老人保健施設（以下，老健施設），通所施設などでのリハビリテーションが重要視されてきている．このような状況下で施設やセンターでは，入所者・利用者が多人数となっているにもかかわらず，リハビリテーション・スタッフ（理学療法士，作業療法士，言語聴覚士）介護士，看護師の供給はまだまだ十分とはいえず，個別に機能維持回復訓練が施行できるというところまでに達していない．

　しかし，入所者や利用者の身体機能の維持を図らなければならないことは必至であり，そのためには最低でも週2～3回以上のリハビリテーションの施行が望ましいとされている．筆者が実践しているレッドコード・エクササイズは，理学療法士，作業療法士，ケアスタッフの介助が少ない状態で，運動実施者が自身で関節運動や筋力強化訓練，ストレッチ体操まで行えるという利点があり，多人数でトレーニングを行うには，非常に有効な手段の一つとしてあげることができる．以下に，集団レッドコード・エクササイズを，紹介させていただく．

　評価に基づき，運動機能に合わせたグループをつくる．1グループあたり1時間のエクササイズを行う．疾患や身体機能はさまざまであっても，スタッフが2人で10～15人程度の集団トレーニングが可能となっている（**図1**）．

　まず，レッドコード・エクササイズは椅子座位からとしたほうが望ましいと考えている．老健施設の場合，虚弱高齢者や脳血管疾患および廃用症候群など，身体機能になんらかの障害をもっている人がほとんどであるため，機能の違いによって椅子もアームの付いているもの（安心感を提供できる），なしでも大丈夫なもの（股関節の外転運動にはこのほうが適している），車いすのままなど，機能に合わせてセッティングを行う．ストラップの部分を両手で持ってもらい，肘を直角程度に曲げリラックスした肢位をとる．これで準備完了である．次に，運動の説明をすると

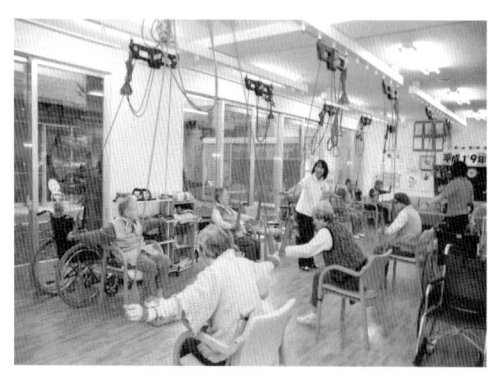

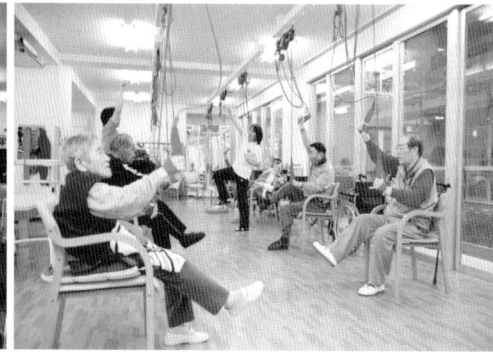

図1　老健施設における集団レッドコード・エクササイズ

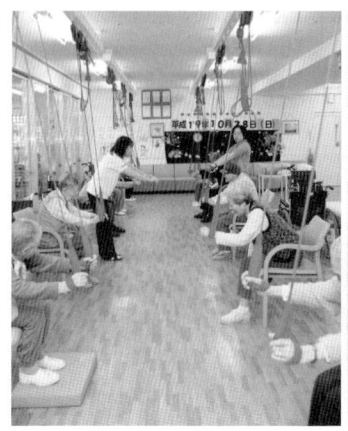

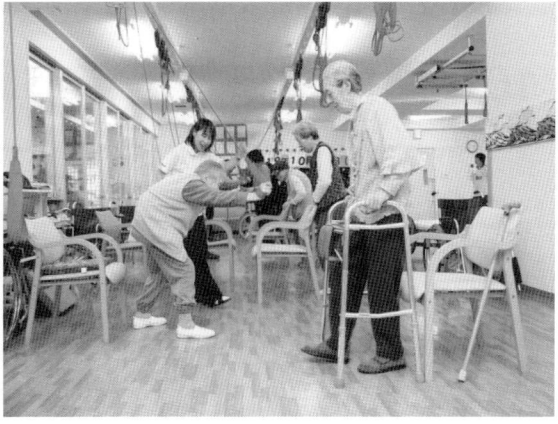

図2　座位エクササイズから立位エクササイズへ

同時に時候のあいさつ，出来事などを雑談しながら精神的な緊張をほぐす．これにより開放的になるため運動がしやすくなる．実際施行する場合であるが，順序としては座位では上肢→下肢→上下肢同時→上下肢別々の動作→負荷を上げるという順で進めていく．その後，立位に移行し，起立動作の繰り返し→立位保持を10～20秒保持→立位応用動作（ステップ，膝関節屈曲・伸展，股関節屈曲・外転，片脚立位など）→座位に戻りクールダウンという順で進めていく（図2）．

レッドコードはストラップに両手を預けることによって，筋緊張や恐怖心などを除去した状態を提供するとともに，両わきが開くことで，体幹の活動性を高めることができる．そのうえで上肢や体幹のストレッチが実施者の自動的な動作によって行われる．このことにより関節可動域の拡大，正しい運動方向への誘導といった操作が直接徒手で行わずにして可能となっていることが多い．

これはほんの一例にすぎず，自由な発想により，あらゆるバリエーションでの集団トレーニングが可能になる．

例えば，身体機能のレベルによってグループ分けし，そのレベルに応じた軽い運動のみのグループ・エクササイズから，高度な運動のできるグループ・エクササイズ，臥位での閉鎖性運動連鎖（CKC：closed kinetic chain）運動を取り入れたグループ・エクササイズなど，さまざまに対応できると考える．また，集団トレーニングの利点として少ないスタッフで多人数に対応できるほかに，グループ間で互いのコミュニケーションがとれる社交の場になること，周囲をみて刺激し合いながら体操することで，通常よりも優れた機能を引き出すことができると，筆者は自らの経験から考えている．事実，起立動作時に自発性の乏しかった人が，一緒に何度も立ち上がったり，周囲からも励ましや声がかかったりと，相乗効果も期待できる．レッドコード・グループ・エクササイズへの応用について述べてきたが，今後さまざまな施設への導入を期待したい．

10　通所サービスにおけるアプローチ

I　はじめに

　レッドコード・エクササイズは，スリングロープ（吊りひも）の可動性，振り子運動，安全性などの特性を活かし，個々の身体状態に合わせたストレッチング，リラクセーション，筋力強化，スタビリティ，機能的トレーニングなど，さまざまな身体機能を向上させるツールとして使用される．また，レッドコード・トレーナー 2 台を使用したパーソナル・トレーニングに用いられるだけでなく，レッドコード・トレーナー 1 台を使用したグループ・トレーニングにも用いられる．そこで今回，通所介護において 3 カ月間のレッドコード・エクササイズを用いたグループ・トレーニングを実施し，身体機能面，精神機能面，さらにリスク管理面に着目して測定・調査を行い，ここに報告する．

II　対　象

　対象は週 1 回以上の通所介護利用者で，初回と 3 カ月間のグループ・トレーニング後に身体機能および精神機能の評価が可能であった 12 名とした．内訳は男性 6 名，女性 6 名，平均年齢 78.1±11.2 歳，要介護度は，要介護 1：7 名，要介護 2：3 名，要介護 3：2 名，疾患は整形外科疾患 5 名，脳血管疾患 7 名であった．

III　方　法

　レッドコード・エクササイズを用いたグループ・トレーニングについて，グループ構成は疾患を統一せず，利用者の身体機能レベルに合わせて 1 グループ 3〜6 名とした．トレーニング時間は 45 分間，プログラムはウォーミングアップとしてストレッチング，その後，開放性運動連鎖（OKC：open kinetic chain）および閉鎖性運動連鎖（CKC：closed kinetic chain）での筋力強化，スタビリティ，バランス・コントロール，筋持久力，感覚運動協調トレーニング，機能的トレーニング，最後にクールダウンとしてリラクセーションを実施した．ポジションは段階的に難度が上がるように座位から開始し，立位へと移行させた．また，調節可能なロープを用いて，運動力学的特性による安全で安定した運動再現性と運動誘導を実現し，ダイナミックで広がりのある多様な動作パフォーマンスをすべてのプログラムをとおして能動的に実施できるようにした．トレーニング中は音楽を使用し，OKC における運動を実施する際には 40〜52beat，CKC における運動を実施する際には 32〜36beat，有酸素運動の際には 72〜80beat を用いた．レッドコードを用いたエクササイズ以外は，共通して日常生活動作能力向上訓練のみを施行した．

　評価については，身体機能評価として握力，膝関節伸展筋力，長座位体前屈，functional reach test（FRT），5 m 最大歩行速度，timed up and go test（TUG），開眼片脚立ちを測定した．また，精神機能評価は一般性セルフ・エフィカシー（自己効力感）尺度（GSES：general self efficacy scale）を用いて調査した．さらに，レッドコード・エクササイズを用いたグループ・トレーニングに対するアンケート調査を行った．

Ⅳ 結　果

表1に初回と3カ月後の身体機能を，表2に精神機能を比較した結果を示す．リスク管理においては，グループ・トレーニング実施前後で運動中止基準に達するケースは認められなかった．アンケート調査においては，レッドコード・エクササイズを用いることで「身体が軽くなり，大きく動けた」「足元が安定し，安心して運動ができた」「倒れることなく，運動ができた」「患側も動かせた」などの回答を得た．

Ⅴ 考　察

人の運動は，神経筋系および感覚運動系が制御するプログラムによって行われるが，安定化してしまった筋は，疼痛の存在や筋の長期不使用によって視覚，前庭感覚，固有受容器活動が「スイッチオフ」になりやすいと，多くの研究からわかっている．このことが運動の拙劣さ，筋力低下と神経筋制御の低下，易疲労性，そしてQOLの低下につながり，こうした解消されにくい症状は，能動的なトレーニングを行わないかぎり，慢性化していくことが多い．さらに高齢者の場合は，筋力，バランス能力，柔軟性など，体力を構成する要素が独立して低下することはまれであり，いずれかの機能だけを向上させても，体力の改善にはつながりにくい．結果から，体力の諸要素が改善されたのは，不安定性を調整できるロープを用い，個人に合わせて可能なかぎり，①自重負荷による能動的トレーニング，②CKCトレーニング，③感覚運動協調トレーニング，④体幹・四肢のスタビリティ・トレーニングを実施したことにより，大きな重心移動・関節可動域運動が新たな筋活動を促し，さらに動きの中で感覚の再学習ができたことなどが考えられる．また，自己効力感が高められたのは，スリングロープの特性の一つである振り子運動により，成功反復体験ができたこと，運動実施可能な対象者の運動方法を観察し，代理的経験ができたこと，指導者による励ましで，言語的説得ができたことなどが考えられる．

以上のことより，レッドコード・エクササイズを用いたグループ・トレーニングは，要介護者の体力の諸要素を包括的に改善し，自己効力感も高め，日常生活活動作能力・QOLを向上させるトレーニングとして有効であると考えられる．

表1　身体機能の比較

	初回	3カ月後	有意差
握力（kg）	18.2±11.4	20.6±11.3	ns
膝伸展筋力（N）	134.7±114.5	157.6±124.9	*
長座位体前屈（cm）	19.7±7.5	24.3±8.4	*
FRT（cm）	12.5±7.6	17.6±6.7	*
5m最大歩行速度（sec）	16.4±14.6	13.5±13.3	*
TUG（sec）	37.5±30.0	32.6±27.9	*
開眼片脚立ち（sec）	8.1±12.4	9.2±16.6	ns

FRT：functional reach test，TUG：timed up and go test，Wilcoxonの符号付順位検定，*：$p<0.01$，n＝12 mean

表2　精神機能の比較

	初回	3カ月後	有意差
GSES（点）	5.6±1.1	6.2±2.5	*

GSES：general self efficacy scale，Wilcoxonの符号付順位検定，
*：$p<0.01$，n＝12 mean

11 健康増進施設におけるアプローチ

I はじめに

健康増進法が成立し,「国民は,健康な生活習慣の重要性に対する関心と理解を深め,生涯にわたって,自らの健康状態を自覚するとともに,健康の増進に努めなければならない」とされた.健康増進施設では,いわゆる生活習慣病(メタボリックシンドローム)の予防と改善を,専門知識を生かし適切な運動を処方するが,一般的に知られている筋力アップが目的のマシントレーニングや,ダイエット目的のトレッドミル,エアロビクスなどの有酸素運動をただ行うだけでは根本的な身体回復には至らないと考えている.まず身体バランスを整え,正しく動くことを理解し,その後に有酸素運動や筋力トレーニングを行うことで障害を予防して,むだな動きのない身体動作を確立し,ボディ・バランス・コンディショニングに焦点を当てることが重要である.

II 個別に合わせた健康増進でのレッドコード・ニューラック・エクササイズ

レッドコード・エクササイズの進め方は,図1に示すように3つの要素を組み合わせ,以下の内容を考慮し,個別に負荷量を判定し,トレーニングを組み立てる.

①軽い負荷から重い負荷へ(レバーアーム,高さの調整).
②近位負荷から遠位負荷への展開〔閉鎖性運動連鎖(CKC:closed kinetic chain)〕.
③繰り返す動作のスピード(持久力か,瞬発力か).

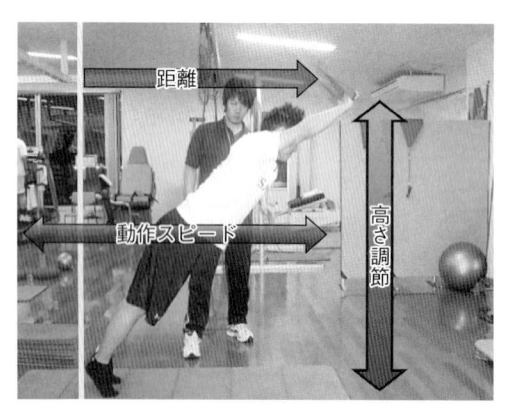

図1 レッドコード・ニューラック・エクササイズの考え方

トレーニングを始める前のウォーミングアップとしてバリスティック・ストレッチ,スタティック・ストレッチが代表的なものであるが,レッドコード・エクササイズの特徴としては柔軟性の向上も認められている.この効果を利用し,筋温を高め,同時にコアエクササイズでボディ・バランスをコンディショニングしていく.同時にウィーク・リンク(Weak Link)・チェックにより

左右バランスを確認し，その人に合わせたレベル（負荷）でトレーニングを構成していく〔段階的負荷法（progression ladder）による確認〕．このことにより，ウォーミングアップ，柔軟性の向上，ボディ・バランスのチェックが効率よく行え，弱い部分のみならず，全身運動に対し協調して筋肉が働く的確なエクササイズが指導できる．

Ⅲ　レッドコード・エクササイズと有酸素運動

　身体バランス・エクササイズ後，有酸素運動のプログラムに移行するが，トレッドミルや自転車エルゴメーターというマシンを使用して行う有酸素運動のほかに，エアーボードを使用し，レッドコード・グループ・エクササイズを取り入れたサーキット・トレーニングにより，効果的な有酸素運動も行うことができる（図2）．このように性別・年齢を問わず的確なトレーニングをレッドコード・エクササイズは提供してくれる．

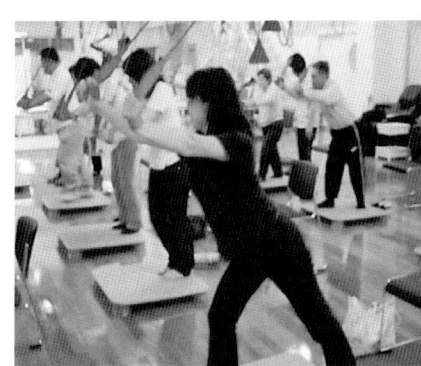

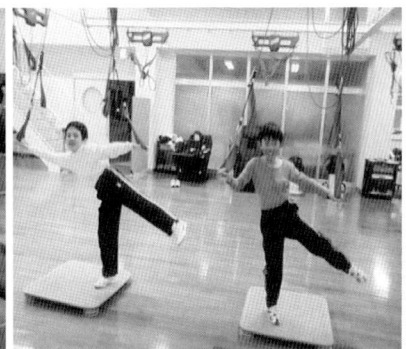

図2　音楽に合わせたエクササイズの一例

Ⅳ　さまざまなニーズに対応するレッドコード・エクササイズ

　健康増進施設には，各スポーツにおける強化を目的に来る人もいる．レッドコード・エクササイズは，より実践に近い，各スポーツのパフォーマンスに近い状態でのエクササイズを提供することができる（図3）．

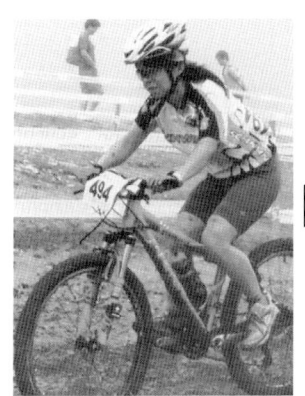

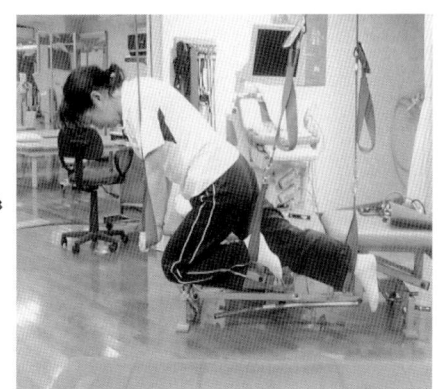

図3　MTBスポーツに対する使用例

V　今後の展開

　レッドコード・エクササイズを中心としたトレーニングは，顧客満足度が高いことが示された（アンケート調査による）．レッドコード・エクササイズを介してのマンツーマン指導により利用者のモチベーションを上げ，身体バランス・エクササイズにおいては，明確なウィーク・ポイントが自分自身で理解できることで，利用者との信頼関係を築くことができる．このことで，運動習慣が身につき，個人の行動変容につながっていると考えられる．健康運動指導士はじめ，運動指導者は認知度や明確なライセンスとしては，まだまだ確立していない職域に思う．指導にあたる者は，より高度な知識や指導技術を習得し，利用者にわかりやすく，誰でも使用ができ，確実に効果が望めるこのレッドコード・トレーナーというツールを用いて，多くの人々へ貢献することを期待したい．

12　集団トレーニングの有効性

Ⅰ　はじめに

　レッドコード・トレーナーは，ノルウェーで一般的に用いられているツールの一つで，日本でも医療・介護保険分野において疾患や障害を問わず幅広く用いられている．その中でも介護保険分野ではレッドコード・グループ・エクササイズとして活用されている．ここでは集団トレーニングについての流れを述べる．

Ⅱ　集団トレーニングを行う時の評価

　集団トレーニングでは，負荷の種類，レッドコードの位置，最大負荷レベル，また最大の可動域などを把握することが重要である．その他，一般的に行われている徒手筋力検査や関節可動域測定，日常生活動作の評価を行う．しかし，グループ・エクササイズでは一人ひとりの利用者に対して，身体機能評価を詳細に行うことはかなり困難を極める．

　そこで，立位姿勢からこぶしを握り，一側上肢を 90°屈曲し，足を動かすことなくできるだけ前方に手を伸ばし，再び元の位置に戻る functional reach test などを行ってもよい．これは支持基底面内での移動する能力を総合的に評価するものである．その他に，静的バランスを評価する片脚立ち検査や，椅子からの立ち上がり，歩行，方向転換など所要時間で評価する time up and go test などが広く用いられている．

Ⅲ　集団トレーニングの目的と方法

　集団トレーニングでは，①閉鎖性運動連鎖（CKC：close kinetic chain）理論に基づく筋力増強運動（ローカル・スタビリティの向上），②固有感覚の促通による神経系の賦活，③末梢を不安定にすることによるセンソリー・モーター・トレーニング，④関節可動域運動，⑤バランス・トレーニング，⑥リラクセーションなどを行う．

　さらに運動時，レッドコード・トレーナーを使用することで体幹のスタビリティと，スタビリティを伴った四肢のモビリティを向上させ，パワーや協調性を獲得させる．そして，基本的動作能力の向上により，日常生活動作や活動量などの増加を図る．

　集団トレーニングの利点としては，利用者が多数の場合でも少数のスタッフで運営が可能であることがあげられる．その例として，ロープの位置や長さを一度セッティングすることで，同じ負荷レベルで同じ軌跡の運動が可能となり，目的とした運動を反復して行うことができる．このことは，学習効果や機能の向上に効果があるといわれている．

　さらに，利用者の能力や障害に応じて機能に差があっても，補助ツールとしてレッドコードを使用することで，同じグループ・エクササイズが可能となる．例えば，バランス障害や下肢障害を伴う虚弱高齢者などでは，立位での運動は転倒のリスクが高い．そこで，常時ストラップを把持していれば，不意にバランスを崩した場合でも，上肢を引き込むことで転倒を免れることが可

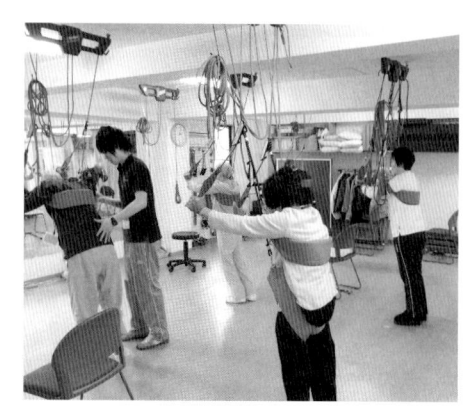

図1 集団トレーニングの様子

能である．さらに転倒のリスクが高い場合，ワイド・スリングを両腋下に装着したり，ナロース・リングを大腿部に装着することで，転倒に対する安全性を高めることができる．つまり，立位で両上肢を挙上してロープを把持し，重心を前方に移動することで，立位でのバランスや安定性の向上，神経筋コントロールの向上などを獲得していく（図1）．

　レッドコード・トレーナーを使用することで，より高い身体レベルでの運動を提供し，精神的活動の低下を伴っている複数の利用者に対しては，同じ目的を共有することで精神的活動も向上させることができる．

VI　おわりに

　集団トレーニングは，さまざまな目的・場面において，また個々の利用者の障害や能力において，設定が可能で臨床の場でもその活用方法は高い．今後，レッドコード・トレーナーを使用し，最適な運動を提供することで，より高い能力の向上が期待できると思われる．

レッドコード・ニューラック・マニュアル
── スリング・エクササイズ・セラピーからの進化

発　　行	2010 年 3 月 5 日　第 1 版第 1 刷
	2015 年 1 月 25 日　第 1 版第 4 刷Ⓒ
編　　集	日本ニューラック研究会
発行者	青山　智
発行所	株式会社　三輪書店
	〒113-0033　東京都文京区本郷 6-17-9
	☎ 03-3816-7796　FAX 03-3816-7756
	http://www.miwapubl.com
印刷所	三報社印刷　株式会社

本書の無断複写・複製・転載は，著作権・出版権の侵害となることがありますのでご注意ください．

ISBN 978-4-89590-351-6　C 3047

|JCOPY|　＜(社)出版者著作権管理機構　委託出版物＞
本書の無断複写は著作権法上での例外を除き禁じられています．
複写される場合は，そのつど事前に，(社)出版者著作権管理機構
（電話 03-3513-6969，FAX 03-3513-6979，e-mail: info@jcopy.
or.jp）の許諾を得てください．

■介護施設・介護予防の現場で役立つスリングを使ったエクササイズ決定版!!

レッドコード・グループエクササイズ

スリング・エクササイズ・セラピーから レッドコード・エクササイズへ

好評書

編集　宮下　智

　ウエル・エイジング・ライフ（輝きながら美しく、楽しく老いていく）をおくるために、福祉の国スウェーデン生まれのレッドコード・エクササイズを取り入れてみませんか。本書は、病院などの医療機関で用いられるレッドコードトレーナー®をデイケア、デイサービス、介護老人保健施設、フィットネスジムなどの健康増進施設で利用できるようそのトレーニング方法と理論をまとめた、実践マニュアルです。形だけのトレーニングではなく、きちんと根拠に基づいて行うことで利用者の方の生活の質の向上が図れます。
高齢者施設に働くセラピスト、健康運動指導士、介護士の皆さんに是非ご一読いただきたい。

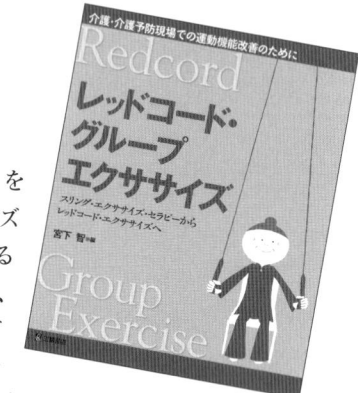

■主な内容■

第Ⅰ章　レッドコード・エクササイズを始める前に

第Ⅱ章　レッドコード・エクササイズとは
1. レッドコードトレーナー®の使用方法
2. レッドコード・エクササイズ前の準備
3. レッドコード・エクササイズの基礎バイオメカニクス

第Ⅲ章　レッドコード・エクササイズの実際
1. 臥位でのエクササイズ
    1. 足を左右に動かす運動（背臥位）
    2. 足の曲げ伸ばしをする運動（背臥位）
    3. エラスティックコード（ゴム製ロープ）を使った筋力トレーニング（背臥位）
    4. 足を前後に動かす運動（側臥位）
    5. 背臥位から側臥位になる運動を通した寝返り動作の獲得
    6. 体幹を強化するためのエクササイズ
2. 座位でのエクササイズ
    1. 前方への重心移動範囲の拡大から立ち上がりの獲得
    2. 上下肢を動かしながら行う可動域・筋（持久）力・協調性のエクササイズ
3. 立位でのエクササイズ
    1. 体幹スタビリティエクササイズ
    2. バランスエクササイズ
    3. スクワット
4. よりダイナミックな運動へ
    1. ステップエクササイズ
    2. バランスボードを用いたエクササイズ
5. 音楽を上手に使って

第Ⅳ章　レッドコード・エクササイズの基礎知識
1. レッドコード・エクササイズの歴史的変遷
2. レッドコード・エクササイズを進めるにあたっての理論背景
3. local muscle へのアプローチ
4. local muscle は動きにどのように影響するのか
5. レッドコード・エクササイズによるトレーニング効果
6. レッドコードトレーナー®を用いた local muscle のエクササイズ
7. local muscle の分析（超音波診断装置を使用して）
8. 尿失禁に対するアプローチ
9. 摂食・嚥下障害とその予防に対するアプローチ
10. 認知症および精神疾患患者に対する基礎知識

第Ⅴ章　介護老人保健施設で実際に行われているエクササイズ
1. 座位でのレッドコード・グループエクササイズ
2. 立位でのレッドコード・グループエクササイズ
3. バランスボードを用いたレッドコード・グループエクササイズ

第Ⅵ章　健康増進のためのレッドコード・エクササイズ
1. 運動をして，生活習慣病を予防する
2. 健康増進グループエクササイズの一例
3. バランスボードを用いた健康増進グループエクササイズの一例

●定価（本体2,800円+税）　AB　頁140　2009年　ISBN 978-4-89590-329-5

お求めの三輪書店の出版物が小売書店にない場合は，その書店にご注文ください。お急ぎの場合は直接小社へ。

〒113-0033
東京都文京区本郷6-17-9 本郷綱ビル

三輪書店

編集☎03-3816-7796　FAX03-3816-7756
販売☎03-6801-8357　FAX03-6801-8352
ホームページ：http://www.miwapubl.com